现代急危重症监护与治疗

主 编 王印华 赵鲁新 张海钢 等

XIANDAI JIWEIZHONGZHENG
JIANHU YU ZHILIAO

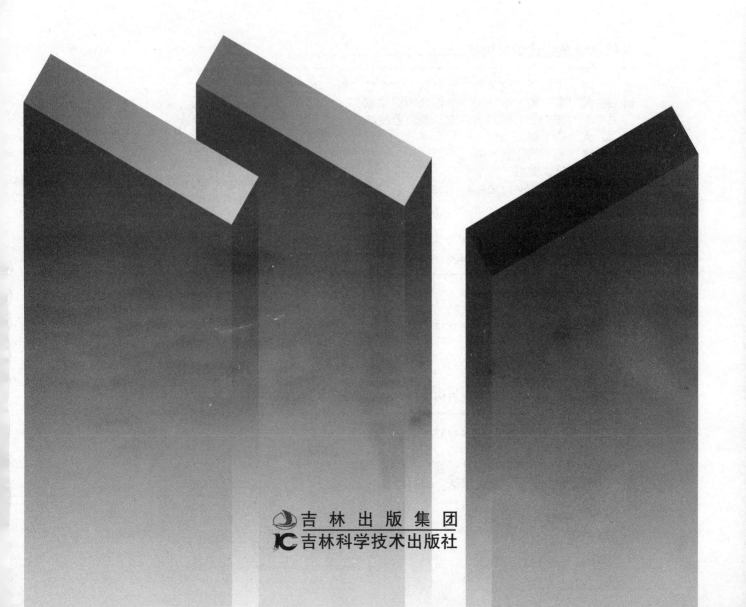

吉林出版集团
吉林科学技术出版社

图书在版编目（CIP）数据

现代急危重症监护与治疗 / 王印华等主编. -- 长春: 吉林科学技术出版社, 2018.6
 ISBN 978-7-5578-4453-0

Ⅰ.①现… Ⅱ.①王… Ⅲ.①急性病—护理学②险症—护理学③急性病—治疗学④险症—治疗学 Ⅳ.①R472.2②R459.7

中国版本图书馆CIP数据核字(2018)第103499号

现代急危重症监护与治疗

主　　编	王印华　赵鲁新　张海钢　杜长虹　杨　琳　徐正芹
副 主 编	邢　珊　李　亮　王仲众　温旭欣
	张　宏　闫百灵　田　雨　董俊婵
出 版 人	李　梁
责任编辑	赵　兵　张　卓
装帧设计	雅卓图书
开　　本	880mm×1230mm　1/16
字　　数	394千字
印　　张	12
版　　次	2018年6月第1版
印　　次	2018年6月第1次印刷
出　　版	吉林出版集团
	吉林科学技术出版社
地　　址	长春市人民大街4646号
邮　　编	130021
编辑部电话	0431-85635185
网　　址	www.jlstp.net
印　　刷	济南大地图文快印有限公司
书　　号	ISBN 978-7-5578-4453-0
定　　价	88.00元

如有印装质量问题可寄出版社调换
版权所有　翻印必究　举报电话：0431-85635185

前言

急危重症的紧急处理是急诊、ICU医师经常需要面对的问题。即使在普通病房，患者出现病情突然加重或异常变化，也需要专科医师的应急处理。现代危重症医学创立虽然只有几十年，但发展非常快，已成为医学领域中最活跃的学科之一，一些重要的观念和原则不断朝着更加科学、更加合理的方向发展，临床医师必须善于学习，才能不断更新观念，掌握新技术，增长新才干，更好地造福患者。针对这种情况，我们组织编写了此书。

本书编者均为活跃在临床一线、经验丰富的专家及学者。内容涵盖了重症医学科的各个方面，如常用监测技术、器官功能支持技术、休克、心肺脑复苏、院内急救、危重症患者的感染及镇痛镇静治疗、营养与代谢，本书内容新颖，可操作性强，是ICU、急诊及麻醉科医护人员及相关专业临床工作者的实用参考书。

应当指出的是，急危重症的临床工作以病情变化快、要求动态监测、及时调整治疗方案和干预措施剧烈为特点。所以，书中提到的一些治疗方法，在实际应用过程中常受到病情变化和具体条件的影响，读者在参考时请务必予以注意。同时，书中难免有不当之处，恳请读者指正。

编 者
2018年6月

目 录

第一章 常用监测技术 ··· 1
　第一节　心血管功能监测 ·· 1
　第二节　呼吸功能监测 ··· 7
　第三节　神经功能监测 ·· 16
　第四节　肾功能监测 ·· 29
　第五节　肝功能监测 ·· 33

第二章 器官功能支持技术 ·· 36
　第一节　机械通气 ··· 36
　第二节　主动脉内球囊反搏 ·· 44
　第三节　血液净化 ··· 51
　第四节　体外二氧化碳清除 ·· 61
　第五节　ECMO 技术应用 ··· 67

第三章 休克 ··· 76
　第一节　概述 ·· 76
　第二节　低血容量性休克 ··· 81
　第三节　感染性休克 ·· 86
　第四节　过敏性休克 ·· 92
　第五节　神经源性休克 ··· 94
　第六节　心源性休克 ·· 96
　第七节　阻塞性休克 ·· 98

第四章 心肺脑复苏 ·· 101
　第一节　心肺脑复苏发展史 ··· 101
　第二节　心脏骤停 ·· 106
　第三节　心肺脑复苏 ··· 110
　第四节　婴儿和儿童生命支持 ·· 127
　第五节　特殊情况下的心肺复苏 ··· 130

第五章 院内急救 ··· 136
　第一节　脓毒症 ··· 136
　第二节　血流感染 ·· 140
　第三节　急性弥散性血管内凝血 ··· 144
　第四节　多脏器功能障碍综合征 ··· 152

第六章 危重症患者的感染 ··· 161
　第一节　重症肺炎 ·· 161
　第二节　严重的腹腔感染 ·· 168
　第三节　导管相关性感染 ·· 169

第四节　侵袭性真菌感染 …………………………………………………………………… 171
　　第五节　ICU重症感染的综合治疗 ………………………………………………………… 176
第七章　重症营养与代谢 …………………………………………………………………………… 179
　　第一节　重症患者营养评估 ………………………………………………………………… 179
　　第二节　重症急性骨骼肌萎缩评估 ………………………………………………………… 182
　　第三节　重症免疫营养 ……………………………………………………………………… 184
　　第四节　重症患者理想的营养途径 ………………………………………………………… 187
　　第五节　补充维生素的作用 ………………………………………………………………… 188
　　第六节　体重对重症患者预后的影响 ……………………………………………………… 190
　　第七节　低钠血症 …………………………………………………………………………… 191
　　第八节　重症烧伤 …………………………………………………………………………… 196

第一章

常用监测技术

第一节 心血管功能监测

一、心电监测

心电监测是当今重症医学最基本的监测手段之一。可用于监测心率快慢,发现和诊断心律失常、心肌缺血,心电图某些改变也可提示电解质异常。需注意的是心电信号的存在并不能保证心脏机械收缩或心排血量,因而心脏听诊及检查患者其他情况来综合判断患者情况非常重要,对特别危重患者尤其需要如此。

1. 监测方法

(1) 电极导联的位置:与标准心电图导联相比,监护导联为模拟导联,其肢体导联置于或近似于其相应的肢体。心前导联位置同标准心电导联,一般胸导监测放于 V_1 处。

常用的有5导联线电极布局,3导联线电极布局(图1-1、图1-2)。还有用于12导联心电监测(图1-3)的10导联线布局。

(2) 模式:大多数监护仪有诊断和监测两种模式。监测模式由于其频率区带较窄,可以滤除更多的干扰信号,有利于节律的监测。诊断模式频度区带较宽,可用于评估缺血时 ST 段的变化。目前监护仪可连续记录和分析 ST 段的变化趋势。

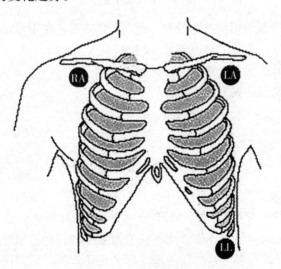

图1-1 3导联电极位置

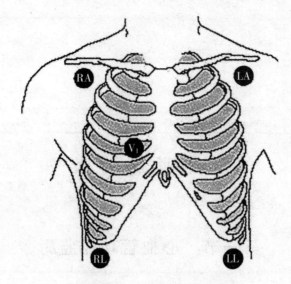

图1-2 5导联电极位置

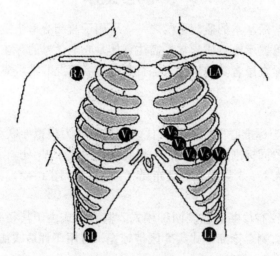

图1-3 12导联电极位置

2. 节律的监测　Ⅱ导联为最常用的监测导联，此时，P波明显便于发现心律失常。

3. 重症医学科心电监护时心率或心律改变常见原因

（1）交感神经兴奋：如低血容量、疼痛、焦虑。

（2）药物不良反应：如抗心律失常药、镇静药。

（3）电解质紊乱。

（4）发热或低体温。

二、动脉血压监测

1. 无创血压（NIBP）监测

（1）原理：目前所有监护仪都可行间断NIBP自动测量。NIBP监测最常用的方法为示波测量法。为说明其工作原理，将其与传统听诊法比较。用听诊法测血压时，通过倾听血流搏动来确定收缩压和舒张压。只要动脉压曲线正常，即可参考这些压力来计算平均动脉压。监护仪不能直接监测血流搏动，它通过测量袖带压力振动幅度来计算血压。振动是由动脉搏动对袖带产生的脉动压力造成的。振幅最大的振动为平均动脉压，这是示波法测量的最为准确的一个参数；一旦确定了平均动脉压，即可参考平均动脉压来计算收缩压和舒张压，大致相当于最大振荡的首次振荡上升和最后一次下降。

综上所述，听诊法先测量收缩压和舒张压，然后计算平均动脉压。示波法先测量平均动脉压，然后根据它计算收缩压和舒张压。由于这两种方法有不同之处，因此，两者不能用于判断对方的准确度。

（2）注意事项

1）袖带尺寸：袖带应覆盖上臂或大腿的2/3，即袖带宽度相当于肢体直径的120%。袖带过窄则血压值偏高，过宽则测值偏低。

2）肢体活动：缚袖带肢体的活动对血压测定有影响，轻者其伪差可由仪器消除，但测量时间延长；重者则不能有效地测量血压，如癫痫或寒战患者。

3）心律失常：如心房颤动，会延长参数确定血压所需时间，且可能造成该时间超出参数性能所允许的有效时间而测不出血压。

4）测量血压期间，不要对袖带施加外部压力，否则会导致血压测量值不准确。

5）当长时间监护或血压测量过频要注意静脉淤血。正确使用袖带，定期检查袖带部位和袖带末端手臂，有助于及时发现阻碍血流流动的现象。

2. 有创动脉血压监测　动脉置管直接测量动脉血压是测量动脉血压最准确的方法。有创动脉血压监测通过动脉留置套管借充满液体的管道与外部压力换能器相连接，压力换能器将压力转换成电信号，再经滤波后显示于屏幕上。

（1）以下情况尤其需要行有创血压监测

1）需严格控制血压者（如夹层动脉瘤）。

2）血流动力不稳定者。

3）评估重要器官灌注压（如脑水肿）时需监测患者平均动脉压。

（2）注意事项

1）压力监测系统应与加压袋加压的肝素生理盐水袋相连，每1~2小时充管一次，以避免套管内凝血块形成。

2）延长管要有一定硬度且应尽量短以保证压力传递不失真，整个装置应注意排除空气不留气泡。

3）参考零点通常选择冠状静脉窦水平，实际工作中可相应选第4肋间腋中线水平。当患者体位改变时，应将换能器做相应调整使其处于参考零点水平。并定时以参考零点调零定标。

三、中心静脉压（CVP）监测

1. 以下情况需行 CVP 监测

（1）急性循环衰竭。

（2）需大量输血或液体复苏时。

（3）心力衰竭加重期的输液治疗。

（4）疑有心脏压塞。

2. CVP 的监测　CVP 监测中以下几点需注意。

（1）CVP 通过导管管尖位于上腔静脉与右心房连接处的中心静脉导管与压力传感器连接而测得。其参考零点为冠状窦水平，应注意连续测量 CVP 时应确保换能器保持在患者冠状窦水平。

（2）波形：CVP 波形包括 a、c、v 3 个正向波，分别代表心房收缩、心室收缩期心脏形态改变（包括三尖瓣膨出）和右心房充盈。

（3）监护仪中 CVP 波形与同步心电图波形对应如下：a 波在 P-R 间期出现；c 波在 QRS 波结束、T 波开始之前；v 波在 T 波之后。

（4）心室的最后充盈发生在心房收缩期，即 CVP 的 a 波期间。因此，将 a 波的平均压作为 CVP 的平均压值，即常说的 CVP 值。

（5）同所有中心血管压力一样，为反映跨壁充盈压，CVP 应在呼气末读取。CVP 正常值为 2~6mmHg。

（6）不同呼吸状况时如何在呼气末测定波形

1）自主呼吸时，应在吸气引起压力下降之前的呼气末定位 a 波，测定 a 波的平均压作为 CVP 值。

2）机械通气时，应在吸气引起压力上升前的呼气末定位 a 波，测定 a 波的平均压作为 CVP 值。

（7）若波形中不包含病理性 a 波和 v 波，CVP 平均值（呼气末）与 a 波和 c 波之间的曲线的值相当。

（8）特殊波形：大 a 波（cannon a-wave），见于房室分离，由于三尖瓣关闭与右心房收缩同时所致。

v 波异常增大，见于三尖瓣关闭不全。

（9）影响 CVP 测量结果的因素：胸腔内压力升高，腹腔压力增加，过度通气，参照点错误，导管位置错误，导管堵塞，管道中有气泡。

（10）PEEP 对 CVP 的影响：胸腔内压在呼气末最接近大气压，此时胸腔内压对血管内压力（包括 CVP）影响最小，因此，应当在呼气末测 CVP。但即使在呼气末，PEEP 或内源性 PEEP 均有可能增加肺泡压力。依肺和胸廓的顺应性，可计算传导至胸膜腔和肺泡压力的比例。正常情况下，肺和胸廓顺应性大致相等，因此，约 50% 肺泡压力可以通过肺传导到胸膜腔。进行单位换算后（气道压力单位为 cmH_2O，而血管压力单位为 mmHg），则 PEEP 为 $10cmH_2O$ 时约可使 CVP 增加 3mmHg。

但当肺顺应性降低（如 ARDS）时，仅有少部分压力传导到胸膜腔。当顺应性升高时［如慢性阻塞性肺疾病（chronic bronchitis pulmonary disease，COPD）］或胸廓顺应性降低时（如腹胀），则更多的压力可传导到胸膜腔，对 CVP 的影响大。

3. CVP 的临床意义 除体循环的容量状态外，还有很多因素可以影响 CVP 的测定。因此，CVP 的结果经常难以解释。CVP 本身并不能表明患者的容量状态，但 CVP 与其他参数结合则价值明显增加。

（1）CVP 降低：表明心脏实际功能增强，静脉回流阻力增高，或容量降低。如 CVP 降低的同时血压升高，则提示心脏实际功能增强；若 CVP 降低的同时血压下降，则提示容量减少或静脉回流阻力增加。注意上述情况是在外周循环阻力不变的情况下成立。

（2）CVP 升高：表明心脏实际功能减弱，静脉回流阻力下降或容量过多。如 CVP 升高的同时血压下降，则提示心脏实际功能降低。如 CVP 升高的同时血压升高，则提示容量过多或静脉回流阻力下降。

（3）CVP 与容量负荷试验：进行容量负荷试验前后连续监测 CVP 与平均动脉压的变化，能对血流动力学进行判断。

四、肺动脉导管（pulmonary artery catheter，PAC）监测

（一）肺动脉压力（PAP）和肺动脉阻塞压（pulmonary artery obstruction pressure，PAOP）

1. 波形
(1) PAP 的波形与体循环动脉压力波形相似，但波幅要小，时相稍提前。
(2) PAOP 波形与 CVP 相似，有 a、v 波及 x、y 降支，但 c 波不明显。

2. 数值
(1) PAP 正常值：收缩压为 15~20mmHg，舒张压为 5~12mmHg。
(2) PAOP 正常值 5~12mmHg。

3. 临床意义
(1) PAOP 降低，可反映舒张顺应性增加，舒张末容量减少，或两者兼有。

PAOP 升高，可反映舒张顺应性下降，舒张末容量增加，或两者兼有。

(2) PAOP 出现大 a 波，提示左心室顺应性降低，此时左心室舒张末压应在 a 峰测定。房室分离时也可产生大 a 波，此时左心室舒张末压应在 a 波之前测量。

(3) 二尖瓣反流时可出现大 v 波。

（二）心排血量（cardiac output，CO）

1. 热稀释法测 CO 通过 PAC 的 CVP 端口注入固定量的冷溶液（室温或冰盐水），当其通过左心室时与血液混合，通过 PAC 尖端的热敏电阻测定混合血液温度。计算 CO 的程序需明确注入的液体量、液

体温度、导管类型及大小,并输入 PAOB 或肺动脉舒张压。

2. CO 的正常值　CO 的正常值范围为 4~8L/min。

3. 临床意义

(1) CO 测定有助于低血压的分析。

(2) 呼吸对 CO 的影响:自主呼吸时,吸气时胸腔内负压增加静脉回流和左心室后负荷。正压机械通气时,吸气可降低静脉回流和左心室后负荷。在呼吸周期,CO 依通气方式、静脉回流和心脏实际功能的水平不同而发生变化。

测 CO 时液体注入的时机也影响热稀释法的测定值。如要求所测结果相对一致,最好在呼吸周期中相同时点注入液体,建议选在呼气末。

(3) 三尖瓣反流对测定值有一定影响。

(4) 心内分流也可导致测定错误。

五、新的无创监测 CO 方法

(一) 经胸热稀释法

该法用经肺热稀释测定技术 (pulse indicator continous cardiac output, PICCO) 监护仪,将冷的液体 (温度指示剂) 注入中心静脉,然后通过尖端有热敏电阻的特殊动脉导管进行检测,通过分析热稀释曲线,可计算 CO、全心舒张末期容量 (GEDV)、血管外肺水和血管外热容积。

其监测指标如下。

1. 测定 CO　对热稀释曲线进行数学分析以计算 CO,具体计算方法与肺动脉导管技术类似。

2. 评价心脏前负荷　分析热稀释曲线的平均传输时间和指数下降时间,可用于计算 GEDV。GEDV 代表心脏 4 个腔室的容积。GEDV 可反映心脏前负荷。

(1) 平均传输时间:指温度指示剂从注射到采样的时间间隔。平均传输时间和 CO 的乘积与温度指示剂的总分布容积 (胸腔内热容积) 密切相关。这一容积反映温度指示剂分布的所有血管内与血管外容积,即心脏和肺的容量。

(2) 指数下降时间:指热稀释曲线下降部分的时间。指数下降时间和 CO 的乘积主要受到指示剂混合的最大腔室容量的影响。对于多数患者而言,最大腔室就是肺 (肺内热容积),包括肺血容量和血管外肺水。

(3) 心脏血容量:胸腔内热容积减去肺内热容积,即得到 GEDV。GEDV 的正常值为 600~800ml/m² 或 1 000~1 400ml。

3. 评价心脏功能

(1) 射血分数:尽管左心室射血分数受心肌功能和后负荷的影响,仍用于评价心脏功能。射血分数等于每搏输出量与心室舒张末容积的比值。

(2) 全心射血分数:经胸热稀释法得到的 GEDV 为 4 个心腔所含血容量,因此,每搏输出量与 GEDV 的比值即全心射血分数可用于评价心脏的整体功能。左心室和(或)右心室功能不全时全心射血分数下降。心脏超声证实左心室收缩功能不全时,全心射血分数一般为 18%~20%。

4. 评估肺水　PICCO 监护仪还能提供反映肺水指标即血管外肺水。胸腔内热容积和胸腔内血容量两者之差即为血管外肺水。血管外肺水正常值为 7~10ml/kg。

经胸热稀释法与肺动脉导管相比,创伤相对较小,且可同时测定 CO、GEDV、全心射血分数等指标。对于机械通气患者,动脉血压变异分析还能评估患者的容量状态及输液反应性。经胸热稀释法的局限性是不能测定 PA 压力和 PAOP,因而也无法鉴别心功能不全是左心还是右心功能不全。

(二) 经胸锂稀释法

该法将氯化锂注入中心静脉或肘前静脉,通过标准的动脉导管抽动脉血经锂传感器测锂浓度,依锂浓度 - 时间曲线计算 CO。经过传感器的血流量由蠕动泵来控制。该技术需使用 LidCO 监护仪。与 PIC-

CO 类似，LidCO 也可了解动脉血压变异，从而评估输液反应性。

该法优点是无须放置中心静脉导管即可测量 CO，因而创伤小。

其局限性是与经胸热稀释法不同，经胸锂稀释技术不能对稀释曲线进行进一步分析，因而无法获得其他信息如心脏前负荷、心脏功能和血管外热容积等。

（三）动脉轮廓分析

1. 原理　通过对每次心脏搏动的血压波形的收缩部分进行分析，以评估 CO。实际上 PICCO 和 LiD-CO 监护仪均采用了这种技术，但两种监护仪采用的计算方法不同，且两者未经过直接比较。两种方法均需根据另一种 CO 测定方法来校准，即需手动注射指示剂。如果患者血流动力学状态发生明显变化，则建议再次进行校准。

2. 优点

（1）可连续测量 CO：通过直接测定心率及估测的每搏输出量，能连续监测 CO。对血流动力学不稳定患者如心脏术后患者的监测特别有帮助。

（2）计算每搏输出量变异：对于完全机械通气患者，可计算每搏输出量变异。每搏输出量变异对输液反应性的预测效果与动脉变异相同，甚至更优。

3. 局限性　在监测过程中，当动脉血管的机械特性发生改变时，均须进行校准。CO、容量状态及血管活性药物使用的变化均可影响动脉血管的机械特性。

另外心律失常、主动脉瓣反流或主动脉内球囊反搏均会对血压波形造成很大的影响，甚至无法计算 CO。

（四）经食管多普勒监测

1. 测定原理　该方法采用多普勒探头经食管测定降主动脉血流。技术原理是用多普勒测降主动脉血流速度，并使用不同方法估测降主动脉横截面积，降主动脉横截面积乘以主动脉血流速度则等于主动脉血流量，依主动脉血流量可计算 CO。

2. 优点　该方法相对无创，并可连续监测 CO，还能测定校正后的血流速度和峰值血流速度（这两项指标分别代表心脏前负荷和心肌收缩力）。但其在重症患者中的准确性有待验证。

3. 局限性

（1）经食管多普勒监测主动脉血流计算 CO，但这仅是 CO 的一部分。计算时需加入校正系数，该系数假定升主动脉与降主动脉的血流分配比例保持恒定。

（2）为保证计算的准确，声波方向与血流轴向之间的夹角不能超过 20°，因而合适的探头位置至关重要。

（3）主动脉内的血流并非总是层流，心动过速、贫血或主动脉瓣膜疾病均可能导致主动脉内血流发生湍流，从而影响流速测定。

（4）食管疾病、严重出血倾向及躁动者不适于此项检查。

（五）经胸电阻抗法（TEB）

1. 原理　利用心动周期中胸部电阻抗的变化来测定左心室收缩时间和计算每搏输出量，为无创监测技术。它利用 8 枚电极分别置于颈部和胸部两侧，即可同步连续显示心率、CO 等参数的变化。

2. 优点　无创、连续、操作简单。

3. 局限性　抗干扰能力较差，易受患者呼吸、心律失常及操作的干扰。不能鉴别异常结果是由于患者的病情引起，还是由于机器本身原因所致，故在一定程度上限制了其在临床的使用。

（六）CO_2 部分重吸收法

1. 原理　CO_2 部分重吸收法的原理采用间接 Fick 法测 CO。

（1）Fick 定律的基础是质量守恒定律。Fick 定律应用于肺时，则有流经肺泡的血流量等于肺摄取或排出的气体量除以进出肺的血流中该气体浓度差。常用氧耗量根据 Fick 法计算 CO。

CO = 氧耗量 ÷（动脉血氧含量 − 混合静脉血氧含量）

（2）由于很难准确测定氧耗量，且测定方法对血红蛋白浓度的变化非常敏感，因此，常用 CO_2 代替 O_2 进行计算。

$CO = CO_2$ 清除量 ÷（混合静脉血 CO_2 含量 – 动脉血 CO_2 含量）

根据 CO_2 的 Fick 方程，NICO 监护仪能够无创测定 CO。通过安装在气道的流量传感器和 CO_2 传感器可测定 CO_2 清除量。动脉血 CO_2 含量可通过动脉血气或呼气末二氧化碳估测。通过无创方法很难测定混合静脉血 CO_2，NICO 监护仪采用部分 CO_2 重吸收技术，在不测定混合静脉血 CO_2 含量的情况下即可根据 CO_2 清除量和 $CaCO_2$ 计算 CO。

2. 优点　无创、安全。

3. 局限性

（1）仅适用于气管插管患者。

（2）虽然重复呼吸的量很小，但部分严重急性呼吸功能衰竭患者仍然无法耐受。

（3）当 $PaCO_2 < 30mmHg$ 时，所测值不可靠。

六、10 个主要血流动力学参数

见表 1-1。

表 1-1　血流动力学的 10 个核心变量及其正常值

变量	正常值
SvO_2	65% ~ 75%
SV	50 ~ 100ml/次
SI	25 ~ 45ml/（次·m²）
CO	4 ~ 8L/min
CI	2.5 ~ 4L/（min·m²）
PAOP	8 ~ 12mmHg
CVP	2 ~ 6mmHg
SVR	900 ~ 1 300dyne·sec/cm⁵
PVR	40 ~ 150dyne·sec/cm⁵
MAP	> 60 ~ 100mmHg

注：SvO_2：混合静脉血氧饱和度；SV：每搏输出量；SI：每搏指数；CO：心排血量；CI：心脏指数；PAOP：肺动脉楔压；CVP：中心静脉压；SVR：体循环阻力；PVR：肺循环阻力；MAP：平均动脉压。

（王印华）

第二节　呼吸功能监测

呼吸过程是给全身组织输送氧气，排出二氧化碳的过程，受呼吸影响最重要的器官是脑和心脏。呼吸过程至少可分为两大部分，首先是气体的输送和弥散，包括经肺、胸腔的运动将氧气直接输入血液，以及二氧化碳经血液弥散排出的过程，称为外呼吸；其次是组织内部利用氧和排出二氧化碳的细胞内交换过程，称为内呼吸。临床医师着重关注的是前者，通过连续地观测患者的呼吸运动、有无发绀、肺部呼吸音听诊、咳嗽是否有效，可以初步判断肺功能，为临床诊治提供线索。必须强调，任何监测工具不能替代医师通过基本体检细心观察患者获得的信息；然而，现代危重病学的发展需要无间断、无创、量化评价呼吸功能，特别是机械通气已普遍用于 ICU 中，要求精确量化监测呼吸力学，据此调整适合于个体患者的通气参数，以发挥最佳通气支持，避免机械通气不良反应。呼吸功能监测内容越来越丰富，本节着重阐述 ICU 工作中常用的脉搏血氧饱和度（SPO_2）监测、呼气末 CO_2 监测、血气分析和呼吸力学监测。

一、SPO$_2$ 监测

(一) 定义

通过动脉脉搏波动的分析,测定出血液在一定的氧分压下,氧合血红蛋白(HbO$_2$)占全部血红蛋白的百分比值。

(二) 监测原理

目前血氧饱和度仪的测量方法主要是红外光谱光电法,SPO$_2$ 是根据血红蛋白(Hb)具有光吸收的特性设计而成。HbO$_2$ 与 HbR 对两个波长的光吸收特性不一样,HbO$_2$ 与 HbR 的分子可吸收不同波长的光线。HbO$_2$ 吸收红光,波长为 600~700nm,而 HbR 吸收近红外光,波长为 800~1 000nm,在 805nm 左右为等吸收点。以郎伯-比尔定律(The Lambert - Beer Law)原理和光散射理论为基础,在透射光法中,如果选用两个波长的光(通常是 660nm 和 940nm)作为探测源并分别测定两路透射光最大强度 Ird_{max} 和 $Iird_{max}$,以及由于脉搏搏动而引起透射光强最大变化量 $\triangle Ird_{max}$ 和 $\triangle Iird_{max}$,通过数学计算可得到如下的公式。

$$SPO_2 = A \frac{\triangle Ird_{max}/Ird_{max}}{\triangle Iird_{max}/Iird_{max}} + B$$

其中 A、B 是通过定标来确定的经验系数。成人血液通常含有 4 种类型的血红蛋白,HbO$_2$、Hb、正铁血红蛋白(MetHb)和碳氧血红蛋白(COHb)。除病理情况外,后两种浓度很低,脉搏血氧饱和度仪测定的是 HbO$_2$、Hb,而 MetHb 和 COHb 不包括在内。这也是 CO、亚硝酸盐中毒时,SPO$_2$ 监测不能反映真实血氧的原因。

当两束入射光线经过测量部位(手指、耳郭)时,被血液和组织部分吸收,这些被吸收的光强度除搏动性动脉血的光吸收因动脉压力波的变化而改变外,其他组织成分所吸收的光强度(DC)都不会随时间而改变,并保持相对稳定。动脉床的搏动性膨胀使光传导路程增大,因而光吸收作用增强,形成光吸收脉搏(AC,图 1-4)。通过计算光电感应器在动脉搏动与搏动间收集到的光强度吸收差值,与标准曲线(通过正常人 HbO$_2$ 与 Hb 比定标)比较,可以获得 SPO$_2$ 值。

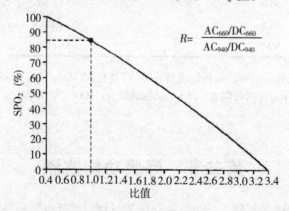

图 1-4 脉搏血氧测量仪定标曲线,当 R 为 1 时,SPO$_2$ 大约为 85%

(三) 正常值

成人 SPO$_2$ 值为 ≥95%,SPO$_2$ 90%~94% 为失饱和状态,<90% 为低氧血症(FiO$_2$ = 0.21);新生儿第一天 SPO$_2$ 最低 91%,2~7 天为 92%~94%。新生儿因生后短期内尚存在动脉导管未闭,右向左分流可使右手的 SPO$_2$ 高于左手和下肢,正常新生儿这些差别均不明显,采用双血氧监测左右手 SPO$_2$ 之差,可以判断新生儿肺炎合并肺动脉高压的严重程度。

(四) 影响 SPO$_2$ 准确性的因素

1. Hb 异常 SPO$_2$ 仪有两个波长,分别测量 HbO$_2$、Hb,如果血液中出现正铁血红蛋白(MetHb)

和碳氧血红蛋白（COHb），SPO_2 就会出现误差。动物实验表明，CO 中毒，COHb 达 70% 时，SPO_2 可显示 90%，但实际 SPO_2 仅有 30%。

2. 静脉内染料　亚甲蓝、靛胭脂、吲哚花青绿是最常见的影响 SPO_2 准确性的药物性染料。

3. 外周动脉低灌注、SPO_2 探头的运动、病房环境中的光线、电磁噪声　由上监测原理得知，动脉搏动的幅度是影响测量是否准确的主要因素。临床上，传统 SPO_2 监测仪容易因外周血流灌注差、测量部位运动、静脉充血产生的静脉搏动等因素干扰，监测仪信噪比减小导致测量不准确。现今，各监护仪生产厂家通过改进算法，提高信噪比来实现 SPO_2 监护仪的抗弱灌注、抗运动性能，已在临床应用的包括 Masimo 信号萃取技术、飞利浦公司的 FAST SPO_2（傅立叶人工抑制技术，Fourier Artifact Suppression Technology），Oximax 是 Nellcor 第 5 代血氧技术，深圳迈瑞公司生产的监护仪，已采用 Nellcor 的 Masimo 技术。这些算法的原理不在本节讨论范围，但临床研究显示，Masimo 信号萃取技术从根本上消除了运动伪迹、外周灌注不足及大部分低信噪比环境中遇到的问题，极大地扩展了 SPO_2 监测在活动大、信号小和噪声强等环境中的应用。研究显示，在婴儿 ICU 中使用 Masimo 跟踪心率的变化、缺氧错报、心动过缓错报、错报事件、数据失落发生率仅有 1%。Nellcor 第 5 代血氧技术，能解决临床上低灌注、运动干扰，尤其是 Oximax 额贴在监测低氧患者的灵敏度试验中，14 秒即可感知到动脉氧饱和度的下降。

二、呼气末 CO_2 监测

1. 定义　CO_2 描记法（capnography）以波形图的形式显示每次呼吸末期呼出的混合肺泡气含有的二氧化碳分压（$PETCO_2$）或二氧化碳浓度（$CETCO_2$）。

2. 监测原理　体内 CO_2 的产量、肺泡通气量和肺血流灌注量共同影响肺泡 CO_2 分压（$PACO_2$）或浓度。正常生理状态下，每个肺泡的 PCO_2 并不一样，血流少、通气多的 PCO_2 较低；反之则高，因此，正常时 $PACO_2$ 反映的是一个均值。由于 CO_2 的弥散速度是 O_2 的 20 倍，$PACO_2$ 与动脉血 CO_2 分压（$PaCO_2$）梯度差很小，几乎相等。$PETCO_2$ 系呼吸终末部分气体的 PCO_2，它反映所有通气肺泡的 PCO_2 均值，其中也包含了被肺泡无效腔气稀释的那部分。因此，$PETCO_2 \approx PACO_2 \approx PaCO_2$，用无创的方法测量 $PETCO_2$ 就可能反映 $PaCO_2$。

目前临床使用的一系列 CO_2 监测仪主要根据红外线原理、质谱原理、拉曼散射原理和图一声分光原理而设计。红外线法是最常用测定方法，CO_2 能吸收波长 $4.3\mu m$ 的红外线，如将采集的样本气体送入测试室，一侧用红外线照射，另一侧用传感器来测量所接收的红外线衰减程度，其衰减程度与 CO_2 浓度（分子密度或者 CO_2 分子密度）成正比。传感器接受的信号经微机处理，以数字和波形图显示。

呼气的红外线吸收，可通过主流或旁流来测定。旁流传感器有一低负压泵，经细导管吸取呼气小样本输送至红外线吸收室，其最大问题是水和黏液的凝聚引起导管堵塞而至偏差。主流传感器是插入呼吸回路中间，有特殊插入器使红外线经此而至气道，因没有采样管，故要比旁流分析仪准确，但体积大较重，可导致气管插管弯曲移位，是其缺点。

3. $PETCO_2$ 波形　各型 $PETCO_2$ 监测仪对 $PETCO_2$ 波形的解读并不一致，以飞利浦监护仪为例说明（图 1-5）：$PETCO_2$ 波形分为两个部分，吸气占一个阶段，称为 0 期 phase（0）；呼气包括三个阶段，phases（Ⅰ、Ⅱ、Ⅲ）和两个角（α 和 β）。phases Ⅰ 是呼气的开始部分，代表通气回路和解剖无效腔气体的呼出；phases Ⅱ 呈 "S" 形陡直上升，代表无效腔与肺泡混合气体的呼出；phases Ⅲ 称为呼气平台，为富含 CO_2 的肺泡气呼出时相。实际上，phases Ⅲ 总是呈现一定角度向上的斜坡，一般认为随着肺泡气的呼出，肺容量减少，从肺泡毛细血管排出的 CO_2 浓度随即不断上升的原因。phases Ⅱ 和 phases Ⅲ 间的角称为角 α，介于 100° 和 110° 之间。大于 110° 或 phases Ⅲ 斜率变陡往往见于病理状态如 COPD 或哮喘发作。phases Ⅲ 和吸气开始的角度称为角 β，一般为 90°，且不会变化，但重复呼吸可使角度变大。某些生理情况下如妊娠或过度肥胖，在 phases Ⅲ 末期出现迅速增加的斜坡，称为 phase Ⅳ，机制不详，可能与功能残气量减少有关。

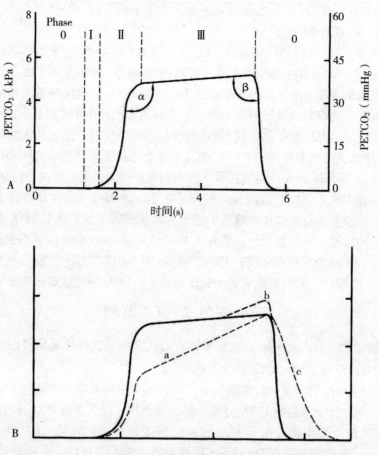

图1-5 A. 正常的$PETCO_2$波形；B. 虚线表示非正常的$PETCO_2$波形，可以单独出现亦可合并出现：a线见于肺泡时间常数增加如哮喘，b线phase Ⅳ期表现为Ⅲ期末出现向上陡坡，见于妊娠或肥胖，c线见于重复呼吸

4. 正常值　$PETCO_2$为35~45mmHg，$CETCO_2$为5%（4.6%~6.0%）。

5. 临床应用　$PETCO_2$监测在手术室、ICU及急诊室均有广泛应用，用于监测麻醉过程中气管置管是否正确及自主呼吸的恢复、心肺复苏的效果、机械通气参数是否合理及有无管路连接故障等。如上所述，$PETCO_2$监测受到患者体内CO_2产量（气腹、高热、低温、休克等）、肺血流（肺栓塞、分流等）、肺通气（哮喘、COPD、通气频率及容量等）、人工气道（错误置管、连接问题）4个环节的影响。作为一种无创方式，它能够用于估计$PaCO_2$，监测和调节肺泡通气量，尤其是呼吸管理中无明显肺泡无效腔增大，血流动力学稳定的患者；动态趋势监测并对照动脉血气分析所得到的$PaCO_2$结果更有利于临床判断。以下是ICU工作中常见的异常$PETCO_2$波形。

（1）$PETCO_2$突然降低到零附近预示情况危急，如气管导管误入食管（图1-6）、导管连接脱落、完全的通气障碍或导管阻塞，此时，肺部听诊有助于快速判断原因。

（2）$PETCO_2$逐渐升高：机械通气患者经常使用镇静药，过量镇静导致低通气和$PETCO_2$波形偏小，逐渐出现自主呼吸间歇延长甚至呼吸暂停，此时虽然体内CO_2潴留，$PaCO_2$升高，但$PETCO_2$反而降低，如图1-7第一个呼吸所示；减少镇静药用量并刺激患者后，由于CO_2的刺激导致患者呼吸加快，幅度增大，排出过多的CO_2；当$PETCO_2$逐渐升高而波形未变时，可能与潮气量降低，体内CO_2产量增加（如高热）有关。

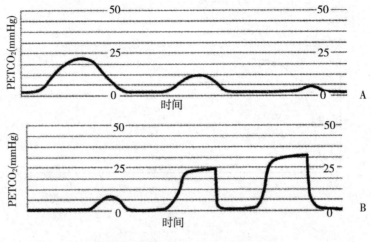

图 1-6 A. 食管置管；B. 正确置管

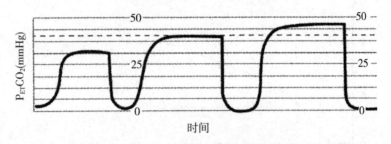

图 1-7 $P_{ET}CO_2$ 逐渐升高

（3）哮喘和 COPD 患者的 $P_{ET}CO_2$ 波形图（图 1-8）：哮喘和 COPD 由于无效腔增加，整个呼气过程排出的都是肺泡与无效腔的混合气体，即使延长呼气时间，亦不出现 $P_{ET}CO_2$ 平台。此时，$P_{ET}CO_2$ 与 $PaCO_2$ 相差较大，$P_{ET}CO_2$ 往往低估 $PaCO_2$ 水平，影响其临床上的应用。广州呼吸疾病研究所通过拟合平静呼气法和延长呼气法两种方法实时记录的二氧化碳-时间图形（图 1-9），建立了曲线的数学模型，可以通过公式计算平静呼吸时记录的 $P_{ET}CO_2$ 数据得到延长呼吸时 $P_{ET}CO_2$ 数值，此延长呼吸法 $P_{ET}CO_2$ 数值与真实 $PaCO_2$ 有很好的一致性。

（4）停用肌肉松弛药后早期，患者自主呼吸开始恢复（图 1-10），出现 $P_{ET}CO_2$ 波形的突然中断、平台突然凹陷，随着自主呼吸力量的增加，凹陷的幅度和时程都增加，此种图形往往意味着人机对抗，需要调整通气参数，增加患者自主的那部分或给予镇静药抑制自主呼吸。

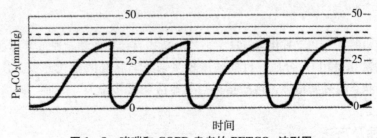

图 1-8 哮喘和 COPD 患者的 $P_{ET}CO_2$ 波形图
角（α）增大，呼吸平台消失，phases Ⅲ 斜率变陡

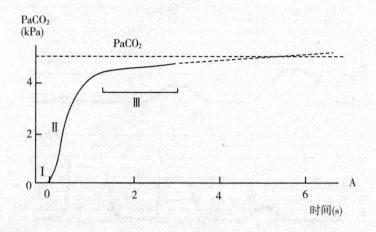

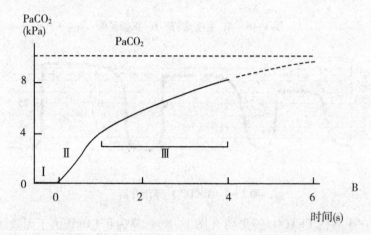

图1-9 A. 正常人；B. 慢性阻塞性肺疾病合并Ⅱ型呼吸衰竭患者

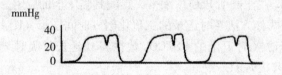

图1-10 停用肌肉松弛药后早期，患者自主呼吸开始恢复

三、血气分析

（一）定义

血气一般指血液中的氧气和二氧化碳气体，血气分析指直接抽取动脉血或静脉血测量血液中各种气体张力或通过经皮测量 O_2 和 CO_2 分压，目前临床较多采集动脉血做血气分析。其结果是评价患者呼吸、氧合和酸碱平衡状态的必要指标，这些指标与生命活动密切相关，因而，血气分析有"维持生命的指南针"之称。

（二）监测原理及方法

1. 常规动脉血气分析　以肝素抗凝管从桡动脉采血，利用三电极系统技术分别测量血 pH、PO_2、PCO_2。

2. 持续动脉血气监测（continuous intraarterial blood gas monitoring，CIABG）　经桡动脉或股动脉置入动脉穿刺套管针，将校准后的血管内传感器通过独特置入系统插入，传感器并非电化学分析方法，而采用光化学传感器；传感器与监测仪连接即可连续监测。CIABG 具有连续性，能够及时读数，做到早期诊断和治疗。特别适合于心脏围术期，体外膜肺，严重复合伤患者等需要连续监测血气，并根据结果及时调整治疗方案者。相比常规动脉血气分析，其重复性好、避免了采血污染及劳动耗费、快速，对于小婴儿也避免了频繁采血所致的血量丢失。CIABG 就技术而言是目前最先进的血气监测技术，完全可以取代目前常规动脉血气分析，但由于多参数传感器价格昂贵未能普及。

3. 经皮氧分压监测（transcutaneous partial pressure of oxygen，$PtcO_2$）　用于组织氧供应状况的持续监测，即和 PaO_2 有关，也和周围血液循环状态和皮肤厚度有关。原则上氧电极应置于循环功能良好、皮肤厚度较薄的部位。在婴幼儿，电极放置在皮肤薄、血流丰富的前胸和足跟部，$PtcO_2$ 与 PaO_2 相关系数可达 0.99。成人因皮肤较厚，氧气弥散至监测电极的距离远，相关系数为 0.65~0.96。因皮肤是机体循环灌注的最后一个器官，对循环功能的变化最敏感，休克早期，皮肤血流量首先减少，故 $PtcO_2$ 的变化可以是休克或心功能不全的早期征象之一。

4. 经皮二氧化碳分压监测（transcutaneous partial pressure of CO_2，$PtcCO_2$）　在成人，$PtcCO_2$ 与 $PaCO_2$ 的关系较 $PtcO_2$ 与 PaO_2 相关性更密切。原因是 CO_2 含量与分压的变化呈线性关系，毛细血管动脉端和静脉端的 CO_2 分压差别不大；$PtcCO_2$ 受循环的影响较小。自 1980 年后，$PtcCO_2$ 监测技术不断改进，已能够将脉搏血氧监测整合到一个传感器中以防止弱灌注导致的误读；传感器趋于小型化、数字化，测量更加稳定。

（三）正常值（常规动脉血气）

pH：7.34~7.45；PaO_2：75~100mmHg（10.0~13.0kPa）；SaO_2：95%~100%；$PaCO_2$：35~45mmHg（4.7~6.0kPa）；HCO_3^-：22~30mmol/L。

（四）在呼吸功能监测中的应用及注意事项

1. 肺通气功能的监测　判断动脉血气是否合适并不一定是各种指标皆在正常范围。根据氧解离曲线，PaO_2 >60mmHg，SaO_2 ≥90% 的情况下可保障足够的氧合水平；PaO_2 进一步升高，SaO_2 的增加并不明显，而 PaO_2 <60mmHg 时，两者的变化呈线性关系。在阻塞性肺疾病，氧浓度的增加可加重 CO_2 潴留；而高浓度的氧疗可导致氧中毒，这对肺实质疾病影响更大。$PaCO_2$ 本身对机体的影响，主要通过 pH 对机体的代谢造成损害；碱中毒使氧解离曲线左移，影响氧的释放，患者对碱中毒的耐受程度远低于酸中毒，故单纯考虑治疗目的时，PaO_2 在 60~80mmHg、SaO_2 在 90%~95%、pH 在 7.3~7.45 较合适，$PaCO_2$ 可以不作为主要观察指标，即只要 pH 在合适范围。PaO_2 正常或高于正常（COPD 患者 <80mmHg）是可以接受的。

2. 换气功能的监测

（1）肺泡动脉血氧分压差 [P(A-a)O_2]：P(A-a)O_2 用于评价氧通过肺泡壁进入毛细血管的能力。PaO_2 的计算公式如下。

PaO_2 = (PB - PH_2O) FiO_2 - $PACO_2$/R

（PB：大气压；PH_2O：饱和水蒸气的压力；FiO_2：吸入气氧浓度；$PACO_2$：肺泡气二氧化碳分压，一般等于 $PaCO_2$；R：呼吸商）

因健康人肺内存在一定程度的分流，吸入气氧浓度越高，P(A-a)O_2 差异越大；随年龄的增长，分流增加，差值也逐渐增加。

P(A-a)O_2 正常值：FiO_2 21% 时为 8mmHg，60~80 岁的患者可达 24mmHg；FiO_2 100% 为 22~75mmHg。

（2）氧合指数（oxygenation index，OI，PaO_2/FiO_2）：OI 测定方法简便易行，已成为衡量氧气交换的最常用指标，也用于急性肺损伤和急性呼吸窘迫综合征的诊断；同时，在恒定的 FiO_2 下，OI 的改善还可以反映 PEEP 的治疗效果。由于终末肺泡毛细血管氧含量及肺泡氧分压难以获得，使用吸入氧浓度替代肺泡氧分压测定主要考虑氧合指数测定方法简便易行，但也存在误差大，重复性差的缺点，因此，动态监测 OI 的价值更大。

3. 组织氧合功能的监测　常用混合静脉血氧分压（PvO_2）或饱和度（SvO_2）表示，是了解氧合和循环功能及组织利用氧能力的综合指标；与 PaO_2 或 SaO_2 结合对判断组织缺氧的环节和原因有重要价值。

与氧合功能有关的指标还有氧耗量（vO_2）、心排血量（Qt）、动脉血氧含量（CaO_2）、混合静脉血氧含量（CvO_2）。根据 Fick 公式：$vO_2 = Qt(CaO_2 - CvO_2)$。

正常值：PvO_2 和 SvO_2 正常值分别为 36～40mmHg 和 73%～83%，$CaO_2 - CvO_2$ 的正常值为 50～55ml/L。若 PaO_2（SaO_2）与 PvO_2（SvO_2）同时下降，$CaO_2 - CvO_2$ 保持不变，则为肺氧合功能障碍；若 PaO_2（SaO_2）基本正常，PvO_2（SvO_2）下降，$CaO_2 - CvO_2$ 增高，则为周围组织循环不良或组织代谢量增加。

四、呼吸力学监测

（一）定义

呼吸力学监测包括气道、肺和胸廓力学特征监测。通常用压力容积环（P-V 环）来反映呼吸系统的静态力学特征。目前，测定机械通气患者呼吸力学的方法有超大注射器法、多次吸气阻断法和持续低流速法，其中持续低流速法是在各型呼吸机及监测仪中使用的简单可靠的床旁 P-V 环监测方法。

（二）监测原理

呼吸力学监测模块将流量传感器连接在呼吸机气道回路中，用于测取气路中呼吸的容积、流量和气路压力的信息。流量、压力和容积是呼吸力学最基本的 3 个量，根据这 3 个参数再分析计算出呼吸率、吸气和呼气的时间、肺顺应性、潮气量、分钟通气量、平均气道压力、呼气末正压、峰流速和吸气峰压等参数。因此，测量气道中的压力和流速即可根据公式计算其他参数。

（三）流速测定

1. 压差式流量传感器　压差式流量传感器有比托管和 Fleish pneumotachograph 两种。后者是较为常用的压差式流量计。其原理是流量计的流速传感器上有一筛状隔网或毛细管网，气流通过该网时受网的阻力而流速下降，结果使网眼的另一端的压力轻微下降。网眼两端形成压降差。压差传感器可将此压差感应，产生电信号。流速通过越快，压降越大，则产生压差电信号越强。气流应尽可能是层流，锥形体的保护网及毛细网可提供此种气流方式，流量计上的加热器可使毛细网加温，避免呼出的饱和水蒸气在筛状隔网上冷凝沉积，阻塞网眼。压差式流量计准确度高、敏感度较高、漂移少、与气体导热性无关而与气体黏滞度有关。因受隔网影响气流阻力稍大，在高流量测定时误差偏大，常需要电脑做矫正。

2. 热敏式流量计（thermal flowmeter）　依据热量传导与气体流量相关的原理而设计。核心部分为温度依赖性电阻元件，热线（hot wire）或热珠（thermistor bead）接通电源时该元件加温，当气流通过热敏件时可使其温度下降，并改变电阻（热珠温度下降时电阻增加，热线温度下降时电阻减少）。维持热线温度的电流的改变与气体流速成正比。热线式传感器灵敏度较高，准确性较好，气流阻力小，不受气体黏滞度变化的干扰；缺点是易损耗，污物沾染后不易清洗，有时漂移，与气体导热性有关。此流量计常连接在呼吸机的呼气出口或进气端口，易受外环境因素影响，如气压的改变、海拔、气体密度（如呼出气氧浓度不同）等。在环境温度、压力与标定温度、压力相差较多时其流速测定值可发生偏差，应对测量值进行标化补偿，湿度、压力修正。此外，该传感器在低流量测定时线性反应稍差。

（四）静态呼吸系统顺应性（static compliance；Crs. st）和气道阻力（airway resistance）

图 1-11 示容量控制通气时的 Crs. st 及气道阻力计算方法。Crs. st 小于 50ml/cmH$_2$O 在 ICU 患者中十分常见，当呼吸窘迫的患者 Crs. st 小于 20ml/cmH$_2$O 时，要考虑急性呼吸窘迫综合征（ARDS），此时，动态 Crs. st 监测可以帮助判断肺复张通气策略是否有效，也可以判断 PEEP 是否过高或并发气胸。需要指出，静态 Crs. st 的计算必须是患者的自主呼吸消失，应用容量控制通气条件下获得，通气参数的设置需要保证足够长的吸气屏气时间，以获得吸气平台压力（Pplat）；另外，胸壁顺应性（chest wall compliance，CW）在胸壁肌肉张力变化、腹腔压力变化时会相应改变，此时的静态 Crs. st 数值也不能真实反映肺顺应性的变化，一些呼吸机配有同时监测胸腔压力（食管压力 Peso）的食管气囊，通过跨胸壁压测定。

胸壁顺应性：CW = 肺容积改变（△V）/跨胸壁压；

肺的顺应性则通过公式：Clung = VT/（Pplat – Peso）计算。

在恒定流速容量控制通气条件下，气道阻力可以通过气道峰压与平台压力的差值计算。

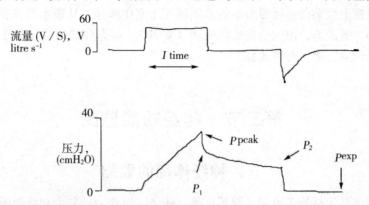

图 1-11　容量控制通气时的流量与压力曲线，潮气量（Vt）= V·I；总静态呼吸系统顺应性（Crs. st）= Vt/（P_2 – Pexp）；总动态呼吸系统顺应性（Crs. dyn）= Vt/（P_1 – Pexp）；最小气道阻力（Raw）=（Ppeak – P_1）/V；最大气道阻力（Raw）=（Ppeak – P_2）/V

当流速为 60L/min 时，生理范围的气道阻力为（4.2 ± 1.6）cmH_2O/L，COPD 可以达到（26.4 ± 13.4）cmH_2O/L。

同时监测气道阻力和 Crs. st 有助于判断气道压力升高的原因，并评估气道舒张药物是否有效。

（五）静态压力-容积曲线（Static P – V curve）

许多呼吸机可以收集一系列功能残气量（functional residual capacity，FRC）和肺总量（total lung capacity，TLC）时的平台压力，通过计算重构出 Static P – V curve（图 1-12）。低位拐点（lower inflection point，LIP）代表了呼气相处于萎陷状态的肺泡重新被打开，而在高位拐点（upper inflection point，UIP）以上时肺处于过度充气状态。LIP 用以指示最佳 PEEP 水平，UIP 为呼吸机可以应用的最大吸气压力（吸气末压力）。

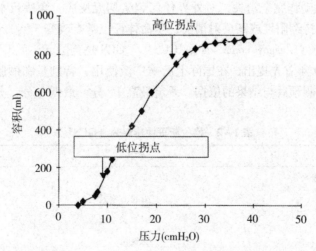

图 1-12　静态压力-容积曲线
LIP 用以指示最佳 PEEP 水平，UIP 为呼吸机可以应用的最大吸气压力（吸气末压力）

上述静态呼吸力学的测量需要给予患者充分的镇静，使用恒定流速的容量控制通气条件下进行，是呼吸力学监测的经典方法。临床工作中，这种方法受到许多条件限制；并且它也不能反映动态呼吸的力学特征。而现代呼吸机发展的重要方向之一是智能化，人们期望呼吸机能够更多地取代临床医师的具体工作，无创地测量患者呼吸力学，据此自动设置最佳通气参数；例如，在闭环通气（close loop ventilation）概念下，Hamilton 呼吸机发展了适应性支持通气（adaptive support ventilation，ASV）技术，Drager 呼吸机发展了 Smart Care 技术，将每次通气测定的压力、流速结果参照 $PETCO_2$ 设定下次通气参数。目前在各型智能化呼吸机上监测动态呼吸力学的方法已在上文中阐述，从根本上来看，呼吸力学的基本参数仍然是气道压力和气道流速，由此衍生的呼吸功（WOB）、动态肺顺应性等参数均受到测量条件和计算方法的影响，应用价值有限，有待改良。

（王印华）

第三节 神经功能监测

一、神经体征的监测

神经体征的监测主要包括患者意识、眼部征象、体位、肌张力、肌力和反射等神经系统的情况。

（一）意识监测

意识是指人对周围环境及自身状态的识别和觉察能力。正常人意识清醒，而意识清醒状态的维持，需要正常的大脑皮质及脑干网状结构不断地将各种内外感觉冲动，经丘脑广泛地投射到大脑皮质（即上行性网状激活系统）。若弥漫性大脑皮质或脑干网状结构发生损害或功能抑制时，均可引起意识障碍。

1. 意识障碍程度分级　一般将意识障碍分为嗜睡、昏睡、浅昏迷和深昏迷4级。

（1）嗜睡：是意识障碍的早期表现，主要是意识清晰度水平的降低，精神萎靡，动作减少。患者持续地处于睡眠状态，能被唤醒，醒后基本能正常地交谈，尚能配合检查。刺激停止后又入睡。

（2）昏睡：意识清晰度水平较嗜睡降低，患者需较重的痛觉或较响的言语刺激方可唤醒，能做简短、模糊且不完全的答话，自发性言语少。当外界刺激停止后立即进入熟睡。

（3）浅昏迷：意识丧失，对强烈刺激（如压迫眶上缘）可有痛苦表情及躲避反应。无语言应对，并不能执行简单的命令，可有较少无意识的自发动作。角膜反射、瞳孔对光反射、咳嗽反射、吞咽反射、膝反射及生命体征无明显改变；

（4）深昏迷：自发性动作完全消失，对外界任何刺激均无反应，角膜反射、瞳孔对光反射及腱反射等均消失，巴宾斯基征持续阳性或跖反射消失，生命体征也常有改变。

2. 格拉斯哥昏迷评分（Glasgow coma scale，GCS）　GCS 是英国苏格兰 Glasgow 医院神经外科医师 Jenneff 与 Teasdale 于 1974 年首先提出，在国际上已被广泛使用，特别是在颅脑损伤时作为总结诊治经验，相互比较、交流，预测预后与结果的依据。评定最高15分，最低3分，分数越低则说明脑损害的程度越重（表1-2）。

表1-2 格拉斯哥昏迷评分（GCS）

神经体征	项目	评分
睁眼反应	正常	4
	对语言有反应	3
	对刺激有反应	2
	无反应	1
肢体运动	正常	6
	对刺激有反应	5
	无目的运动	4
	屈曲反应	3
	伸直反应	2
	无反应	1

神经体征	项目	评分
意识	正常	5
	混乱	4
	躁动	3
	嗜睡	2
	昏迷	1

临床意义如下。

(1) 评定急性颅脑损伤的轻重

1) 轻型：伤后神志不清 <20 分钟，GCS 为 13~15 分。

2) 中型：伤后神志不清在 20 分钟至 6 小时，GCS 为 9~12 分。

3) 重型：伤后昏迷或再昏迷时间 >6 小时，GCS 为 3~8 分。

可见，对于急性颅脑损伤患者，GCS 计分越高，说明病情越轻；计分越低，则病情越重。

(2) 监测病情变化的依据：对颅脑外伤、开颅术后或脑血管意外患者，在第一个 24 小时应每隔 6 小时评定 1 次，以后每日评定 1 次，1 周后隔日评定 1 次，半个月后每周评定 1 次。GCS 计分由低转高，提示病情好转；反之，则说明病情恶化。

(3) 预测预后："昏迷"GCS 计分为无睁眼反应为 1 分，不能说出能理解的言词为 ≤2 分，不能按吩咐动作 ≤5 分，因此，昏迷的定义应为 GCS 1+2+5≤8 分。如计分 <8 分者预后不良。伤后 6 小时内睁眼反应 <3 分者，有 40%~50% 的患者死亡或成为植物状态；伤后 72 小时运动反应仅 1~2 分者，死亡或成为植物状态的可能性大。

3. 改良格拉斯哥昏迷评分（Glasgow liege coma scale，GLCS）　GLCS 于 1985 年由 Born 医师在格拉斯哥昏迷评分的基础上，考虑到 GCS 不够全面及脑干反应的重要性而编制（表 1-3）。其临床意义同格拉斯哥昏迷评分，有学者根据病例分析统计，认为其在估计预后中的准确率优于 GCS。

表 1-3　改良格拉斯哥昏迷评分（GLCS）

睁眼反应	计分	语言反应	计分	运动反应	计分	脑干反应	计分
自动睁眼	4	应答正确	5	按吩咐动作	6	额眼轮匝肌反射	5
呼唤睁眼	3	应答有错	4	刺痛定位（防御）	5	垂直性眼头运动	4
刺痛睁眼	2	答非所问	3	刺痛正常屈曲（躲让）	4	瞳孔对光反射	3
无睁眼反应	1	语言不理解	2	刺痛异常屈曲（去皮质强直）	3	水平性头眼运动反射	2
		无语言反应	1	刺痛肢体伸展（去脑强直）	2	眼心反射	1
				无运动反应	1		

4. 特殊类型的意识障碍

(1) 意识模糊（confusion）：除意识清醒水平下降外，对周围环境的时间、地点、人物的定向力有障碍。对外界感受迟缓，反应不正确，答非所问，有错觉。

(2) 谵妄（delirium）：在意识清晰度下降的同时，精神状态不正常。有大量的错觉、幻觉，常躁动不安，定向力丧失，不能与周围环境建立正常的接触关系。

(3) 自动症（automatism）：患者貌似清醒，实与外界失去有意识的接触，可进行一些简单或复杂的动作,但过后对经过全无记忆。常为复杂部分性癫痫发作的一种表现。

(4) 去皮质综合征(decorticate 或 apallic syndrome):见于缺氧性脑病、皮质损害较广泛的脑血管病及外伤。患者能无意识地睁眼、闭眼,眼球能活动,瞳孔对光反射、角膜反射恢复,四肢肌张力增高,病理反射阳性。身体姿势为双上肢内收,肘、腕关节屈曲僵硬。

(5) 去大脑强直(decerebrate rigidity):与去皮质综合征的区别是,本症四肢均为伸性强直。患者全身肌张力增高,上肢过伸强直,下肢过伸,内收并稍内旋,头后仰,严重时呈角弓反张状态,为中脑损伤所致。

(6) 无动性缄默症(akinetic mutism):又称睁眼昏迷(coma vigil),为脑干上部或丘脑的网状激活系统有损害,而大脑半球及其传出通路则无病变。患者能注视检查者及周围的人,貌似觉醒(似醒非醒),但不能言语,不能活动。大小便失禁,肌肉松弛,无锥体束征。给予刺激也不能使其真正清醒。存在睡眠觉醒周期。

(7) 闭锁综合征(locked-in syndrome):又称去传出状态(deefferented state),见于脑桥基底部病变,如脑血管病、肿瘤等。患者四肢及脑桥以下脑神经均瘫痪,仅能以眼球上下运动示意与周围环境建立联系,因大脑半球及脑干被盖部的网状激活系统无损害,故意识保持清醒,但因身体不能动,不能言语,会被误认为昏迷(似昏非昏),应注意鉴别。脑电图正常有助于与真正的意识障碍相区别。

(8) 持续性植物状态(persistent vegetative state):俗称"植物人",系严重脑缺血缺氧所致的大脑皮质广泛性损害。患者表现为完全丧失对自身及周围环境的认知,但有睡眠-觉醒周期,下丘脑及脑干的自主功能完全或部分保存。

(二)眼部体征

1. 瞳孔 昏迷患者如一侧瞳孔散大提示脑疝,这时要看患者呼吸是否深大,给予强刺激瞳孔散大,对侧肢体不动或四肢强直,多为颞叶钩回疝(或小脑幕切迹疝)。两侧瞳孔散大可见于乙醇、阿托品或奎宁中毒,以及中脑受损。昏迷患者一侧瞳孔缩小可能是霍纳综合征,要注意该侧颈动脉闭塞大块脑梗死或该侧丘脑、脑干病变。双侧瞳孔缩小可见于吗啡阿片类中毒、有机磷中毒及脑桥被盖部病损如脑桥出血。

2. 眼底 注意有无视盘水肿、充血、苍白,动静脉直径比例,有无出血等。

3. 眼球位置 要注意有无同向偏视、斜视或自发性眼震。从大脑的侧视中枢到脑干的侧视中枢是交叉的。交叉前的病变时,两眼向病灶侧的位置凝视,即双眼常偏向瘫痪肢体的对侧。交叉后的病变时(一侧脑桥病变时),两眼向病灶对侧注视,即双眼偏向瘫痪肢体的同侧。另外,还要注意,根据病变的性质是损毁性还是刺激性,双眼偏视的方向是不同的。在丘脑底部和中脑首端病损时,眼球可能转向内下方,患者好像在盯着自己的鼻尖看。下部脑干急性病变时可出现眼球水平或垂直性自发浮动现象,以水平性浮动多见,随着昏迷的加深则眼球浮动消失,而固定于正中位。将昏迷患者的头部轻轻地向两侧或前后转动,可见患者的双眼朝相反方向转动,保持眼球与身体其他部位的原先相对关系,称为眼球的张力性颈反射或玩偶眼球运动,在脑干广泛严重损害时,此反射不能引出。

4. 对光反射 瞳孔对光反射的灵敏度与昏迷程度成正比,双眼的瞳孔对光反射消失时预后极差。

5. 角膜反射 也是判断意识障碍程度的重要标志之一,若角膜反射消失,说明昏迷程度较深,若只有一侧角膜反射消失,则提示同侧三叉神经的障碍或延髓病变。

(三)反射检查

检查瞳孔对光反射、角膜反射、头眼运动反射、睫脊反射等可以确定脑干功能。各种深浅反射及病理反射检查可反映意识障碍的程度。

(四)体位及肌张力变化

有去大脑强直时,四肢持续或间歇地呈伸展位,有时上肢取伸展位,而脊柱向背侧弯曲,头向后仰的所谓角弓反张姿势。这些体位的异常在中脑部上下丘出现断绝障碍时可以见到。两侧大脑皮质受累时,可见到去皮质强直状态,即头部前屈位,下肢内收屈曲,下肢伸直,有时下肢呈交叉位。两侧肌张力的差异有定位意义，肌张力的变化在一定程度上反映病情转归。

（五）运动功能障碍

要检查有无肢体瘫痪，偏瘫侧下肢常呈外旋位，足底疼痛刺激下肢回缩反应差或消失，可出现病理征，坠落试验将患者双上肢同时托起后突然放开任其坠落，瘫痪侧上肢坠落较快。

二、颅内压监测

颅内压（intracranial pressure，ICP）是指颅内容物对颅腔壁产生的压力，以脑脊液压力为代表。ICP测量首先由德国人Leydene于1866年阐述。1897年，通过腰椎穿刺测ICP法首先应用于临床。1951年Guillaume和Janny开始在实验中对脑室的脑脊液压力进行连续监测。1960年以后由Lundberg等大量应用于临床。传统的腰椎穿刺测压法，不能持续地观察ICP的变化，且对颅内高压患者有导致或加重脑疝的危险，在已有脑疝的情况下，颅腔与脊腔已不相通，则腰椎穿刺测压不能代表颅内的压力。持续ICP监测可弥补腰椎穿刺的不足。近年来，随着对ICP病理生理过程的进一步认识，ICP监测以"初期预警系统"的形式应用于临床，已经逐渐成为神经外科诊断和治疗的重要组成部分。《美国严重颅脑损伤处理指南》中就包括了ICP监测和颅内高压处理等项目。ICP监测是诊断颅内高压最迅速、客观和准确的方法，也是观察患者病情变化、早期诊断，判断手术时间，指导临床药物治疗，判断和改善预后的重要手段。

（一）监测方法

1. 创伤性ICP监测方法

（1）腰椎穿刺：腰椎穿刺测定ICP始于1897年。该方法简便易行，操作方便。但是可能发生神经损伤、出血、感染等并发症。当病情严重或怀疑ICP极高有形成脑疝的危险时，被视为禁忌。当颅内炎症使蛛网膜粘连或椎管狭窄导致脑脊液循环梗阻时，腰椎穿刺所测得的压力不一定能够真实地反映ICP的变化。

（2）脑室内监测：目前临床上最常用的方法，也是ICP监测的金标准。将含有光导纤维探头的导管放置在侧脑室，另一端连接压力传感器测量。该方法简便、直接客观、测压准确，便于监测零点漂移。同时可以引流脑脊液。缺点是当ICP增高、脑肿胀导致脑室受压变窄、移位甚至消失时，脑室穿刺及置管较困难；且置管超过5天感染概率大大增加。在监护时应避免非颅内因素导致的ICP增高，如呼吸道阻塞、烦躁、体位偏差、高热等。新近研究的抗生素涂层导管能够减少感染率，但仍需要更多的研究来验证。非液压式光导纤维导管压力换能器位于探头顶端，置于脑室后，直接通过光纤技术监测。该方法准确性高，不用调整外置传感器的高度，但不能引流脑脊液。患者躁动可能会折断光缆，连续监测4~5天后准确性会下降。

（3）脑实质内监测：导管头部安装极微小显微芯片探头或光学换能器，放置在脑实质内。随压力变化而移动的镜片光阑使光束折射发生变化，由纤维光缆传出信号测量。脑实质内监测是一种较好的替代脑室内置管的方法，感染率较低，主要缺点是零点基线的微小漂移；光缆扭曲或者传感器脱落移位等；且只能反映局部ICP，因为颅内ICP并不是均一分布，如幕上监测可能不能准确反映幕下ICP。

（4）蛛网膜下隙监测：颅骨钻孔后透过硬脑膜将中空的颅骨螺栓置于蛛网膜下隙。蛛网膜下隙脑脊液压力可以通过螺栓传递到压力换能器进行测压。此方法操作简便，对脑组织无明显影响。但是感染概率较大，螺栓容易松动、堵塞而影响测量结果。

（5）硬膜下或硬膜外监测：硬膜下监测系统在开颅手术时置入，但是监测结果不太可靠。因为当ICP增高时，监测的ICP值往往低于实际值。硬膜外监测采用微型扣式换能器，将探头放在硬膜外。该方法不用穿透硬膜，但监测结果可能更不可靠。因为ICP和硬膜外空间压力的关系还不明确。监测中换能器能重复使用，且可以调节零点参考位置。与脑室内监测比较，硬膜下或硬膜外监测具有感染率、癫痫和出血发生率低，放置时间长等优点。但假阳性值较多，且设备重复使用后监测质量会下降。

（6）神经内镜监测：Vassilyadi等报道了神经内镜监测ICP的方法，主要用于神经内镜手术。在内镜工作通道中放置微型传感器,术中能够连续准确的监测ICP变化,术后也可以连续监测。当ICP变化明显时其应用有所限制,监测效果主要受冲洗、吸引和脑脊液流失等因素影响。

(7) 有创脑电阻抗监测 (cerebral electrical impedance, CEI): CEI是近20年发展起来的一种新技术。其原理是利用脑组织不同成分受电信号刺激后所产生的CEI不同。监测方法分为创伤性和无创性。1980年Schuier率先对猫缺血性脑水肿进行CEI研究;1994年,Itkis等在硬脑膜上放置电极测定CEI变化,证实脑组织水分的迁移与总量变化对CEI分布有重要影响。CEI能较客观地反映脑水肿变化,但只能定性反映水分总量及迁移变化,不能定量测量ICP值。

2. 无创性ICP监测方法

(1) 临床表现和影像学检查:大部分医师通过临床表现来判断患者有无ICP增高表现,但仅是主观、定性诊断,无法定量诊断。ICP增高时头部影像学(CT或MRI)表现为脑水肿、脑沟变浅消失、脑室移位受压、中线移位或脑积水等。影像学监测具有客观、准确,能定位、定性等优点,但价格较贵,不能进行床旁和连续监测。

(2) 视神经鞘直径 (optic nerve sheath diameter, ONSD): 通过超声检查脑水肿患者眼睛后3mm处ONSD来确定ICP。Newan等报道,正常儿童的ONSD平均为3mm,ICP增高时儿童ONSD达4.5mm,甚至更大,认为ONSD超声检测能快速诊断和监测ICP。Blaivas等通过大样本研究,认为在条件不允许情况下,可用超声检查ONSD代替CT扫描判断ICP。

(3) 视网膜静脉压或动脉压 (retinal venous or artery pressure, RVP或RAP): 正常情况下, RVP大于ICP。ICP增高将导致视盘水肿和视网膜静脉搏动消失。Firsching、Motschmann等通过研究发现,ICP和RVP有明显的线性关系,r值分别为0.983、0.986。Querfurth等在测定RVP的同时测定视网膜中央动脉和眼动脉的流速,比较RVP或RAP与ICP的相关性;发现RVP增高与ICP呈线性关系($r = 0.87$);眼动脉与视网膜中央动脉搏动指数与ICP呈负相关($r = -0.66$);认为可通过超声和血流动力学数据来推测ICP。但该法只能瞬间测定,不能连续、重复监测。当视盘水肿明显或眼内压高于静脉压时不适时用。

(4) 经颅多普勒超声 (transcranial Doppler, TCD): TCD是应用最广的一种技术。当ICP增高时,脑血管自动调节功能减退,脑循环变慢,脑血流减少,收缩期、舒张期及平均血流速度均降低,而反映脉压差的搏动指数和阻力指数明显增大,同时频谱形态也有相应的变化。Schmidt等测定大脑中动脉血流速度后进行波形分析发现,动脉灌注压和平均ICP相关。相比而言,TCD参数分析比频谱分析更为重要。因为频谱仅起到定性作用,缺乏定量概念,而TCD能反映脑血流动态变化,观察脑血流自身调节机制。但脑血管活性受多种因素影响,ICP和脑血流速度的关系会发生变化,脑血管痉挛时出现的流速增加需与脑充血相鉴别,否则会影响判断。

(5) 闪光视觉诱发电位 (flash visual evoked potential, fVEP): fVEP可以反映整个视觉通路的完整性。当ICP升高时,电信号在脑内的传导速度减慢,fVEP波峰潜伏期延长,延长时间与ICP值成正比。Desch观察fVEP的N2波峰潜伏期与ICP的关系,并与有创法比较,发现两者一致性良好,尤以中、高ICP显著。fVEP同时还可以监测和随访危重患者脑功能,对判断ICP增高的预后有一定帮助。该方法的局限性如下,易受年龄、脑代谢状况、全身疾病代谢紊乱等影响;颅内占位性病变压迫或破坏视觉通路时,fVEP对ICP的反应将受影响;严重视力障碍和眼底出血等眼部疾病也会影响fVEP。部分深昏迷患者或脑死亡者fVEP不出现波形。

(6) 鼓膜移位 (tympanic membrane displacement, TMD): ICP变化引起外淋巴液压力变化可使镫骨肌和卵圆窗的位置改变,继而影响听骨链和鼓膜的运动,导致鼓膜移位。Samuel等发现TMD值的变化能反映ICP的相应变化,诊断准确率为80%,特异度为100%。TMD能在一定范围内较精确地反映颅低压,能准确区分颅高压和颅低压引起的头痛。但该方法也有缺陷,过度暴露于声音刺激中能引起暂时性音阈改变而影响测量;有脑干和中耳病变的患者,因镫骨肌反射缺陷不能监测;不能连续监测;不安静、不合作及老年人均不宜监测。

(7) 前囟测压 (anterior fontanel pressure, AFP): AFP主要用于新生儿和婴儿监测。将前囟压平,

然后连接传感器测量。因为要压平前囟，只有突出骨缘的前囟才适用。压平前囟在一定程度上缩小了颅腔容积，会导致实际所测 ICP 值偏高。运用平置式传感器测定前囟压，能够较好地排除前囟软组织对结果的影响。

(8) 无创脑电阻抗监测（noninvasive cerebral electrical impedance measurement，nCEI）：近 10 年，部分学者开始使用体表电极 nCEI 技术。Xia 等进行大鼠的 nCEI 动物实验，并在其后报道了颅内出血的临床试验。Lingwooda 等进行了猪的 nCEI 实验，并与有创 ICP 监测进行对比，认为 nCEI 能准确地反映颅内病情变化，能够监测猪低氧缺血后脑水肿的变化过程；该小组还研究了不同温度对脑组织电阻抗和整体电阻抗的影响。王健等报道了高血压脑出血的临床试验，Liu 等报道了脑卒中的临床试验；结果表明，nCEI 是脑水肿的灵敏监测指标。但该方法有以下缺点，对中线附近、体积过小的病灶，双侧多发腔隙性梗死不敏感；操作上影响因素较多。尚需进一步改善。

(9) 近红外光谱技术（near infrared spectrum，NIRS）：650~1 100mm 的近红外线能穿透头皮、颅骨及脑皮质达 2~2.5cm，然后返回到头皮。在头皮上放置光源感受器可以测量相关信息的变化。自 1977 年 Jobsis 首次将 NIRS 用于无创监测脑组织血液成分变化以来，NIRS 在 ICP 监测方面进展较快。以此方法获得的监测值来计算 ICP，敏感度较高，具有良好的应用前景，但尚处于研究阶段。

(10) 数学模型：许多学者尝试通过脑血流动力学知识建立数学模型来估算 ICP 值，但效果不佳。刘常春等研究 ICP 和颈动脉压动力学模型等效电路图，发现 ICP 与颈动脉压呈某种相关性。但是目前临床应用较少。

（二）颅内压监测分级

颅内压成人为 20mmHg 以下，>20mmHg 为轻度升高，21~40mmHg 为中度升高，>40mmHg 为重度升高。

（三）临床应用

1. 颅内压监测的适应证
(1) 重症头部创伤监测颅内压以判断脑受压、出血或水肿。
(2) 大的颅内肿瘤手术。
(3) 大的颅脑手术后监测脑水肿。
(4) 重症颅脑损伤行机械通气患者，尤其使用 PEEP 的患者。

2. 影响颅内压的生理因素
(1) 动脉二氧化碳分压（$PaCO_2$）：$PaCO_2$ 通过对脑血流的变化影响颅内压，而 $PaCO_2$ 对脑血流的影响取决于脑组织细胞外液 pH 的改变。当 $PaCO_2$ 在 20~60mmHg 急骤变化时，脑血流的改变十分敏感，与之呈线性关系，同时伴随脑血容量和颅内压的变化。当 $PaCO_2$ 超过 60mmHg，脑血管不再扩张，因为已达最大限度；低于 20mmHg 脑组织缺血和代谢产物蓄积压将限制这一反应。

(2) 动脉氧分压（PaO_2）：PaO_2 在 60~135mmHg 变动时，脑血流和颅内压不变。PaO_2 低于 50mmHg 时，颅内压的升高与脑血流的增加相平行，PaO_2 增高时，脑血流减少，颅内压下降。如缺氧合并 PaO_2 升高，则直接损伤血-脑屏障，导致脑水肿，颅内压往往持续增高。

(3) 动脉血压：正常人平均动脉血压在 60~150mmHg 波动，脑血流依靠自身调节机制而保持不变。超过这一限度，颅内压将随血压的升高或降低而平行改变。

(4) 中心静脉压：中心静脉和颅内压通过颈静脉、椎静脉和胸椎硬膜外静脉逆行传递压力，提高脑静脉压，从而升高颅内压。

三、脑血流监测

脑是人体最重要的器官，其功能与代谢极为活跃，需要有充足的血液供应才能保证正常的脑功能。正常情况下脑血流（cerebral blood flow，CBF）能自动调节，CBF 与脑灌注压成正比，与脑血管阻力成反比。在缺血或缺氧病理情况下，脑血管自动调节机制紊乱或血管扩张，引起脑水肿、颅内压升高，会出现缺血区充血和过度灌注或脑内盗血。

脑血流的检测方法有许多种，如正电子发射断层扫描（positron emission computed tomography, PET）、单光子发射断层扫描（single-photo emission computed tomography, SPECT）和局部脑血流量测定（region cerebral blood flow, rCBF）等，但由于图像处理困难，难以在床旁监测使用。本节主要介绍经颅多普勒超声脑血流监测技术。

1982年，挪威学者Aaslid等率先将经颅多普勒超声（transcranial doppler, TCD）应用于临床。从最初TCD被用来监测蛛网膜下隙出血（subarachnoid hemorrhage, SAH）后脑动脉痉挛，到诊断脑动脉狭窄、判断侧支循环建立、观察颅内压增高和脑死亡等方面，其价值都得到了充分肯定。到20世纪90年代随着介入治疗技术的发展，TCD又进一步应用于术中监测、脑血管储备功能的评估和微栓子监测等领域，并取得令人瞩目的成绩。近年来，随着人们对卵圆孔未闭（patent foramen ovale, PFO）与偏头痛、不明原因卒中认识的提高，TCD在诊断PFO方面的价值再次引起临床医师浓厚的兴趣。TCD的应用领域不断拓宽，近来发现TCD有增强急性脑梗死溶栓治疗的效果，标志着TCD从诊断领域走向了治疗领域。

（一）检查方法

目前，经颅多普勒超声诊断仪有两种，一种为频谱多普勒超声仪，只显示血流多普勒超声信号；一种为双功彩色多普勒超声显像仪，能显示脑血管的二维图像和血流多普勒超声信号。两者检查方法相同，应用4MHz或8MHz探头检查颈总动脉（CCA）、锁骨下动脉和颅外段颈内动脉（ICA）。应用2MHz探头通过头部透声窗（颞窗、枕窗、眼窗等）分别检测颅内大脑中动脉（MCA）、大脑前动脉（ACA）、大脑后动脉（PCA）、颈内动脉终末端（ICA）及椎动脉（VA）、基底动脉（BA）和眼动脉（OA）、颈内动脉虹吸段（CS）。还可以应用颈动脉、椎动脉压迫试验和过度换气试验、二氧化碳吸入试验或血管活性药物试验（如硝酸甘油等）及转颈试验、视觉诱发血流试验等监测颅底动脉侧支循环功能及动脉血管反应性状态。

（二）适应证

(1) 脑血管痉挛。
(2) 颅内脑动脉狭窄和闭塞。
(3) 颅内压增高和脑死亡。
(4) 危重患者术中和术后脑血流动力学监测。
(5) 椎基底动脉供血不足。
(6) 脑血管储备功能的检测。
(7) 脑血管栓子监测。
(8) 卵圆孔未闭。
(9) 海绵窦瘘和动静脉畸形。
(10) 超声溶栓的治疗作用。

（三）临床应用

1. **脑血管痉挛** 脑血管痉挛是指脑动脉持续性收缩状态。自发性或外伤性SAH后血液的残余物与血管壁接触，导致脑血管痉挛，引起迟发性缺血性神经损害，严重者甚至死亡。通过反复床边检查TCD可以在临床症状出现前判断是否发生大血管痉挛、痉挛的程度、发展过程、指导临床用药及评价治疗效果。目前常用的诊断标准为大脑中动脉（MCA）血流流速峰值>200cm/s和（或）平均流速>120cm/s。这一指标与血管造影显示的严重血管痉挛基本相符。

2. **脑动脉狭窄与闭塞** 脑动脉狭窄与闭塞的病因较多，最常见的病因是脑动脉粥样硬化，脑血栓形成和脑栓塞。其他还有脑动脉、颈动脉纤维肌性发育不良、先天性心血管畸形、外伤、手术损伤、肿瘤压迫、结缔组织病等。TCD检测是诊断脑动脉狭窄和闭塞的简便而有效的主要方法。

(1) 脑动脉狭窄的表现

1) 血流速度改变：血流速度是反映血管腔大小最直接而敏感的指标。脑动脉狭窄达50%和以上时血流速度增快，脉动指数（PI）增大，但更严重狭窄（大于90%）血流速度反而减慢。以MCA为例，成人120~140cm/s为轻度狭窄，140~200cm/s为中度狭窄，大于200cm/s为高度狭窄。狭窄远端血流速度在轻度狭窄时无明显改变，在中度以上狭窄时，血流速度减慢，极重度狭窄时，狭窄远端常测不到血流信号，难以与脑动脉闭塞相鉴别。

2) 血流频谱形态改变：脑血管狭窄除了血流速度增快以外，还出现血流频谱形态的改变。当脑动脉狭窄大于50%时，血流频谱形态出现轻度紊乱，包络线不光滑，频窗充填。脑动脉狭窄大于75%时，出现血流频谱紊乱，高低不同声强信号彩色点混杂，频窗充填，包络线明显不光滑、不规则，失去正常层流频谱形态，但血流频谱形态尚存在。当脑动脉狭窄大于90%时，血流频谱形态杂乱不规则，丧失了频谱基本形态。

3) 音频信号改变：脑动脉狭窄时出现高调杂音，有的似海鸥鸣，随着狭窄程度加重，杂音音调逐渐增高，当脑动脉狭窄90%以上时，杂音音调减弱，脑动脉闭塞时，杂音消失。

脑动脉狭窄TCD表现应与脑血管痉挛相鉴别，脑动脉器质性狭窄一般呈阶段性，狭窄段出现血流速度增快，频谱紊乱，狭窄远端血流速度减慢。而脑血管痉挛常在血管全行径中，通常为多支血管受累。还可以通过药物试验（如硝苯地平、尼莫地平等）予以鉴别。

(2) 脑动脉闭塞：脑动脉闭塞时，TCD表现特征为相应检查部位无血流信号或血流信号中断。但由于有的患者颅板增厚，透声窗严重狭小或者消失，或者脑动脉位置变异及操作技术的影响，也可检查不到脑血流信号。因此，当TCD检查部位无血流信号时，对脑动脉闭塞的诊断应慎重，须结合临床和其他检查指标分析。如果TCD检测ACA、PCA血流信号明显可见，而MCA则测不出，应高度怀疑MCA闭塞，可做脑血管造影以明确诊断。如果MCA血流信号存在而ACA或PCA无血流信号，其原因常难以确定，需结合临床资料综合分析。

3. 颅内压增高和脑死亡　在血管管径近似不变的情况下，脑血流速度可以反映脑灌注压的变化，基于此原理建立了TCD和颅内压的关系。随着颅内压持续增高，TCD会相应出现搏动指数增高，舒张期血流速度进行性下降到零、反向；当反向血流消失，收缩期出现针尖样血流，最终血流消失，提示脑死亡。

(1) 颅内压增高TCD表现：脑血流频谱图形与颅内压有密切关系，颅内压增高程度不同，频谱图形表现亦不同，随着颅内压增高的程度表现一般有如下4种。

1) 正常图形：正常成人卧位颅内压为0.7~2kPa（5~15mmHg），引起脑血流动力学明显障碍的颅内压临界点为5.4~6kPa。颅内压轻度增高，脑血流量正常或轻度减少，TCD检测血流速度正常，PI、脑血管阻力指数（RI）正常，频谱图形亦正常。

2) 高阻力图形：当颅内压明显增高，大于6kPa时，脑血流显著减少，TCD检测呈高阻力图形，即收缩期流速和舒张期流速都降低，后者减低更显著或为零，收缩峰尖耸，基底变窄或呈单一收缩峰，舒张峰减低或消失，PI、RI明显增高。

3) 舒张期逆行血流图形：颅内压继续增高，超过体动脉舒张压时，TCD检测表现收缩峰为正向，波尖，流速减低，而舒张期血流方向逆转。

4) 无血流图形（无血流信号）：当颅内压继续增高，等于或超过体动脉收缩压时，脑血流灌注等于零，收缩期与舒张期血流信号消失或出现微小收缩波和舒张期逆行波。

(2) 脑死亡TCD表现：近年来，许多研究证实，在脑循环停止而脑死亡的过程中，TCD检查可显示3种血流频谱改变。这3种血流频谱改变是逐渐发展演变的。以MCA血流频谱图为例。

1) 收缩期正向狭小尖峰波伴舒张期负向频谱：收缩期正向血流频谱，狭小陡直尖峰，流速低，平均血流速度（V_m）为4~20cm/s，国内毛颖等报道MCA V_m为3~16cm/s。舒张期负向血流频谱，流速低，血流频谱形态呈渐减型或渐增型或双向型。

2) 短暂及极低幅收缩期正向血流频谱：收缩期波形尖锐窄小，V_m为2~6cm/s，无舒张期血流信号。

3）无血流频谱信号：说明脑血液循环已消失，但对检测不到血流信号应慎重诊断，应由 2 名检查者经头颅各声窗反复检查无血流信号者，才予以确定。

最近，郭毅等研究显示，脑死亡各种 TCD 频谱呈规律性改变，依次出现振荡波、钉子波及血流信号消失。患者均在 TCD 判定脑死亡后 1～7 天出现心脑不可逆性停搏，准确率为 100%。

4. 术中监测　TCD 的重要进展和应用是心脑血管的术中监测，主要用于颈动脉内膜剥脱术（carotid endarterectomy，CEA）、冠状动脉旁路移植术（coronary artery bypass graft，CABG）、经皮颈动脉血管成形术（percutaneous transluminal carotid angioplasty，PTCA）和颈动脉支架置入术（carotid artery stenting，CAS）及其他。

术中监测的主要目的是发现微栓子和脑血流动力学变化，帮助医师在手术各个阶段采取适当措施降低围术期卒中的风险。有资料显示，CEA 术后卒中的原因主要是手术部位的栓子脱落、术中低灌注，也可由术后高灌注引起。TCD 通过实时监测微栓子信号，了解发生率，从而促进外科改进手术技术，增强术后防治（如应用抗血小板药物减少术后微栓子的发生），减少栓塞性缺血事件的发生。TCD 通过监测术中试验性夹闭颈总动脉时，MCA 血流速度的变化，识别是否低灌注及是否应用分流术，还可以即刻反馈分流管的作用，如果分流管出现堵塞则出现 MCA 血流速度降低，早于脑功能或脑电图的改变。术后高灌注是由于狭窄后脑血管自动调节受损，当手术使血流恢复时出现过灌注。如果 TCD 监测到手术侧 MCA 流速持续增高（流速较术前升高超过 1.5 倍），说明可能出现了颅内过度灌注。

CABG 和 CEA 手术类型不同，但导致神经功能损害的机制却有相似点。通过 TCD 的监测证实体外心肺循环的时间越长，微栓子产生越多，所以临床采用膜性氧合性体外循环机，去除微栓子或脂肪性栓子，减少栓塞性脑缺血事件的发生。

PTCA 和 CAS 是近年来兴起的微创方法，相对于 CEA 进一步降低了术后再狭窄及扩张后斑块脱落导致脑栓塞的危险。由于术中导丝导管的插入使管壁表面的斑块脱落，加压注射造影剂产生的气泡栓子，以及支架网格状结构的"切豆腐效应"导致的斑块脱落，还有由于术中病变侧介入操作时间长，反复造影剂的注射可造成血管痉挛，术后过灌注的发生，故 TCD 监测很重要。

5. 椎-基底动脉供血不足（vertebrobasilar ischemia，VBI）　椎-基底动脉供血不足是中老年人常见病之一，其原因常为椎-基底动脉粥样硬化、血栓形成或外在压迫致血管狭窄、闭塞或痉挛引起。脑动脉粥样硬化斑块易发生在动脉分叉转弯或受压部位，椎动脉多在颈椎、枕骨大孔处、两侧椎动脉在颅内合成基底动脉处或基底动脉中段。VBI 以头晕或眩晕、头痛为主要症状。TCD 是诊断 VBI 的重要方法。

VBI 的 TCD 表现如下。

（1）椎动脉和（或）基底动脉血流速度减慢，低于正常下限值，受累动脉为单侧或双侧椎动脉或椎-基底动脉或基底动脉，其中以右侧椎动脉多见，因为右侧椎动脉直径小于左侧。也有部分患者椎-基底动脉血流速度增快，可能与动脉粥样硬化或血管痉挛致血管狭窄有关。

如颈椎及周围软组织病变引起椎-基底动脉供血不足者，转颈试验阳性，多表现平均血流速度减慢，PI、RI 增高，少数为血流速度增快。

（2）血流多普勒频谱呈低幅型，收缩期波峰圆钝，上升支及下降支缓慢，SP1、SP2 峰融合，或 SP2 大于 SP1 或低幅陡直波，SP1 峰尖锐。

（3）音频信号较粗糙高调。

6. 脑血管储备功能的检测　完整的脑功能储备包括脑血管储备和脑代谢储备。脑血管储备是指给予血管扩张药后，脑血流量（CBF）增加的最大幅度，实际上反映了血管反应性效率。脑血管反应性（cerebral vascular reactivity，CVR）是脑阻力血管针对血管扩张的刺激保持 CBF 稳定的能力，包括侧支循环在维持和调整 CBF 中的作用。广义的侧支循环包括颅外侧支循环和颅内侧支循环。颅内侧支循环包括一级侧支和二级侧支。一级侧支是指 Willis 环，尤其是前交通动脉和后交通动脉；二级侧支则主要指眼动脉和软脑膜动脉。当 ICA 重度狭窄或闭塞引起脑低灌注时，脑血管首先通过侧支循环来代偿，先通过一级侧支，当一级侧支代偿不足时，则进一步通过二级侧支代偿，同时小血管反应性扩张，保证局部 CBF 的稳定和氧、葡萄糖的供给；当小血管扩张到极限也不能维持局部 CBF 的稳定，脑组织即通过增加对氧的摄取来维持氧代谢，表现为氧摄取分数提高，当达到最大氧摄取分数仍然不能维持代谢需要时，脑血管储备衰竭，随之发生脑缺血事件。因此，侧支循环和 CVR 是影响大血管重度狭窄或闭塞患者预后的重要因素。

（1）侧支循环建立

1）前交通动脉侧支通路开放：病变同侧大脑前动脉（anterior cerebral artery，ACA）血流反向（朝向探头）；病变对侧 ACA 血流方向不变，血流速度明显增加；压迫对侧颈总动脉，病变侧 ACA 和 MCA 血流信号明显减低。

2）后交通动脉侧支通路开放：病变侧大脑后动脉（posterior cerebral artery，PCA）血流速度增加 > 20%，基底动脉（basilar artery，BA）平均流速 > 70cm/s；压迫对侧颈总动脉时 PCA 和 BA 流速增加更显著。

3）眼动脉（ophthalmic artery，OA）侧支通路开放：病变侧眼动脉或滑车上动脉血流方向逆转（背离探头），血流阻力减低（搏动指数 ≤ 1.0），压同侧颞浅动脉或颌内动脉血流速度下降。

4）软脑膜吻合侧支通路开放：病变侧 ACA 或 PCA 血流速度增快（高于对侧 35% 以上），血流方向无改变。

（2）血管反应性的评定：CVR 通过测定 CO_2 浓度变化时 CBF 或者脑血容量（cerebral blood volume，CBV）的变化来反映。通常用 CBF 来表示。TCD 评估 CVR 的原理是当血管管径恒定时，血流速度的变化与通过血管的血流量呈正相关。常用激发试验包括 CO_2 吸入试验、呼吸抑制试验（屏气试验）、静脉注射乙酰唑胺试验、血压/体位试验，前 3 种试验又总称为多普勒 - CO_2 试验。

大量研究表明，吸入 CO_2 能使脑血管扩张，血流阻力减小，脑血流量增加，而且 CO_2 作用部位不是大血管，而是外周动脉血管床，特别是皮层的小血管。Ratanakorn 等试验表明，吸入 CO_2 后监测 MCA 血流速度可以评估 CVR。国内由于呼吸末 CO_2 测量仪不能普及，故 CO_2 吸入试验的应用受限。屏气试验和 CO_2 吸入试验有相似的功能，操作简单，只需要患者抑制呼吸 30 秒钟，然后连续监测 4 秒钟的脑血流速度，通过呼吸抑制前后脑血流速度的变化程度来反映 CVR，通常以屏气指数（breath - holding index，BHI）表示。

静脉注射乙酰唑胺试验是一种强效可逆性碳酸酐酶抑制药，对脑血管的作用可以达到 CO_2 生理负荷试验不能达到的血管扩张程度，但机制不详。国内无乙酰唑胺针剂。血压/体位试验是通过体位变化时血压的改变来观察脑血流的变化，目前认为该试验是研究不明原因的晕厥的基本方法，但在脑循环功能方面的研究并不多。

有些研究通过对比 CO_2 吸入试验、静脉注射乙酰唑胺试验和屏气试验，发现有相似的血管反应性结果，提出屏气试验可作为筛选试验，但应注意屏气时间过短会严重影响试验结果。

Markus 等认为，CVR 明显受损可作为独立指标评价 ICA 严重狭窄或闭塞的患者卒中和 TIA 的危险性。故对无症状颈动脉狭窄患者，如脑血管储备功能评价不佳，则提示发生缺血性脑血管病的风险性高，可立即行 CEA 或 CAS；如脑血管储备功能良好，则先给予规范的药物治疗暂不行 CAS 或 CEA。总之，相比较 PET、SPECT、Xe - CT 等检查，对诊断脑动脉狭窄或闭塞的患者，TCD 可以迅速评价脑血管储备功能，指导治疗，且方法简便，费用低廉，是其他检查不能替代的。

7. 微栓子检测　1990 年，Spencer 等首次报道在 TCD 对 CEA 术中监测时发现了与卒中有关的栓子信号后，TCD 的微栓子（microembolic signal，MES）监测为缺血性脑血管病的栓塞机制（动脉 - 动脉栓塞）提供了客观依据。由于血流中微粒（如脂肪、固体）和气体物质的声阻抗与红细胞不同，多普勒超声束能在栓子和血液之间的界面同时发生反射和散射，导致接收到的多普勒信号增强。气体栓子、固体栓子、正常血流的超声反向散射强度依次降低，因此，当血液中有栓子时，即可检测到短暂高强度信号（high intensity transient signals，HITS），代表着血流中成分各不相同的气泡、血小板、纤维蛋白原、脂质或胆固醇结晶。M - Mode 是一种双通道、多深度的新型 TCD 监测技术，提高了发现 MES 的敏感度，有助于 MES 和伪差的鉴别。

第9届国际脑血流动力学会对MES定义标准是：时程短暂，持续时间在300毫秒以内；MES的强度大于背景血流信号3dB或以上；MES单向出现于多普勒速度频谱中；MES音频信号和谐表现为"劈啪音"或"鸟鸣声"；于心动周期内随意出现；在2个监测深度有时间延迟。

在人工瓣膜置换术、心肌梗死、心房颤动、冠状动脉导管插入、冠状动脉造影、脂肪栓塞综合征和心肺分流术中，有症状或无症状ICA高度狭窄、脑血管造影、CEA、PTCA和CAS时可以检测到MES。大量研究资料表明，MES的发生频谱和动脉狭窄程度及斑块稳定性密切相关。因此，监测到MES提示患者为再发卒中的高危人群，原则上应该加强抗凝或结合脑血管储备情况选择介入手术。

8. 卵圆孔未闭（patent foramen oval，PFO） 卵圆孔是胎儿期维持右到左的血液循环通路，3岁以上仍未关闭者称卵圆孔未闭，是右向左分流反常性栓塞的病理学基础。当慢性右心房压力升高或短暂右心房压力突然增高造成右向左分流条件，静脉系统的各类栓子通过未闭的卵圆孔形成脑动脉和（或）其他动脉栓塞。文献报道，对于年龄小于55岁的隐源性卒中患者、先兆性偏头痛患者、潜水减压病患者的病因寻找中发现PFO的比例较高，尤其伴房间隔瘤者。因此，PFO与缺血性卒中的关系成为卒中领域的研究热点之一。

PFO检查方法主要是经胸骨超声和经食管超声（transesophageal echocardiolgraphy，TEE）。资料表明，TCD和TEE之间高度相关。TCD检查原理是从肘静脉注射微小气泡，同时用TCD监测颅内气体栓子，如果10秒内出现气栓则表明存在卵圆孔未闭，对于常规检测阴性的患者可以做Valsalva动作，提高右心房压力从而提高阳性率。

9. 海绵窦瘘和脑动静脉畸形（cerebral arteriovenous malformation，AVM） 颈内动脉海绵窦瘘多为外伤后海绵窦段的血管壁损伤破裂，动脉血液直接进入静脉，具有低阻力、高血流的特点。TCD表现为窦口近端的ICA血流速度异常增高，搏动指数降低，通过术中监测内眦处静脉信号帮助判断瘘口是否完全堵塞。

除了颈内动脉海绵窦瘘，TCD还可以检测其他类型的动静脉短路，如脑动静脉畸形（AVM）。

AVM的TCD表现如下。

（1）AVM的血流特征为高流速低阻力，供血动脉血流速度增快，以舒张期和平均血流速度增快更为明显，可达140~240cm/s，V_d可达120~140cm/s，S/D值小于1.2，PI、RI减低，PI小于0.7，RI小于0.5，患侧ICA颅外段血流速度可增快。

（2）AVM患者脑血管自动调节功能明显减低或丧失。正常脑动脉具有良好的自动调节功能，TCD检查通常以MCA在颈总动脉压迫试验前后血流速度变化率作为对脑血管自动调节功能的评定依据。正常状态下，压迫试验前后MCA血流速度有明显改变，Giller对10例正常人检测，当压迫颈总动脉时，MCA流速下降40%~50%，解除压迫后峰值流速升高10%~20%，而AVM患者压迫试验前后MCA血流速度无明显变化。

AVM患者脑血管对血二氧化碳浓度变化的反应能力明显减低，正常人血二氧化碳浓度下降时（如过度换气时）血流速度减慢，而AVM患者对过度换气试验无反应或反应极轻微。

（3）AVM血管团血流频谱为单向或双向高速紊乱血流频谱图形（湍流频谱），包络线不规则，峰值流速参差不齐，频窗消失，频谱分布不均，层次不清晰。

（4）颅内血管出现"盗血"现象，由于AVM的血管团阻力降低和血容量增加，导致供应正常脑组织区域的血液流向畸形血管。TCD检测畸形血管血流速度增快，同时交通动脉开放，其他动脉血流方向逆转，如一侧MCA供血的AVM，出现同侧ACA与PCA血流方向逆转。

（5）AVM血管团音频信号异常，可闻粗糙或音乐性杂音。

10. 超声溶栓的治疗作用 TCD在溶栓中的应用包括可以发现急性脑梗死患者动脉闭塞、溶栓后的血管再通及增强溶栓效果，后者使其从诊断走向了治疗领域。

超声溶栓是目前研究的热点之一。超声溶栓分两种，一种血管内溶栓，利用导管的介入手术，用低频高能超声直接在动脉血管内消融血栓，辅助球囊或支架手术，治疗效果较好，此项技术已较成熟。另一种是体外超声辅助溶栓，可以联合溶栓药物或加用微泡声学造影剂促进溶栓。

四、脑电双频指数监测

脑电双频指数（bispectral index，BIS）是将脑电图的功率和频率经双频分析做出的混合信息，拟合成一个最佳数字，用 0~100 分表示，由小到大反映镇静深度和大脑清醒程度，数字减少时表示大脑皮质抑制加深。由于 BIS 综合了脑电图中频率、功率、位相及谐波等特性，包含了更多的原始脑电图信息，能迅速反映大脑皮质功能状况，因此，被认为是评估意识状态，包括镇静深度最为敏感、准确的客观指标。

目前，国内已有 BIS 监测麻醉深度、重症监护病房（intensive care unit，ICU）镇静评估等报道，但 BIS 对急性脑损伤、心肺脑复苏患者脑功能恢复的评估报道极少。BIS 的变化与患者大脑皮质细胞的氧耗程度、脑细胞损伤程度具有相关性，可以通过 BIS 监测来反映大脑皮质功能，进而评价急性脑损伤早期脑死亡、心搏呼吸骤停脑复苏是否成功。

（一）原理

脑电功率谱是应用频谱分析技术，采用傅立叶分析，对原始脑电信号进行综合的数学分析和处理。先将原始脑电信号通过数学分析，分解成不同振幅的正弦波，使成为数量化的频率和振幅，经傅立叶转化成为频率 – 功率（振幅的平方）关系。并以频率为横坐标，功率为纵坐标，据此可以直观地反映出不同频率脑电波的功率分布。频率分析对脑电信号的采样间隔时间可能影响分析结果，目前认为最佳的采样时间为 2~4 秒。

1. 频谱分析参数　根据大量的临床研究和验证，目前主要应用的有以下 5 个频谱分析参数。

（1）边缘频率（spectral edge frequency，SEF）：SEF 是指频谱分析中脑电波功率在 95% 时的脑电波频率，即在该频率内脑电活动中总功率的 95%。

（2）中央频率（median frequency，MF）：MF 是指频谱分析中脑电波功率在 50% 时的脑电波频率，脑电活动在该频率中，上、下各占 50%。

（3）峰值频率（peak power frequency，PPF）：PPF 是指频谱分析中脑电波功率最大的脑电波频率，在该频率下脑电活动最强。

（4）δ 比例：δ 波的功率/（α+β）功率。

（5）双频指数（bispectral index，BIS）：将两种不同频率的脑电波结合起来进行综合分析，观察两者的共同特征，定量分析不同频率周期相互偶联的非线性关系。BIS 能较为全面地反映不同频率脑电波之间的相互关系。

2. 计算步骤　BIS 是通过如下 3 个步骤来进行实时计算的。

（1）原始的 EEG 信号按每秒间隔进行分段，并对那些带有伪迹的片段加以识别并予以去除。

（2）BIS 插件通过结合与麻醉效果相关的 EEG 特点来计算双频指数。

（3）对该指数进行修饰，并用以反映出在原始的波形中被抑制的 EEG 信号的数量。

（二）意义判断

所获得的 BIS 数值的范围为 100~0，100 表示一名患者处于完全清醒的状态，而 0 则表示此名患者大脑的电活动性完全缺失。一个低于 70 的 BIS 数值表示其被唤醒的可能性非常低，而低于 60 的 BIS 数值则表示该名患者已经处于意识丧失的程度（表 1-4）。由于 BIS 是一个绝对值，因此，不需要对基线信息加以监测。

表 1-4　双频指数的意义

BIS 值	状态	说明
100	清醒	患者是清醒且警觉的
70	深度镇静	患者被唤醒的可能性很低；轻度催眠状态
60	全身麻醉	通常与意识丧失相伴随；中度催眠状态
40	意识丧失	深度催眠状态
0	直线 EEG 未检测到大脑活性	

（三）临床应用

1. BIS 值在机械通气患者镇静中的作用　ICU 中的患者，大多需要呼吸机辅助机械通气，发生人机对抗时，需应用镇静药甚至肌肉松弛药。正确地评估镇静深度对防止镇静过度至关重要。镇静是一个模糊的术语，轻度镇静或有意识存在的镇静是指患者可对语言和指令刺激做出反应，深度镇静指患者对语言刺激无反应，但对触摸疼痛或其他伤害性刺激可做出反应。ICU 患者镇静的目的是抗焦虑、减少运动、遗忘，甚至抑制呼吸以达人机和谐，还可通过催眠避免因失眠导致的延长通气支持时间。镇静有益于 ICU 患者耐受机械通气及不良刺激，有益于稳定血流动力学状态及调控应激反应，从而促进患者痊愈。ICU 患者镇静主要是使患者处于睡眠状态而易于唤醒，应避免镇静不足和镇静过度对患者产生的不良影响，如血流动力学的急剧变化等。

目前，国内外对镇静深度有多种评估标准，常用的镇静评分方法有 Ramsay 分级评分、运动活力评分（MAAS）、镇静-躁动评分（SAS）、警觉-镇静观察评分（OAA/S），其中 Ramsay 分级最常用。理想的镇静深度为 Ramsay 评分 4 分，根据 Ramsay 评分来调节镇静药用量，但 Ramsay 为半定量指标，且判断要呼唤患者，对气管插管不耐受者是一个不良刺激，此外，这类评价系统无法进行连续监测，反复评价将增加护士的工作量，观察者的因素也会一定程度影响评分的客观性，亦不适用于应用肌肉松弛药的患者，而 BIS 监测可避免反复刺激患者，并能对镇静深度进行量化。

BIS 反映脑皮质电活动，与稳态下镇静药量在脑内代谢有关，与脑内药物浓度相关性高，是监测意识状态的良好指标。田阿勇等用咪达唑仑和丙泊酚维持镇静 SICU 患者，发现 BIS 值与 Ramsay 评分呈负相关，且相关性较好，表明使用不同药物镇静，BIS 值均可以很好地反映 ICU 患者的镇静深度，与 Ramsay 评分相比可以数字化地反映镇静深度。在 BIS 指导下数字化控制患者的镇静深度，既可以避免镇静不足，也可避免镇静过度。有研究发现，BIS 与 OAA/S 评分具有良好的相关性。国内王春林等研究表明，BIS、反应熵（response entropy）和状态熵（state entropy）与 OAA/S 评分的相关系数分别为 0.860 2、0.764 3、0.737 2，其中 BIS 与 OAA/S 评分相关性最好。

ICU 部分患者须行气管内插管机械通气，由于患者不能耐受，导致血压增高、心率加快、代谢及氧消耗增加，甚至发生非计划性拔管，对这部分患者需要给予适当的镇静，减少与呼吸机对抗，避免机械通气带来的相关损伤，而维持和控制一定的镇静深度，防止过度或过浅，正确评估是关键。BIS 能实施连续监测，指导镇静药的调节，有效防止因躁动引起的不良事件发生，减轻护士工作量，甚至能有效缩短机械通气时间，特别是应用肌肉松弛药患者，BIS 可能是监测镇静深度的唯一手段。王华芬等认为，通过镇静评估量表对患者镇静深度进行评估，缺乏一定的科学性与客观性，应用 BIS 能反映大脑皮质的功能状况，被认为是评估患者意识状态敏感、准确的客观指标，临床多用于麻醉深度的监测、镇静程度的评估和意识恢复的判断。

Sigl 等总结 BIS 特点认为，BIS 在 100 分反映清醒状态，80 分为轻度抑制，60 分为中度抑制，40 分为重度抑制。在周挺等研究过程中显示镇静深度维持在 Ramsay 评分在 3～4 分或 OAA/S 评分 2～3 分，BIS 在 70～80 较为合适。在 BIS 的指导下可以数字化控制患者的镇静深度，既可以避免镇静不足，也可避免镇静过度。王华芬等认为 BIS 低于 60 可以作为镇静过度的一个判断标准。然而 BIS 值亦受许多因素影响，特别是镇静分较低时，降低了其判断镇静深度和预测意识消失的价值。

BIS 是评估 ICU 患者镇静深度的一项客观、准确、无创的镇静监测指标，可操作性强，实时的 BIS 监测能够区分不同程度的镇静状态，比传统的主观评分方法好，可以用来指导控制镇静深度，避免镇静不足或过度的危险。但在镇静初和深度镇静时的指导意义还需要进一步研究。

2. BIS 值对脑损伤程度及预后的评价　周挺等将 50 例急性脑损伤患者，根据其转归分早期脑死亡组、脑功能恢复不良组和脑功能恢复良好组，并同时监测 BIS、动脉氧饱和度（SaO_2）和颅底静脉氧饱和度（SjO_2），取后两者之差 $Sa-jO_2$ 来反映脑氧代谢状况，结果发现，早期脑死亡患者，其大脑皮质细胞在脑水肿高峰期已大部分或全部死亡，失去了摄氧和耗氧的能力，故其 $Sa-jO_2$ 值低于正常范围，此时由于大脑皮质停止了电活动，因此，BIS 值最低；脑功能恢复不良组的 $Sa-jO_2$ 值高于正常值，表明在脑水肿高峰期患者的脑氧耗随着脑氧供的增加而增加，这种线性依赖关系称为病理性氧供依赖状态。这种状态的存在是脑组织灌注不足和缺氧的表现,是脑细胞对氧需求增加而氧摄取利用功能障碍,产生氧债的结果。大脑皮质细胞处于缺氧状态,其功能必然处于抑制状态,但未完全消失,其 BIS 值介于两组之间;脑功能恢复良好组的 $Sa-jO_2$ 值在正常范围内,表明其在脑水肿高峰期脑氧耗与生理情况基本一致,也就是说患者的脑氧耗并未随着脑氧供的变化而变化,基本保持恒定,处在生理性氧供依赖状态,该组的 BIS 值最高。以上分析表明,BIS 的变化与患者的大脑皮质细胞的氧耗程度的变化具有一定的关系,因此,通过监测 BIS 来反映大脑皮质功能进而评价患者的预后是有客观依据的。

由于 BIS 的变化与患者大脑皮质细胞的氧耗程度、脑细胞损伤程度具有相关性,因此,可以通过监测 BIS 来反映大脑皮质功能,进而评价急性脑损伤早期脑死亡、心搏呼吸骤停脑复苏是否成功。刘汉等对 12 例颅脑损伤患者进行动态 BIS 监测,结果表明,7 例重型颅脑损伤患者(GCS≤5 分)入住 EICU 后,BIS 值均<20,后进行性降至 0,7 例患者在 1 周内死亡;5 例 BIS>40 的中度颅脑损伤(GCS 6~8 分)患者随着病情稳定,此后 BIS 值上升,呈不同程度恢复;2 例心肺脑复苏患者入室后 BIS 分别为 45、15,前者已呈永久植物状态,后者于第 10 天死亡。以上试验初步表明,BIS 值与急性颅脑损伤程度、心搏呼吸骤停脑功能的恢复、GCS 评分之间似有相关性,值得做进一步研究。

3. BIS 值对脑死亡、心肺脑复苏后脑功能及预后的评价　40 多年前,脑死亡诊断中很重视脑电图应用,而现在越来越多的学者已将其摒弃,原因是脑电图对有无脑电活动的判断不容易,机器噪声伪差,可似低波幅电活动,而有些脑死亡患者,由于少数神经细胞还未死亡,也可出现少许低幅电活动。曾有人将脑死亡者生前脑电图请 8 位精通脑电图的神经科专家去评判有无脑电活动,且在专家不知情的情况下,让每个专家对同一份脑电图做 2 次评判,结果发现专家本人对同一份脑电图结果相违者占病例的 1/4。对同一份脑电图,8 个专家共做了 16 次评判,以 14~16 次评判结果相同者作为评判基本一致,13 次或少于 13 次结果相同者,作为评判不一致,各专家间对同一份脑电图评判不一致者占病例的 1/4,由此可见,用脑电图参与脑死亡的诊断是不可靠的。

脑电图必须采用标准技术,至少描记 30 分钟。脑电图主要反映皮质电活动的动态,脑死亡时表现为平直线即等电位。尽管 1968 年哈佛标准首次把脑电图呈平直线作为诊断脑死亡的标准之一,平直线的脑电图表现亦已被许多国家列为脑死亡诊断基本条件,但仍存有争议,平直线的脑电图表现并非脑死亡所特有,脑电图结果受低体温、休克、抑制性药物等的影响,单独平直线脑电图表现不能诊断脑死亡。李舜伟认为尽管患者脑电活动仍存在,但脑干反射消失,无自主呼吸,最后仍然死亡,所以用脑电图来诊断脑死亡值得商榷。

BIS 可在床边执行无创性检查,评估大脑皮质功能。此操作简便,价格适中,结果可靠,较小或不受床旁心电监护、呼吸机等干扰。刘汉等对急性脑损伤早期脑死亡及心肺脑复苏患者的初试验表明,BIS 值与急性颅脑损伤程度、心搏呼吸骤停脑功能的恢复、GCS 评分之间似有相关性,但病例较少,须做进一步研究。

(王印华)

第四节　肾功能监测

肾功能监测是重症患者监测的重要内容之一。重症患者肾功能状况对于整个机体病损器官功能的治疗均有明显的临床意义。如出现肾功能不全或衰竭,则对整个疾病的进展及治疗效果产生重大影响。因此,对重症患者严密监测肾功能意义重大。

一、尿的监测

(一)尿量

尿量是反映机体重要脏器血流灌注状态的最敏感指标之一。按 24 小时尿量分无尿(<100ml/24h),少尿(<400ml/24h),多尿[>(4 000~5 000)ml/24h]。尿量异常是肾功能改变最直接和常见的指标。

重症患者因病情变化快，24小时尿量不够精确，故ICU多按小时来计算尿量。正常范围>0.5~1ml/（kg·h）。按RIFLE AKI/ARF分组标准，尿量与AKI/ARF的关系见表1-5、表1-6。

表1-5 AKI/ARF的RIFLE的分级诊断标准

分级	SCR或GFR	尿量
危险（RISK）	SCR上升至或超过原来的1.5倍或GFR下降>25%	<0.5ml/（kg·h）时间>6小时
损伤（INJURY）	SCR上升至或超过原来的2倍或GFR下降>25%	<0.5ml/（kg·h）时间>12小时
衰竭（FAILURE）	SCR上升至或超过原来的3倍或GFR下降>75%或SCR≥4mg/dl，急性增加≥0.5mg/dl	<0.3ml/（kg·h）时间>24小时或无尿>12小时
肾功能丧失（LOSS）	持续肾衰竭>4周	
终末期肾病（ESRD）	持续肾衰竭>3个月	

表1-6 AKIN关于AKI的分级诊断标准（基于RIFLE）

分期	SCR标准	尿量
1期	增加≥26.4μmol/L（0.3mg/dl）或增至基线的150%~200%（1.5~2倍）	<0.5ml/（kg·h）时间>6小时
2期	增至基线的200%~300%（2~3倍）	<0.5ml/（kg·h）时间>12小时
3期	增至基线的300%以上（>3倍）或SCR≥354μmol/L（4mg/dl），且急性增加≥44μmol/L（0.5mg/dl）	<0.3ml/（kg·h）时间>24小时或无尿>12小时

有关尿量应注意以下几点。

（1）假性无尿：重症患者已行导尿，但导尿管无尿引出。其原因有尿引流管因故夹闭忘记打开；因血尿或尿沉渣多导致导尿管堵塞。由此进而致患者因尿潴留引起心率快、血压高，误认为左侧心力衰竭者不鲜见。故对"无尿"要注意观察患者下腹部有无隆起及包块，排除上述原因引起的尿潴留。尿道断裂、膀胱破裂、腹膜后血肿压迫输尿管也是"假性无尿"的原因。

（2）重症患者高血糖症及使用高渗溶液可对尿量产生很大影响，使少尿症状被掩盖。要注意排除。

（3）出现肾浓缩功能损害时，尿量可以较多，但并不足以排出代谢产物，即所谓非少尿型肾衰竭。

（4）影响重症患者尿量的因素较多，包括饮食、血流动力状态、血浆渗透压、肾功能、垂体功能、体内代谢及治疗策略等。故应结合患者的血流动力及生化等情况来综合评价。仅用尿量判断肾功能变化的可靠性是有限的，但尿量仍然是重要的指标。

（二）尿比重

重症患者应常规测尿比重，1次/12小时至1次/（4~6）小时。与24小时尿量结合，综合判断和分析患者的血容量水平及肾的浓缩功能。

与尿量相比，尿比重的意义可能更大。因浓缩尿液是肾的重要功能之一，而重症患者肾功能不全或衰竭最常见原因是肾小管受损，因此，尿比重测量对于了解肾的浓缩功能价值较大。

尿比重>1.025，高比重尿，提示尿液浓缩，见于心力衰竭或循环衰竭时尿液减少、高热、脱水。提示肾灌注不足，但肾本身功能尚好，为肾前性衰竭。

尿比重<1.010，低比重尿，提示肾浓缩功能降低，见于肾衰竭恢复期或尿崩症，使用利尿药治疗后，以及慢性肾炎、肾盂肾炎的远端肾小管浓缩功能障碍等。

有关尿比重应注意以下几点。

（1）造影剂、渗透性利尿药、蛋白质、红细胞等大分子物质存在时，可致低比重尿的比重增加而影响病情判断。

（2）尿比重固定不变提示肾小球浓缩功能极差，应考虑肾实质受损。

（三）尿渗透压

尿渗透压同样有助于综合分析、判断患者的血容量水平和肾的浓缩功能，但血、尿渗透压必须同时监测，应用血/尿渗透压较单纯监测尿渗透压更有价值，建议1次/日。

（四）尿常规检查

尿中发现红、白细胞、蛋白、管型等，有助于了解和掌握泌尿系统感染或肾功能损害情况，虽然简便易行，但同样有价值，应定期进行。

二、血生化监测

1. 血Cr、BUN是目前临床监测肾功能的主要指标 重症患者引起肾功能障碍的原因很多，定期通过血液生化指标监测肾功能，是器官功能支持的主要措施，一般每1~3日一次，特殊情况下随时监测。

2. BUN/Cr值 BUN/Cr比值正常时为10∶1。BUN/Cr值可协助判断肾功能障碍的原因。BUN＞8.9mmol/L，氮质血症诊断确立；发生氮质血症时，BUN/Cr值增高时，提示肾前性因素；发生氮质血症而BUN/Cr值下降时，提示肾本身器质性病变。

3. 肾清除功能 能反映肾清除功能的指标很多，如肾小球滤过率、内生肌酐清除率、尿素清除试验等，操作计算复杂，难以在重症患者中常规开展。但现有些简化的方法如短时间法（4小时法）及Cockcroft公式比较适合ICU测量内生肌酐清除率。

内生肌酐清除率：表示单位时间内肾清除血浆内生肌酐的毫升数，是评价肾功能的重要指标。

短时间法（4小时法）：试验前的尿液弃去，然后准确地收集4小时（精确到分钟）尿，计算出分钟尿量。并送检尿标本，测定尿液中的肌酐浓度；收集尿液结束时采集血标本，测定血浆肌酐浓度。按以下公式计算每分钟肌酐清除率。

如无法测定尿肌酐时，可用血肌酐来推算Ccr。所用Cockcroft公式具体如下。

临床意义：正常值为80~120ml/min，平均100ml/min。低于正常值80%表示肾小球滤过功能已经开始衰退；70~51ml/min表示功能轻度衰退；50~31ml/min为中度降低；＜30ml/min为重度降低。

三、急性肾功能损害的早期标志物

急性肾损伤（acute kidney injury，AKI）是指发生急性肾功能异常，它概括了从肾功能微小改变到最终肾衰竭整个一个过程。引入AKI概念能更贴切地反映肾早期损伤的基本性质，对急性肾衰竭（acute renal failure，ARF）早期诊断和治疗具有更积极的意义。寻找能早期诊断和预测AKI的生物学标志物对于重症患者有重要临床意义。

（一）中性粒细胞明胶酶相关脂质运载蛋白（NGAL）

中性粒细胞明胶酶相关脂质运载蛋白（neutrophil gelatinase-associated lipocalin，NGAL），是lipocalin家族的新成员。NGAL在人类许多组织如肾、肺均呈低表达状态，但当上皮细胞受到刺激时会显著高表达，损伤的肾小管上皮细胞表达的NGAL可诱导肾小管间质中浸润的中性粒细胞发生凋亡，以保护肾组织免受炎细胞的侵害。在肾急性缺血再灌注及顺铂诱导的小鼠肾损伤模型中，NGAL能在肾损伤发生后的数小时内检测到，而此时Scr水平还没有明显的变化。NGAL可以作为AKI早期的一种敏感性和特异性都较高的生物学标志物。

（二）尿酶

近年来许多研究也证明，尿液中酶的水平增高可以预示着早期肾小管的损伤。这些特征性酶类包括谷胱甘肽-S-转移酶（glutathione-S-transferase，GSTs）、γ-谷氨酰基转移酶（γ-GT）、碱性磷酸酶（AP）、N-乙酰-β-d-氨基葡萄糖苷酶（NAG）等。新西兰的一家研究所曾对26例重症监护的患者做了一项前瞻性研究，从入住ICU开始连续7天采集它们的尿液标本，发现最终发生AKI的4名患者尿中酶类明显升高，其中π-GST及γ-GT呈现出预测AKI的最高敏感性，接下来便是α-GST、

AP 和 NAG。GSTs 是一种在近曲小管和远曲小管中表达的可溶解性细胞溶质酶，在各类肾损伤患者的尿液中都可以先于 Scr 升高前检测到 GSTs。AP、γ-GT 都是刷状缘酶，因此，它们的分泌增加意味着刷状缘的受损。NAG 主要在近曲小管上表达，因此，尿液中 NAG 的升高提示着小管细胞的损伤。有研究中表明．尿液中 NAG 的高水平表达预示着 ATN 患者需要进行肾替代疗法及不良预后。因此，这些尿酶可以作为预测 AKI 的重要标志物。

（三）KIM-1

肾损伤分子-1（kidney injury molecule-1，KIM-1）是一种跨膜蛋白，此种蛋白在正常的肾组织中几乎不表达，但是在缺血及肾毒性损伤后的人和啮齿动物的去分化近曲小管上皮细胞中却呈高表达状态。Han 等曾对 40 例临床病例进行前瞻性研究发现，人类 KIM-1 蛋白可以在缺血性肾损伤后 12 小时内在尿中测得，且因缺血导致 AKI 的患者的 KIM-1 值的升高程度远远高于其他形式的急性或慢性肾损伤，因此，它可以作为预测缺血性 ATN 的指标。相对于 Scr 及其他一些标志物，KIM-1 无论从特异性还是敏感性都远远优于其他，且它对区分近端小管损伤有较高的特异性。Akaharu Ichimura 等对 3 种不同肾毒物（TFEC、叶酸、顺铂）诱导的动物模型进行试验研究，虽然引起肾损伤的机制不一样，但均能在三组动物模型肾损后早期检测到 KIM-1，值得注意的是，在顺铂诱导的肾损伤中，KIM-1 能在给药后 1~2 天在尿液中被检测到，且在肾小管 S3 段的细胞上广泛表达，而此时的肌酐水平并没有明显变化。最近的一项研究也同样证明，当肾损伤后的小鼠尿液中 KIM-1 水平明显升高时，其血清肌酐、尿素氮、NAG、尿糖、尿蛋白均未有明显改变。然而，KIM-1 单独作为急性肾衰竭的早期诊断指标并没有相关报道。它能否代替肌酐成为一种快速敏感地监测早期肾损伤的标志物，仍需要大量的临床验证。

（四）Na^+/H^+ 交换体

同种型 Na^+/H^+ 交换体同种型（sodium/hydrogen exchanger isoform 3，NHE3）主要集中在近端小管的顶膜和髓襻升支粗段的细胞中，负责重吸收滤液中的钠离子。du Cheyron 等对 68 例 ICU 患者的研究发现，在未发生肾功能障碍的对照组和肾实质性 ARF 患者中，尿液中 NHE3 水平并没有升高，而发生肾前性氮质血症及 ATN 患者尿中 NHE3 的水平明显升高，且后者的定量是前者的 6 倍。这可能因为小管细胞的坏死伴随着细胞内液的释放和顶膜细胞碎片进入肾小管液中。除此之外，与其他两种肾损伤标志物 FeNa（fractional excretion of sodium）和 RBP（retinol-binding protein）的比较，NHE3 能更好地区分出肾损伤的性质。人们提出可以将 NHE3 在尿液中的水平作为指标来区别肾前性氮质血症、ATN 和其他原因的 AKI。但目前尚不清楚各种病因的 AKI 尿中 NHE3 的阈值，所以还需要进一步的研究来验证尿中 NHE3 的效用性。

（五）白介素类（IL-18、IL-6、IL-8）

IL-18 在许多器官炎症及缺血性损伤中起中介作用。已有实验证明，在缺血性肾损伤中，IL-18 能在近端小管被大量检测到，尿中 IL-18 在已经确诊 AKI 的患者中有 90% 的特异度和敏感度，且缺血性 ATN 患者在 Scr 值尚未明显增高前就能检测出高价的尿 IL-18 值。Parikh 等对 ICU 中急性肺损伤患者进行前瞻性研究，发现尿液中 IL-18 不仅可以作为危重患者发生 AKI 的敏感指标，且可以有效地预测死亡率。他们后来又对接受心肺转流术的患者进行研究，发现最终发生 AKI 的患者术后 4~6 小时便能测得尿 IL-18，12 小时达到峰值，48 小时后仍保持高水平。而 Scr 则在术后 48~72 小时才能升高。IL-6 常常与细胞的生长和分化有关，在肾移植术后，尿 IL-6 的出现可以看作急性同种异体移植排斥反应的早期先兆，且预示着肾移植后持续性的 ATN。同样，肾移植术后尿 IL-8 的分泌常常提示会有持续性的肾损伤。

（六）低分子蛋白

由于低分子蛋白几乎完全被肾小球滤过，不被肾小管重吸收和分泌，因此，血液中低分子蛋白值的升高可以看作近曲小管细胞受损的标志。这些蛋白包括胱抑素 C（cystatin C，cys-C）、α_1-微球蛋白、

β_2-微球蛋白和视黄醇结合蛋白（retinal binding protein，RBP）。

cys-C 是一种 13kD 的非糖基化的蛋白质，由 120 个氨基酸组成，为半胱氨酸蛋白酶抑制剂，属胱抑素超家族，在生理液中分布广泛，体内所有有核体细胞以恒定速率参与生成。cys-C 如其他的低分子量蛋白质一样可自由通过肾小球，几乎完全在近曲小管重吸收和分解。肾是清除循环胱抑素 C 的唯一场所，且胱抑素 C 产生恒定，血清胱抑素 C 水平主要取决于 GFR，是反映 GFR 变化理想的内源性标志物。cys-C 是一个敏感性和特异性都非常高的理想肾小球滤过率指标，它比血清肌酐能更准确、灵敏地反映出肾功能的变化，同时也可以判断预后，评价是否需要进行肾替代治疗。

同 cys-C 一样，α_1-微球蛋白也能够早期监测出急性肾小管损伤变化。β_2-微球蛋白的效用性也在近年的实验中被证实。但在这些标志物中，cystatin C 灵敏性和实用性常常优于其他几种低分子蛋白，可能因为它在机体中存在稳定，不受其他因素（如炎症）的影响。

有了上述生物学指标，我们可以更早地监测肾损害的发生，识别亚临床状态的肾损伤，提供预测肾损伤的信息，区分受损伤的肾部分，指导适当的治疗方法，评估治疗的效果，减少并发症和死亡率。但这些生物学标志物仍然需要临床的大量验证来证明它们的实用性。迄今为止，似乎没有哪个特定的标志物具有检测出所有临床上的 AKI 患者的敏感性和特异性。所以我们可以将这些标志物联合起来作为监测 AKI 的指标，同时，我们可以进一步研究这些标志物在肾损伤过程中的病理生理机制，找出针对性的治疗方法，最终真正做到早期干预，最佳治疗，有效地逆转肾损伤。

（王印华）

第五节 肝功能监测

肝是人体重要的代谢器官，其主要功能有代谢功能，涉及糖、脂、蛋白质等的代谢；排泄功能，如胆红素；解毒功能，通过氧化、还原、水解、结合等；凝血及纤溶因子的生成。对肝功能的监测是重症监护中的基本内容之一，但也是临床容易忽视之处。

一、胆红素代谢的监测

1. **胆红素代谢** 胆红素由血红蛋白中血红素转化而来，正常人每天生成的胆红素为 250~300mg。胆红素生成后大部以胆红素白蛋白复合物形式在血中运行，此种胆红素尚未与肝的醛糖酸结合，故名非结合胆红素。又因其凡登白试验呈间接反应阳性，故又称为间接胆红素。非结合胆红素为脂溶性，因分子量较大不能从肾小球滤过；另外，它能透过血-脑屏障而引起胆红素脑病，故具毒性。

非结合胆红素在肝血窦处脱去蛋白，进入肝细胞后，与胞质内 Y、Z 载体蛋白结合，移至内质网，经醛糖酸移换酶的作用与醛糖酸结合，而成结合胆红素。其凡登白试验呈直接阳性反应，故又称为直接胆红素。结合胆红素为水溶性，能被肾小球滤过；但它不能透过生物膜，一般认为对神经系统无毒性。

结合胆红素形成后，经胆汁分泌装置排入毛细胆管，再经胆系由肝内排出肝外，再进入肠道。进入肠道的结合胆红素不能透过肠黏膜细胞，在回肠末端和结肠内经细菌作用而被还原成尿胆原；肠内大部分尿胆原随粪便排出；少部分（10%~15%）被肠黏膜重新吸收经门脉到达肝，以原型或转变为胆红素而再度排入胆系和肠道，此即为胆色素的肠肝循环。经肠道吸收的尿胆原小部分进入体循环，经肾排出。

2. **血清胆红素检查** 溶血性黄疸时，血清总胆红素常小于 85mmol/L，其中 85% 为间接胆红素。尿中尿胆原和尿胆素弱阳性，胆红素阴性。24 小时尿、粪尿胆原排出均明显增加。

肝细胞性黄疸：总胆红素一般不超过 170μmol/L，其中直接胆红素增加占 30% 以上。尿胆红素、尿胆原、尿胆素阳性。

梗阻性黄疸：总胆红素可达 510μmol/L 以上，其中直接胆红素占 35% 以上，甚至高达 60%。尿中胆红素阳性，但尿胆原和尿胆素减少或消失。

二、肝血清酶学监测

肝含有大量参与代谢、解毒的酶，其含量占肝总蛋白含量的2/3。当各种原因致肝受损害时，某些酶从受损肝细胞内逸出，进入血液，检测血清中其含量升高。因此，监测肝血清酶学对了解肝功能，进而指导诊治有很大价值。

1. 血清转氨酶　与肝功能相关的转氨酶主要有谷丙转氨酶（alanine aminotransferase，ALT）和天冬氨酸氨基转移酶（aspartate transaminase，AST）。

（1）组织分布：ALT主要存在于肝细胞质中，正常情况下ALT在肝细胞内活性较血清约高100倍，故只要有1%的肝细胞坏死，血清中ALT即升高1倍，因此，ALT是最敏感的肝功能检测指标之一。

AST在心肌含量最高，肝组织含量其次。因此，在肝损害时，AST升高没有ALT明显。

（2）临床意义：正常时血清ALT和AST含量很低。当肝细胞受损时，细胞膜通透性增加，两者血清活性迅速增加，但血清ALT升高更为明显，且ALT的半衰期（6.3天）较AST（2天）要长。因此，与AST相比，ALT能更灵敏地反映肝细胞损伤。

ALT升高多见于急性肝炎，若为重症肝炎时，一度上升的ALT可随病情的恶化而降低，表明肝细胞的减少。ALT与黄疸分离表明有大量肝细胞坏死。

2. 碱性磷酸酶（alkaline phosphatase，ALP）测定　ALP为一磷酸单酯水解酶，在肝ALP主要分布在肝细胞血窦侧的毛细胆管侧微绒毛上，经胆汁排入小肠。当胆汁排出不畅、毛细胆管内压力增高时，又可诱导产生大量ALP。另外，来源于骨、肠、肾、胎盘等处的ALP也随胆汁一起排泄。

因此，胆汁淤积时ALP升高。另外，细胞增活跃的骨骼疾病或肿瘤患者ALP也升高。

ALP与血清转氨酶同时测定，有助于黄疸的鉴别：肝细胞性黄疸的转氨酶很高，而ALP正常或稍高；阻塞性黄疸ALP升高明显，而转氨酶仅轻度升高。

3. γ-谷氨酰转移酶（γ-glutamyl transpeptidase，γ-GT）测定　γ-GT在体内组织中分布多少依次为肾、胰及肝。在肝中γ-GT主要分布于肝细胞近毛细胆管侧及整个胆管系统。因此，有胆汁淤积、肝内合成亢进（如慢性肝炎）等状况时升高。

三、凝血功能监测

正常状况下，体内凝血与纤溶系统保持着动态平衡。在此平衡系统中，肝通过以下环节起着重要的调节作用：合成几乎所有凝血因子（Ⅳ因子钙离子除外）；清除活化的凝血因子；产生纤溶酶原及抗纤溶酶；清除循环中的纤溶酶原激活物。重症患者易并肝功能障碍，进而凝血和纤溶系统出现异常，易出现出血倾向或出血。因此，凝血功能监测是肝功能监测的重要部分。凝血因子的半衰期均较短，在肝功能受损的初期，它们的降低都很明显。

肝功能受损时检测凝血异常的常用方法有凝血酶原时间（prothrombin time，PT）、活化部分凝血酶原时间（activated partial thromboplastin time，APTT）、凝血酶凝固时间及肝促凝血酶原激酶试验。

四、代谢监测

（一）蛋白代谢的监测

肝是蛋白质代谢的重要器官。白蛋白、糖蛋白、脂蛋白、凝血因子、纤溶因子等均在肝细胞合成。测定血清蛋白水平和分析其组化的变化，可以了解肝对蛋白质的代谢功能。

1. 血清总蛋白、白蛋白、球蛋白　血清总蛋白（total protein，TP）是人血白蛋白（albumin，A）和球蛋白（globulin，G）的总称。临床检验分别测定TP。然后用TP减去A，即为G的含量。

急性或局灶性肝损伤时，TP、A、G及A/G多正常。急性重症肝炎多数TP不下降，而球蛋白增加。亚急性重症肝炎患者的TP常随病情加重而减少，若呈进行性减少应警惕出现肝坏死。白蛋白的含量与有功能肝细胞的数量成正比，白蛋白逐渐下降者预后多不良；治疗后白蛋白上升，提示治疗有效。白蛋白少于25g/L，易出现腹腔积液。

A/G 倒置见于肝功能严重损伤，如肝硬化。

2. 血清前白蛋白　在蛋白电泳图谱上，于白蛋白的前方看到一条染色很浅的区带，即前白蛋白。其半衰期仅1.9天。

肝疾病时前白蛋白均降低。另外，营养不良时也降低，也是营养状况的一个重要指标。

3. 血氨测定　体内蛋白代谢过程中产生氨。氨有毒性，因此，须将氨无毒化或转化成毒性较小的物质。肝将氨合成尿素，是保证血氨正常的关键。肝功能严重损害时，血氨升高，是肝性脑病的重要原因。

（二）糖代谢的监测

肝是糖代谢的重要器官，在维持血糖稳定性方面起主要作用。

肝功能严重障碍时，肝内糖原合成和分解发生障碍，同时调节糖代谢的激素胰岛素、胰高血糖素及生长激素在低血糖发生机制中均有作用，特别是胰岛素灭活障碍使血浆内胰岛素浓度增高。低血糖可加重肝性脑病及脑损伤。

（三）脂类的监测

肝除合成内源性胆固醇、脂肪酸等脂类外，还摄取外源性脂类和由脂肪组织而来的游离脂肪酸合成三酰甘油、磷脂等。此外，肝细胞还能将胆固醇异化为胆汁酸和磷脂、胆固醇一起排泄至胆汁中。

肝功能障碍时，肝内脂类代谢发生异常，导致血中脂类和脂蛋白异常。

阻塞性黄疸时，肝内胆固醇合成亢进，血清总胆固醇增加，主要以游离型胆固醇增加为主。

肝细胞受损时，胆固醇的脂化发生障碍，血中胆固醇减少；在肝硬化、重症肝炎等肝损害时，血中总胆固醇降低。

（王印华）

参考文献

[1] 李春盛. 急危重症医学进展. 北京：人民卫生出版社，2016.

[2] 王敬东，李长江. 急危重症医学诊疗. 上海：同济大学出版社，2014.

[3] 曹小平，曹钰. 急诊医学. 北京：科学出版社，2014.

[4] 刘旭平. 重症监护技术. 第2版. 北京：人民卫生出版社，2015.

[5] 王丽云，刘君芳，安立红，等. 临床急诊急救学. 青岛：中国海洋大学出版社，2015.

[6] 张美齐，郭丰，洪玉才. 实用急危重症处理流程. 杭州：浙江大学出版社，2017.

第二章

器官功能支持技术

第一节　机械通气

一、机械通气基础

（一）机械通气的原理

正压通气涉及将气体泵入肺及随后让气体被动呼出，其目的在于将氧气输入体内，将二氧化碳排出体外。要掌握机械通气首先需理解一些基本物理原理。

简单地讲，通气的肺可理解成一个末端带气球的管道。管道代表呼吸机回路、气管导管及主气道，而气球则代表肺泡。要使气体从一处流动到另一处，其间必须存在压力阶差。因此，机械通气时气道内需要有压力来克服气道阻力，并使气球（肺泡）充气。克服气道阻力所需压力由阻力及气流速度决定，公式如下。

压力 = 流速 × 阻力

气球内压力（肺泡压）可分成两个部分：基础压和由于肺膨胀产生压力。基础压指呼气末肺泡压或 PEEP（呼气末正压）。由于肺膨胀产生压力由泵进肺增加的气量与肺顺应性来决定。

肺泡压 = 潮气量/肺顺应性 + PEEP

吸气时总压力（或气道压）为：

气道压 = 流速 × 阻力 + 潮气量/肺顺应性 + PEEP

从上述公式可看出，气道压、流速和潮气量是互相关联的。对于任一给定的 PEEP，只能改变其中两个参数。

流速 = 潮气量/时间

因此，如果设定了吸气时间后，则只能设定气道压、流速和潮气量中的一个参数，另两个参数则依赖于气道阻力和肺顺应性而定。通常设定潮气量或气道压。

（二）气体交换

1. 氧气的摄取　氧气的摄取依赖于许多因素，其中一些因素通过机械通气可控制。呼吸机可增加肺泡氧分压（PaO_2）或减少分流来提高氧的摄取。

机械通气通过调节吸入氧浓度、平均肺泡压及肺泡通气来调节 PaO_2。

（1）平均肺泡压：平均肺泡压依赖于以下因素。

1）设定的潮气量或设定的吸气压。

2）吸气时间。

3）PEEP。

上述任何参数的增加将导致平均肺泡压的增加，进而改善氧合。

平均肺泡压是包括吸气和呼气过程的平均压。机械通气时，由于吸气时肺泡压总是高于呼气时肺泡压，增加吸气时间将不可避免增加平均压力。增加 PEEP，则吸气相和呼气相的肺泡压力均增加。

呼吸机不能直接测量平均肺泡压，因而我们用平均气道压作为替代，间接测量平均肺泡压。如果平均气道压的升高由平均肺泡压的升高所致，则可导致氧合的增加；但如果平均气道压的增加由其他因素引起，如气道阻力增加，则不会引起氧合的增加。

（2）降低分流：以下两个措施可降低分流：使用一定的PEEP，可使肺泡再开放并保持其处于开放状态，可减少分流；延长吸气时间也可降低分流。这两个措施可使通气更趋均衡分布，有利于顺应性差的肺泡的通气。

2. 二氧化碳的排出　二氧化碳的排出主要依赖于肺泡通气。肺泡通气量公式如下。

肺泡通气量 = 呼吸频率 × （潮气量 - 无效腔量）

肺泡通气量与潮气量，呼吸频率及死腔量有关。

（1）综上所述，促进氧合的措施如下

1）提高吸入氧浓度。

2）增加PEEP。

3）增加吸气时间。

4）增加潮气量或吸气压。

（2）促进二氧化碳排出的措施如下

1）增加潮气量。

2）增加呼吸频率。

3）减少无效腔量。

选择上述何种措施来改善呼吸需考虑的一个很重要因素是上述措施可能带来的不良反应，以及这些不良反应对具体患者的重要性。

（三）机械通气的副作用

1. 气压伤　气压伤由高肺泡压，高潮气量及剪切力引起。后者由于肺泡反复塌陷及复张，在复张与塌陷之间的张力变换所致。气压伤可导致气胸、纵隔气肿及急性肺损伤。肺泡峰压在容控时由潮气量及PEEP决定，压力控制时则由吸气压及PEEP决定。

2. 气体陷闭　如果在下一次呼吸开始前没有足够的时间让肺泡气排空，则可发生肺泡气体陷闭。因此，肺泡陷闭多发生在如下患者中，气道有阻塞（如哮喘、COPD），当吸气时间长（因而呼气时间短）；或当呼吸频率高（绝对呼气时间短）。气体陷闭导致肺泡进行性过度充气，以及呼气末压（被称为内源性PEEP）进行性升高。它可导致气压伤及由于胸内压高引起心血管损害。

3. 氧中毒　动物实验显示，给正常肺以高浓度氧行机械通气发生急性肺损伤。其原因认为是高浓度氧的毒性作用。尽管在可能的情况下应避免让患者长时间暴露于高浓度氧（$FIO_2 > 0.5$），无证据显示短时间（数分钟到数小时）暴露于高浓度氧是有害的。

4. 机械通气对心血管的作用

（1）前负荷：机械通气引起的胸内正压减少静脉回流。这一作用在以下情况下会明显加强：高吸气压，吸气时间延长，PEEP增高。

（2）后负荷

后负荷 = 心肌收缩时室壁张力

室壁张力 = （跨室壁压 × 心室半径）/（2 × 室壁厚度）

跨室壁压 = 心腔内压 - 胸腔内压

机械通气通过增加胸腔内压，进而降低跨室壁压，从而减低后负荷。

（3）心排血量：降低前负荷可减少心排血量，而降低后负荷则增加心排血量。其净效应依赖于左心室的收缩功能。一般来说，正压通气对心肌收缩力正常的患者降低心排血量，而对心肌收缩力降低的患者则增加心排血量。

（4）心肌耗氧量：正压机械通气可能减少心肌耗氧量。

二、常用通气模式

从本质上来讲，呼吸机由一个气囊和一个捏气囊的装置构成。一定的气量通过一个回路被捏到气管及肺，然后允许患者自动将气体呼出。呼吸机上所有控制设置仅仅决定如何捏这个气囊（比如，用多大的力来捏，每次持续多长时间，每分钟捏多少次）。报警和监测则告知命令是否得到贯彻，呼吸回路是否完整，肺对你捏进去的气量反应如何。

机械通气的目的是保证合适的通气和氧合，减少患者的呼吸功、患者的舒适度及与呼吸机的同步。

（一）AC

AC（assist control ventilation）模式也被称为容量控制通气（volume control ventilation，VCV）模式（如西门子呼吸机）和 IPPV 模式（如德尔格呼吸机）。

AC 模式中，操作者设定潮气量（V）和呼吸频率。患者和呼吸机均可触发呼吸。不管是呼吸机触发还是患者触发，呼吸机最后给予的通气特征都是相同的，即按设定潮气量来通气。如果患者触发的呼吸次数达不到最低通气次数（设定的呼吸次数），由呼吸机触发呼吸以填补所差的呼吸次数。如果患者的呼吸次数大于所设定的呼吸次数，呼吸机则不会触发呼吸机。

1. 吸气呼气切换及吸气时间　在 AC 模式中吸气呼气切换有两种，时间切换和容量切换。在时间切换通气方式中，呼吸机在吸气一定时间后即由吸气切换为呼气。在容量切换通气方式中，呼吸机在给予设定的潮气量后即由吸气切换到呼气。不管是时间切换还是容量切换，潮气量是已经设定好了的。

（1）时间切换通气：作用 AC 模式的这种吸气呼气切换方式的呼吸机有西门子呼吸机和德尔格呼吸机。相对吸气时间通过吸气时间占总呼吸周期的比例来设定，通过直接设定或设定吸呼比来实现。可以通过以下方式增加绝对吸气时间，增加吸气百分比或增加呼吸周期的时间（即减少呼吸频率）。

绝对吸气时间的增加可降低吸气流速进而降低气道峰压。其理由如下。

流速 = 潮气量/时间

气道压 = 流速×阻力 + 潮气量/肺顺应性 + PEEP

（2）容量切换通气：此种切换形式见于 PB 及熊牌呼吸机。绝对吸气时间依潮气量和流速而定。

吸气时间 = 潮气量/流速

吸气时间占一个呼吸周期时程的比例，即相对吸气时间及吸呼比，有赖于绝对吸气时间及呼吸周期时程。相对吸气时间可通过以下方式来延长，增加潮气量，降低流速或缩短呼吸周期时程（增加呼吸频率）。

2. 吸气平台时间　在吸气平台时间之间，既没有气体流入肺内，也没有气体流出。肺维持于吸气相。这有助于气体更好地分布于肺不同部位，进而促进氧合。吸气平台时间通常算于吸气时间之内。

3. 呼气时间　呼气时间不用设定。在一个呼吸周期中，吸气时间和吸气平台时间后剩余的时间即为呼气时间。因此，呼气时间依赖于吸气时间、吸气平台时间及呼吸频率。

4. AC 模式的优缺点

（1）优点：设定相对简单，可保证最小分钟通气量。如设定合适可使呼吸肌得到休息。

（2）缺点：与患者呼吸不同步。呼吸机启动的呼吸可能在患者启动的呼吸之上；患者可能"引领"呼吸机（即试着从呼吸机吸出气体），如吸气流速不足够高时；不合适的触发（比如呃逆所致）可导致过度分钟通气；肺顺应性降低导致高的肺泡压使气压伤风险增加；为达到同步常需用镇静药。

（二）压力控制通气（pressure control ventilation，PCV）

压力控制通气是一种时间切换 AC 模式，它通过设定吸气压而不是潮气量。在吸气时采用恒定压力导致开始吸气流速高随后降低，在吸气结束时降至零或接近于零。

这一流速方式导致氧合更佳。因在吸气相的后部分流速小，实质上有一个吸气暂停有效地结合到呼吸内。

如在吸气末吸气流速仍很高时，缩短吸气时间可降低潮气量。

PC 模式的优缺点：

（1）优点：设置相对简单，避免吸气压过高，使呼吸肌得到休息，改善氧合。

（2）缺点：与患者呼吸不同步。呼吸机启动的呼吸可能在患者启动的呼吸之上；不合适的触发（比如呃逆所致）可导致过度分钟通气；肺顺应性或肺阻力的变化导致潮气量的改变；常需镇静药来达到人机同步。

（三）压力支持通气模式（pressure support ventilation，PSV）

压力支持模式时，只需设定吸气压力。这一水平的吸气压力在患者启动每一次呼吸后给予，如患者没有启动呼吸则不给予（在新型呼吸机如果无呼吸时间超过设定时间，呼吸机则自动切换到另一模式实施通气）。当吸气流速下降到设定的峰值比例时则吸气切换为呼气。当患者的吸气努力减少时，吸气流速将降低，因而患者除决定呼吸频率及方式外，对吸气时间及潮气量也可控制。此种模式可使患者舒适度达到最大化，人机协调更佳。

注意通常需 3.5～14.5cmH$_2$O 的压力支持的额外做功以克服气管插管及呼吸机阀门的阻力。实际所需压力支持要看所使用的呼吸机的性能及何种气管插管。

PS 模式的优缺点：

（1）优点：设置相对简单，避免吸气压过高，更好的人机协调，镇静药用量少。

（2）缺点：老式呼吸机上无后备窒息通气，如患者呼吸过缓则存在风险；肺顺应性或肺阻力的变化导致潮气量的改变。

（四）同步间歇指令通气（synchronized intermittent mandatory ventilation，SIMV）

SIMV 常与 PS 联合使用。在 SIMV 模式中，患者接受设定的机控呼吸次数，并与患者的呼吸尝试相同步。患者也可在机控呼吸之间进行额外的呼吸。这些额外的呼吸通常为压力支持呼吸。此模式的设计在于改善人机协调。机控呼吸常为容量控制，但也可是压力控制。

当患者试图呼吸并触发呼吸机，呼吸机是给予同步机控呼吸还是压力支持呼吸则有赖于触发在同步周期的 SIMV 期还是在自主呼吸期。如果呼吸机于 SIMV 期被触发，则给予同步机控呼吸；如果在自主呼吸期被触发则给予 PS 呼吸。SIMV 期与自主呼吸期之和即为 SIMV 周期。SIMV 周期的时程有赖于机控呼吸频率。一些呼吸机允许操作者设定 SIMV 周期的时程（直接或间接），但自主呼吸期不能设定，其时程就是 SIMV 期之后剩余的时间。在时间切换模式时通气时间基于 SIMV 期时程而不是 SIMV 周期。这样一个短的 SIMV 期导致短的绝对吸气时间但自主呼吸（PS）的机会更多。

SIMV 模式的优缺点

（1）优点：与 VC 及 PC 模式相比，人机协调更好；保证最小分钟通气量。

（2）缺点：为一相对比较复杂的模式。

（五）持续气道正压通气（coutinuous positive airway pressure，CPAP）

CPAP 模式时在吸气相及呼气相均给予一恒定的压力。这一恒定的压力的作用是保持肺泡于开放状态，进而减少分流。患者吸气始于这一基线压力，于呼气末气道压又回到基线压力水平。患者控制呼吸频率及潮气量，后两者完全依赖于患者吸气用力程度。这样，CPAP 允许在一升高的基线压力上的自主呼吸。

（六）呼气末正压（PEEP）

PEEP 与 CPAP 很相似，但当患者在机械通气时实现。其作用也是保持肺泡于开放状态，促进氧合。

（七）无创正压通气

无创正压通气（NIPPV）的主要优点是提供辅助通气而不需有创人工气道如气管插管。需用一个与患者紧密接触的面罩或鼻罩与呼吸回路及呼吸机相连接。由于面罩或鼻罩与患者的接触不能做到完全密封，最好使用专用无创通气呼吸机（如 BiPAP Vision）。这类呼吸机可提供漏气补偿。

NIPPV 需要患者清醒、合作、能保护其气道，且血流动力稳定。为改善患者的耐受性，开始最好用相对低的支持水平,然后逐渐增加支持力度。应特别注意面罩应舒适且适合患者。应有各种型号、不同大小的面罩供选用,可试用以找到合适的面罩。可供选择的无创通气模式也有很多。常用的就是 BiPAP,其实质就是 PS 加上 PEEP。如果使用 BiPAP,初始合适的设定是吸气压 $8\sim10cmH_2O$,呼气压 $4\sim6cmH_2O$。

NIPPV 对于 COPD 及心源性肺水肿患者最有效,而对于肺炎或急性呼吸窘迫综合征(ARDS)患者效果相对要差。

三、呼吸机参数设定

(一)初始呼吸机设定

首先考虑是否适合无创通气。如不适合,则选用操作者最熟悉的有创通气模式。需要有创通气的患者在建立人工气道时常需要麻醉及肌松,因此,初始呼吸机模式选用不依赖患者触发的模式为佳。

1. 吸入氧浓度(FiO_2) 起始设置 FiO_2 为 100%,以降低缺氧的风险。一旦机械通气已建立,则根据血气来调节 FiO_2,使 PaO_2 达到 $8\sim12kPa$($60\sim90mmHg$)或保持 SPO_2 于 $90\%\sim98\%$。

2. 呼吸频率 成人平均呼吸频率为 12 次/分。这一呼吸频率能满足大多数成人的分钟通气量。而高代谢(如脓毒症)或严重代谢性酸中毒患者则需要高的分钟通气量,呼吸频率也相应加快。

3. 潮气量 成人正常潮气量为 500ml 或 8ml/kg。对于 ARDS 患者来说则需要潮气量小一些。

4. 吸气压力 在 PC 和 PS 模式时,须设定吸气压力。通过调节吸气压力来达到合适的潮气量。设定的吸气压常指高于 PEEP 的压力。PEEP 与设定吸气压力之和应 $<30cmH_2O$。

5. 吸气流速 调节吸气流速以达到合适的吸、呼比。

6. 相对吸气时间 通过调节相对吸气时间或吸气流速使吸:呼比大致在 1:2。这一比例与正常自主呼吸时接近,因而人机协调更好。

7. PEEP 起始 PEEP 以 $5cmH_2O$ 为宜。对于肺水肿或 ARDS 患者则常需较高的 PEEP。对于以呼吸机支持为主的哮喘或 COPD 患者,建议 PEEP 设为 0。

8. 触发灵敏度 呼吸机通过流量或压力的改变来感知患者的呼吸尝试,进而触发呼吸机呼吸。流量触发比压力触发人机协调更好。通常触发设置越敏感越佳。

但过度敏感的触发导致患者无吸气尝试时呼吸机被不恰当地触发。初始设置可为压力触发为 $-2cmH_2O$,或适度的流量触发敏感度。

(二)机械通气参数的调整

1. 改善氧合 对多数患者合适的动脉氧饱和度为 $90\%\sim94\%$。改善氧合的方法如下。

(1)增加 FiO_2

不良反应:氧中毒。

不良反应风险小的 FiO_2 调节范围为 $21\%\sim50\%$。

(2)增加 PEEP

不良反应:由于胸内压增加对 CVP 的影响。增加气道和肺泡压而使气压伤风险增加。

不良反应风险小的调节范围为 $0\sim10cmH_2O$。

(3)增加吸气时间

不良反应:呼气时间缩短,有气体陷闭的危险。由于平均胸内压增加对 CVP 的影响。

不良反应风险小的调节范围为 <50% 呼吸周期。

(4)增加潮气量或吸气压

不良反应:增加气道和肺泡压而使气压伤风险增加。改善氧合作用相对小。

不良反应风险小的调节范围:潮气量 <8ml/kg;吸气压(含 PEEP)$<30cmH_2O$。

2. 增加分钟通气量 一般来说分钟通气量应依 pH 多于 $PaCO_2$ 来调定,应将 pH 调节到 >7.2。这是因为大多患者其升高的 $PaCO_2$ 的病理生理后果多由酸中毒介导。当然也有例外,比如颅内高压患者,

需要仔细控制 $PaCO_2$。当然，实际上肺泡通气量决定 $PaCO_2$。多数情况下，分钟通气量的增加导致肺泡通气量的增加。但是，如果过度增加潮气量可导致无效腔增加，此时尽管分钟通气量增加而肺泡通气量却减少。

增加肺泡通气量方法如下。

（1）增加潮气量（或吸气压）

不良反应：气压伤。

不良反应风险小的调节范围：潮气量 <8ml/kg；吸气压（含 PEEP）<30cmH_2O。

（2）增加呼吸频率

不良反应：呼气时间缩短导致气体陷闭，进而可致气压伤和血流动力降低。

不良反应风险小的调节范围：呼吸频率 <30 次/分。

（3）核查并去除过多呼吸回路无效腔。

四、监测及故障排除

机械通气的目标是保证合适的通气及氧合，降低呼吸做功，确保患者舒适及人机协调，同时将副作用的风险降到最低。

合适的通气及氧合通过动脉血气来监测，人机协调性的监测可通过临床观察。

（一）气道压力

气道压力过高可导致急性肺损伤、严重者甚至引起 ARDS，以及气体泄漏致气胸、纵隔气肿。另外，过高的气道压力通过肺泡传输到胸腔也有不利的血流动力学作用。

在正常情况下，因气道阻力低，故气道压力近似于肺泡压力。

气道压 = 流速 × 阻力 + 肺泡压

由于气道压测定容易而肺泡压测定困难，故通常测定气道压。

气道压力高的重要性不仅因为副作用的风险增加，还因为它可导致不合适的通气。当气道压力达到压力设定的上限时，多数呼吸机此时停止吸气，且停止吸气多发生吸气的相对早期，由此可导致低的潮气量。但有些呼吸机（比如德尔格）并不停止吸气而是保持气道压于压力限制点，如此潮气量降低相对小。

由于气道压是在呼吸机而不是患者气道测定，这样气道压力高也可能由呼吸机、呼吸回路或气管插管的问题引起。

气道压力高的原因如下。

1. 呼吸机　参数设定不合适，呼吸机故障。
2. 呼吸回路　打折，凝结水积聚，湿的过滤器导致阻力增加。
3. 气管插管导管　导管打折；痰液、血等堵塞导管；导管进入支气管。
4. 患者　气道痉挛；由于肺水肿、肺实变、肺泡塌陷等导致肺顺应性降低；胸腔顺应性降低（如气胸）；胸壁顺应性降低（如腹腔高压）；人机对抗；咳嗽；呃逆。

可断开呼吸机与患者的连接，通过复苏囊给予人工呼吸，很容易判断问题是出在呼吸机及回路，还是出在气管插管或患者。给予复苏囊呼吸后，如呼吸正常，则问题在呼吸回路或呼吸机；如呼吸仍困难，则问题出在气管插管或患者。

（二）吸气平台压

吸气平台压可用于估测肺泡压。吸气平台压在吸气末没有气流流入时测定。

气道压 = 流速 × 阻力 + 肺泡压

如果流速为 0，则：

气道压 = 0 × 阻力 + 肺泡压

气道压 = 肺泡压

对于没有呼吸的患者,可以使用呼吸机上的吸气保持键可观察到气道压渐呈平台状,此即为平台压。就肺损伤和血流动力影响来讲,肺泡压相对气道压来讲更为重要。对于肺间质或肺泡受累及的患者,肺泡压应尽可能 $<30cmH_2O$。

肺泡压 = 潮气量/肺顺应性 + PEEP

从公式可以看出,过高的肺泡压可由这些原因引起:潮气量过大;气体陷闭,高的 PEEP;或肺顺应性低。

(三)潮气量

潮气量过高可引起急性肺损伤、ARDS 及气体溢漏(气胸或纵隔气肿);潮气量过低则致通气不足及呼吸性酸中毒。

对使用 PC 或 PS 模式的机械通气患者,潮气量的监测尤为重要。在上述模式下,系统阻力或顺应性的改变可导致潮气量的变化。请注意呼吸机不是在气管插管处测定潮气量,因此,潮气量的改变可能反映通气系统中的各个部分,而不仅仅是患者情况。而在容量设定模式(比如 AC)机械通气时,潮气量不会有很大的变异,除非呼吸机故障。

一般来说,呼气潮气量是患者所接受潮气量更准确的一个指标。吸气潮气量和呼气潮气量之间明显的差异常提示呼吸系统漏气(如呼吸机、呼吸回路、气管插管、患者)。

应特别注意大多数呼吸机并没有高或低潮气量报警,而是采取分钟通气量报警。

(四)分钟通气量

分钟通气量由潮气量和呼吸频率决定,因此,分钟通气量的改变必由这两个参数之一的改变引起。当患者有自主呼吸触发呼吸机时,动脉血 pH 及 $PaCO_2$ 可作为患者呼吸频率改变是否合适的指引。

(五)内源性 PEEP

内源性 PEEP(PEEPi)由气体陷闭于肺泡引起。PEEPi 可明显降低肺的通气功能,尤其是肺泡通气功能。其机制为有 PEEPi 的患者吸气时,因其肺泡内压为正值,呼吸机必须额外工作,以产生一个额外的压力克服 PEEPi,气体才能进入肺泡;此时,PEEPi 相当于一个吸气阀负荷,这样呼吸功增加,氧和能量代谢也增加,易出现呼吸肌疲劳。

对无自主呼吸的患者激活"呼气保持",注意在呼气相曲线呈平台状时的压力,即为 PEEPi。

(六)低血压

开始机械通气后即刻出现低血压的原因如下。

(1)低血容量,为胸内正压降低静脉回流所加剧。
(2)诱导麻醉插管的药物,几乎所有麻醉诱导剂均具血管扩张和心肌抑制作用。
(3)由于过度剧烈的通气(高通气量下呼吸频率也快时)导致气体陷闭。
(4)尽管不常见,此时应考虑有无张力性气胸。

低血容量及药物导致的低血压是最常见原因,因此,适宜的首选措施是给予扩容。如扩容不能纠正低血压,可将患者与呼吸机或复苏囊分离。如果是由气体陷闭引起,随着陷闭气体的释放,在 10~30 秒血压将回升。如果补充液体或与呼吸器分离均不能解决问题,应注意排除张力性气胸。此时可考虑拍床边胸部 X 线片,情况紧急时可考虑行诊断性胸腔穿刺排气。

(七)人机对抗

引起人机对抗的因素很多。重要的是识别并有针对性地处理,而不是简单地加大镇静药用量。在所有引起人机对抗的原因中,一些呼吸机参数的设置不当应予以重视。这些包括通气模式、吸呼比、触发模式和触发灵敏度。

一般来讲,支持模式(如 PSV)要较 SIMV 模式舒适,而 SIMV 模式又较辅助控制通气模式(AC 或 PCV)舒适。吸呼比也很重要,呼吸机吸呼比调节至接近人正常呼吸时 1:2 的吸呼比最舒适。

（八）SpO_2 突然降低

在机械通气时患者 SpO_2 突然降低，应同时考虑患者及仪器两方面的因素。在做更详细地检查判断之前，首先要做的 3 件事。

（1）快速检查 SpO_2 波形及 SpO_2 显示的心率次数与心电图是否一致。

（2）将 FiO_2 增加到 100%。

（3）患者胸廓是否有起伏运动。

要考虑的呼吸机方面因素包括不合适的呼吸机参数设置，以及呼吸机故障。当判断患者是否呼吸自如时，可检查患者胸廓运动。如用简易复苏囊很容易挤压，但胸廓不运动，可能原因如下。

（1）回路中有漏气（如气管插管导管气囊漏气）。

（2）气管插管导管脱位已不在气管。

要考虑的患者方面的因素包括所有低氧性呼吸衰竭的原因，但应特别考虑以下容易处理的原因：气管插管进入支气管；气胸；部分肺塌陷；肺水肿；支气管痉挛。也应考虑肺栓塞，是重症患者 SpO_2 突然降低越来越常见的一个原因。

五、特殊状况的机械通气

机械通气并非是针对任何情况的特殊治疗，而仅仅是一个支持治疗手段，为针对性治疗及机体的修复机制来纠正潜在的异常赢取时间。处理以下疾病时应特别注意。

（一）急性呼吸窘迫综合征（ARDS）

ARDS 时胸部 X 线片多显示两肺均一程度地受到累及，这一表现易引起误导。如行 CT 检查，则显示受累区较均一实变和塌陷，而非受累区则相对正常。受累区顺应性低而非受累区顺应性相对正常。因此，通气时气体主要分布到非受累区。如果使用"正常"潮气量，则潮气量的大部分将进入肺的相对正常部分，导致肺泡过度膨胀，进而导致容积伤。由于肺的总体顺应性差，为达到这一"正常"潮气量则气道压力必然会高，则气压伤的风险增加。另外，受累区肺泡随着每次呼吸而塌陷及再开放可导致反复的剪切力伤。最后，这些患者有严重的缺氧，但长时间吸入高浓度氧可导致肺损伤。

ARDS 患者的基本通气策略是使用一定的 PEEP、低的潮气量及气道压，以开放肺泡，并保持肺泡于开放位，减少肺泡过度膨胀。开放肺泡并保持于开放位减少分流，促进氧合，同时改善肺的整体顺应性，降低肺顺应性的不均一性，减少剪切伤。其净效应是呼吸更平顺，肺泡过度膨胀更不明显。同时，小潮气量的使用进一步避免了肺的过度膨胀及降低了气道压。要注意，对 ARDS 患者，PEEP 过低可导致肺损伤的增加。

建议潮气量为 6~8ml/kg，平台压 <30cmH_2O。

小潮气量的应用可能导致高碳酸血症，但只要无明显颅内压升高或酸血症，则无须调整潮气量。避免小潮气量所致通气不足的方法之一是增加呼吸频率，前提是不要引起明显的气体陷闭。

（二）单侧肺疾病

单侧肺疾病患者的机械通气问题与 ARDS 的相似之处在于两肺不是均一性受累。如果使用高的气道压和容量可导致正常侧肺的过度膨胀，进而引起气压伤和容积伤，同时也可引起血液从正常侧肺分流，导致氧合降低。

因此，对于病变累及单侧肺的患者也须采用小潮气量低平台压策略。增加吸气时间可促进气体在肺内的分布。如果常规通气方式不能达到合适氧合，可考虑健侧肺侧卧位通气。此法可通过增加健侧肺的血流降低分流，同时降低健侧肺的顺应性使肺的顺应性更为均一。但此策略有通过病变肺增加健侧肺感染的危险。

（三）哮喘

哮喘患者的主要问题是气道高阻力，由此导致气道压高及气体陷闭的风险高。而肺泡的顺应性相对正常。

气道压 = 流速 × 阻力 + 潮气量/肺顺应性 + PEEP

在压力控制模式下大多数压力由于气道的阻力高而消耗于气道，结果肺泡压力相对低。这可能导致低潮气量及不合适的通气。而在容量控制模式下，因肺泡顺应性是正常的，肺泡压相对正常，尽管气道压可能高（因气道阻力高）。由于肺泡压对于气压伤最为重要，高气道压此时影响反而不是很重要。但此时应监测平台压。

为降低气体陷闭的风险，采用的通气策略为通过缩短吸气时间来使呼气时间尽可能长。在容量控制模式时，吸气时间的缩短则吸气流速增加，这可导致气道压力增加。但如前所述，压力升高并不是很重要，因此，肺泡压受影响不大。

呼气时间是吸气后在下一次呼吸前的剩余时间。因此，呼吸频率的降低可导致呼气时间的延长。

气体陷闭导致内源性 PEEP 的增加及肺泡容积的逐渐增加。因此，通过监测内源性 PEEP 及平台压可评估气体陷闭情况。目标值是 PEEPi < 10cmH$_2$O，平台压 < 20cmH$_2$O。为达到这一安全目标，必要时可允许 PaCO$_2$ 增加，但应尽可能避免明显的呼吸性酸中毒。

（四）COPD

COPD 患者的机械通气问题类似于哮喘患者，除了前者气道痉挛没有哮喘严重。常由于呼吸肌疲劳需机械通气。另外，肺的顺应性可能降低。

（王印华）

第二节 主动脉内球囊反搏

自 20 世纪 50 年代起，医学界开始人工循环支持的研究。1952 年，Kantrowitz 试验证明，血液从股动脉吸出，舒张期回注入动脉可增加冠状动脉血流量，并于 1978 年首次在临床应用主动脉内球囊反搏取得成功。1981 年，Bregmen 改进了球囊结构及采用了经皮穿刺置入动脉的方法，使球囊反搏技术广泛运用于临床，主动脉内球囊反搏（intra - aortic ballon pump，IABP）成为目前应用最为广泛的左心室辅助装置。

一、原理

通过置入一根尾端带球囊的导管到降主动脉胸段，在心脏舒张期，球囊充气（即反搏），阻断主动脉的血流下行，将血液挤向冠状动脉，增加了舒张期主动脉根部的压力，增加了冠状动脉的灌注；在心脏收缩前、主动脉瓣即将开启瞬间球囊迅速排气，使得主动脉内压力降低，减少了心脏后负荷。

二、IABP 机械构成

（一）气囊

制作球囊的材料必须具有高物理机械性能，良好的生物相容性和血液相容性。目前，球囊的制作材料一般选用医用聚醚型聚氨酯材料。有单囊、双囊之分。

1. **单囊** 为目前最常用。根据球囊充气量有 4～50ml 不同容积。球囊充气时应可堵住主动脉腔 90%～95%，球囊容积大于心脏每搏输出量的 50% 才能达到理想效果。球囊过小，反搏效果欠佳，球囊过大，增加了球囊破裂和主动脉损伤的机会。球囊的选择按身高：152～163cm 者选 30～34ml，163～183cm 者选 40ml，183cm 以上者选 50ml。

2. **双囊** 山崎健二等研制了双囊球囊，小球囊在主球囊的末端，由两根独立的供气管分别控制两个囊充排气。在进行反搏时，小囊在主气囊排气时开始充气，而排气较主囊晚，以防止末梢侧血液逆流，降低中枢侧舒张期动脉压，从而达到进一步使心脏的后负荷减轻的目的。

3. **球囊内气体** 球囊里理想的气体应当有较高安全性（气体在血液中的溶解度）和较好的充排气

切换响应速度。

CO_2 在血液中溶解性高，即使球囊破裂、泄漏的 CO_2 也能迅速的溶解于血液，不至于产生严重气体栓塞事件，具有较高的安全性；但是 CO_2 分子较大，气体密度较大，在其反复充排气时切换响应速度低，从而影响充排气与心动周期的同步性，实验证明在心率大于 120 次/分时会影响反搏时气囊的充排气。

氦气充排气时切换响应速度高，使用氦气可达到 150 次/分才会影响反搏时球囊的充排气，但因为氦气血液中溶解度小，存在安全性欠佳的问题。

目前防止气体泄露而致气体栓塞的措施十分可靠，因此，目前绝大多数 IABP 系统采用氦气作为驱动气源。

（二）控制驱动系统

为控制驱动球囊在主动脉内正常安全的工作，需要完善的控制驱动系统，其由监测部分、反搏驱动部分、控制系统部分组成。

1. 监测部分　要使 IABP 系统达到最满意的血流动力学效果，需要充分利用监测数据，分析后对球囊工作状态进行调整。监测心电图、动脉压和球囊充排气时间、时间间隔、充气容积。另外还有球囊、氦气等检测系统。

2. 反搏驱动部分　驱动气源以高压气的形式储存于气瓶中。经过 2 次减压后，经缓冲气缸后，再经供气阀供给球囊。

3. 控制系统部分

（1）反搏比例：大多型号控制系统均设 1∶1、1∶2、1∶3。目前，也有的系统配备有更多的可选反搏比例，如 1∶4、1∶8、1∶16 及 1∶32 等。

（2）球囊容积调节：球囊的充气容积通常是按照实际使用球囊的容积值预调的，一般不进行调整。也有在脱离 IABP 前逐步减少球囊的充盈容积，直至患者完全脱离 IABP 系统的辅助。

（3）控制驱动的触发信号方式：即充排气时间点的调控，可供选择的方式有 4 种，即心电信号、动脉血压信号、起搏模式和固有频率，其中以心电信号触发的方式最好。

心电信号触发方式：以 ECG 的 R 波为触发信号，QRS 振幅应 >0.5mV；若低于此标准应改变触发方式，调节时应结合心电信号及压力曲线以达最佳血流动力学效果。

动脉血压信号触发方式：控制驱动时以收缩压的上升波为触发信号，通常需要有 15mmHg 以上的压力斜率。

起搏信号触发：安置了起搏器的患者可由系统检测起搏器起搏信号后，由起搏信号触发进行有效的反搏。

固有频率触发：为非同步的主动脉球囊反搏装置，采用这种方式一般是在心肺复苏时。另外，系统维修自检或检查球囊时需在固定频率（80 次/分）下进行。

当心房颤动时，由机器按其控制计算原理自动调节充排气的时间，在下一个 R 波到来之前，延长排气时间。目前控制计算原理有二，一是恒定变量控制，充气与排气在前数个 R-R 间期平均值的基础上，预测出下一个 R-R 间期，因此，R 波与充气间的时间随着心率的改变而变化；第二种控制为固定时间控制，在预先设定的 R 波后一定的时间内进行充气。其中第二种方法效果较好。

突发性的心动过速时，每当 R 波过早出现，系统就处于排气状态，并在以新的心率连续搏动 3 次后，系统开始按新的心率给球囊充排气。在不能检测到心电信号的情况下，自动切换成血压信号触发，系统仍可以进行有效的反搏。

早期 IABP 的充排气时相由医师根据监测系统的参数分析后手控调节。目前智能化较高的设备和操作系统可以在心率和心律变化中自动校正时相，以应对心律失常时充气持续时间的调整，防止出现排气空缺。还可以在心电信号难以辨认时自动切换成压力信号触发。

4. 抗干扰　最常用的促发方式是 ECG，而许多仪器设备的电磁能干扰影响 ECG 信号，影响 IABP 控制驱动系统的正常工作。如高频电刀、吸引器或呼吸机。因此，控制系统装有电器干扰抑制电路，以保障整个系统的正常运行。

三、生理效应

IABP 最初发明目的是增加心脏氧供,减少心肌氧耗,随着临床的应用和研究,发现还有其他效应。

1. 减轻左心室负荷　在 IABP 正常发挥其效果时,主动脉峰压即左心室收缩压可降低 10%~20%,左心室平均射血阻抗下降 20% 左右。

2. 增加心脏、脑、肾等重要器官的灌注　舒张期血液涌向冠状动脉的同时大脑灌注亦明显得到增强。同时,球囊将血液向下推,增加了肾的血流灌注,保护了肾的灌注。另外,舒张期的反搏使得主动脉弓的压力增高,影响了主动脉弓的压力感受器,改变了交感神经的兴奋状态,降低肾血管阻力,使肾小球滤过率明显的增加。

3. 改善右侧心力衰竭　虽然 IABP 主要用于左侧心力衰竭,但亦可以治疗右侧心力衰竭。尤其在右心室梗死时可增加冠状动脉的灌注,防止冠状动脉再闭塞,从而改善右心室功能。当左右心室均出现衰竭时,左心室直接获益于 IABP,左心室壁张力下降,以致肺毛细血管嵌顿压及肺动脉压下降,使右心室后负荷亦有所下降。

四、临床应用

目前没有任何一种药物既能增加心脏和全身氧供,又能减少心肌氧耗,而 IABP 能做到这一点,所以 IABP 在临床得到了广泛的应用。

(一)心脏外科应用

1. IABP 在冠状动脉旁路移植术(coronary artery bypass grafting,CABG)围术期的应用　CABG 是治疗严重冠状动脉粥样硬化性心脏病(简称冠心病)的有效方法之一,研究发现术前预防性应用 IABP 能够降低术后的低心排发生率,减少住院时间。同时有研究证实,应用 IABP 可以降低 CABG 患者 30 天的死亡率,降低远期的死亡率。

2. 心脏外科围术期的应用　随着心脏手术技术的发展,危重患者及术后的重症患者在临床所占的比例越来越大,术前心功能较差者,往往术后初期心脏尚不能负担正常的循环功能,表现为术后严重的低心排,造成术后病死率极高。国内外相关研究一致认为及时使用 IABP 可明显降低心脏手术围术期病死率,提高手术效果。

(二)心脏内科应用

主要用于心源性休克,2014 中国心力衰竭诊断和治疗指南中指出 IABP 可有效改善心肌灌注,又降低心肌耗氧量和增加心排血量。

1. 重症心肌炎中的应用　2000 年 SHOCK 报道了经主动脉内球囊反搏支持治疗重症暴发性心肌炎并发心源性休克患者的临床效果,表明此辅助治疗可以有效降低病患致死率 20% 左右。

2. IABP 在不稳定型心绞痛中的应用　一部分难治性不稳定型心绞痛患者应用药物无法控制病情,这类患者死亡率高,因而需要积极地采取介入性治疗。IABP 辅助可以减少缺血的发生,有利于介入治疗的平稳进行。2011 年美国冠心病指南推荐在不稳定型心绞痛患者如果在强化药物治疗仍持续缺血或缺血频发及冠状动脉造影前后血流动力学不稳定的患者建议应用 IABP。

3. IABP 在高危冠心病介入治疗的应用　高危冠心病患者的手术风险高,IABP 可以使 95% 以上的高危患者成功进行 PCI。Briguori 等证实对于并发心功能不全的患者行冠状动脉再血管化介入治疗中,应用 IABP 可以降低术中发生心脑血管事件,减少导管室不良事件的发生。

冠状动脉再血管化介入治疗后出现慢血流或者无复流会造成明显的暂时性心功能下降和血流动力学的损害。对经药物处理血流动力学仍不稳定的无再流患者,指南推荐应常规使用 IABP。

4. IABP 在冠心病急性心肌梗死(acute myocardial infarction,AMI)中的应用　IABP 在 AMI 中的应用的指南推荐:心源性休克药物治疗难以恢复时,作为冠状动脉造影和急诊血运重建术前的一项稳定措施;AMI 并发机械性并发症,如乳头肌断裂、室间隔穿孔时,作为冠状动脉造影和修补手术及血运重建术前的一项稳定性治疗手段；顽固性室性心动过速反复发作伴血流动力学不稳定；AMI后顽固性心绞痛在冠状动脉造影和血运重建术前的一种治疗措施。

虽然指南对于心源性休克患者推荐应用IABP，但ESC和ACC/AHA指南对AMI并发心源性休克患者应用IABP推荐级别不断下降，从2004年Ⅰb类推荐到2011年Ⅰc类推荐，甚至在2012 ACC/AHA和2013 ESC年指南降为Ⅱ类适应证，上述指南等级下降源于2009年Sjauw等发表的荟萃研究显示，对于STEMI并发心源性休克患者，若接受溶栓治疗则可以从IABP中获益，而接受直接PCI的结果恰恰相反。2012年的IABP-SHOCKⅡ研究结果显示，IABP未能减少30天死亡率。

（三）非心脏性疾病治疗中的应用

左心室功能严重受损、难治的多支冠状动脉病变（包括介入及冠状动脉旁路移植均难以处理）患者行非心脏手术，围术期不良心脏事件风险及病死率均较一般患者显著增加，Samad等认为术前行IABP支持可使心功能最优化，利于此类患者安全接受非心脏手术。Georgeson等研究指出预防性应用IABP可使需要大型手术的心脏病患者，尤其是Goldman心脏危险指数Ⅳ级的患者获益，降低围术期并发症发生率。所以国内外均对此类情况进行了有益的探索，在心脏功能受损患者合并普外科、骨科、神经外科情况时，在IABP支持下顺利完成手术，取得良好效果。还有小样本研究探讨了IABP在感染性休克患者救治中的研究，取得了良好效果。

五、置入及拔出操作

股动脉切开置入法已基本不用，经皮穿刺导管置入法最常用，经胸升主动脉置入法适用于经股动脉不能置入球囊或心脏手术过程中。

经股动脉穿刺置入时先用Seldinger穿刺法，穿刺针穿刺股动脉，按说明书取出球囊导管，并用肝素盐水冲管，沿导丝送入球囊导管，导管置入长度可以胸骨角拉至脐水平，再由脐拉至穿刺点的长度为准。置管后应行床边X线检查，以确认球囊的位置，球囊尖端不透光标志位于主支气管分叉处，而后才行反搏治疗。结束IABP治疗后，拔出反搏球囊时需要让少许动脉血喷出，以防远端肢体栓塞，然后压迫止血20~30分钟，接着加压包扎。

六、并发症及其防治

1. 下肢缺血　周围血管病，女性和高龄是导致肢体血管并发症的主要危险因素。下肢缺血主要与周围动脉病变、IABP导管直径，以及留置主动脉内的时间长短有关。IABP导管的直径大小是决定远端肢体缺血发生的主要因素。随着IABP导管制造工艺的进步，导管多在7~8F，所以肢体缺血发生率已减少。临床表现为缺血肢体疼痛、皮肤苍白、变凉、足背动脉搏动消失，预防措施包括适当抗凝，选择合适的气囊导管，持续反搏，注意下肢动脉搏动（也可用超声多普勒监测）、温度、颜色的变化，及时处理异常情况。

2. 感染　由于球囊留置血管腔内时间较长，置管时应严格无菌操作，并注意日常护理，合理使用抗生素，必要时可以进行血培养指导治疗。

3. 血小板减少　较多见，球囊的机械刺激能引起细胞成分的破坏，减少血小板。尤其多发生在体外循环术后及反搏治疗前24小时。多数血小板可降至$(50~100)×10^9/L$，而后不经治疗能回升，绝大部分不需要补充血小板。

4. 出血　一方面因IABP机械刺激使血小板减少；另一方面因使用肝素并且拮抗血小板是急性冠脉综合征治疗的重要组成部分，使患者凝血功能受抑制。近年来出血性并发症有上升趋势，但其严重性有下降趋势。局部出血可给予缝合及沙袋压迫，全身性的应调节抗凝药，严重者停止使用IABP。

5. 球囊破裂　导管囊内见到血液即可肯定，一旦发生，应尽快抽出球囊内气体，并迅速拔除导管，以防气栓形成。

七、适应证和禁忌证

目前适应证尚无全面共识,部分共识分散于各个心血管指南中,2014中国心力衰竭诊断和治疗指南列举IABP适应证(Ⅰ类,B级):①AMI或严重心肌缺血并发心源性休克,且不能由药物纠正;②伴血流动力学障碍的严重冠心病(如AMI伴机械并发症);③心肌缺血或急性重症心肌炎伴顽固性肺水肿;④作为左心室辅助装置(LVAD)或心脏移植前的过渡治疗。

禁忌证:①绝对禁忌证:较重的主动脉瓣关闭不全,主动脉瘤,主动脉内膜剥脱。②相对禁忌证:人工主动脉瓣,外周动脉血管疾病,心脏畸形矫正不满意,严重凝血功能障碍。

ACC/AHA关于IABP使用建议的汇总(表2-1)。

表2-1 美国心脏病学会/美国心脏协会(ACC/AHA)关于IABP使用建议的汇总

临床情况	建议等级	证据级别
1. 不稳定型心绞痛,积极治疗无效或仍反复发作,或作为患者PCI术前的支持	Ⅱa	C
2. 反复心肌缺血或梗死,并血流动力学不稳定,左心室功能障碍或大面积心肌受累	Ⅰ	C
3. 心源性休克,且不能由药物治疗迅速改善	Ⅰ	B
4. 充血性心力衰竭时用于治疗顽固性肺水肿	Ⅱb	C
5. 与心肌缺血有关的多形性室性心动过速,尤其是药物无效时	Ⅱb	B

八、管理

良好的IABP治疗效果,有赖于良好的管理。管理内容有以下几个方面。

(一)反搏效果的判断

首先要了解反搏的正常的主动脉压力波形及其意义(图2-1)。开始为收缩压迅速上升和收缩峰压的形成,这是左心室收缩射血的结果;紧接着是收缩压的下降,此时压力波形下降,左心室等容舒张开始,主动脉关闭,此时出现重搏波切迹,冠状动脉的灌注主要在此期。

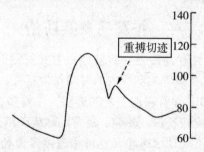

图2-1 正常波形

1. **正确反搏时点** 充气点应在主动脉压力曲线的重搏切迹处,排气点在血压曲线的升支前。理想效果时的动脉压力曲线:辅助的收缩压较无辅助的收缩压下降5~10mmHg;辅助的舒张压较无辅助的舒张末压下降10~15mmHg;在重搏切迹处有一较高的反搏波;动脉压力下降支和反搏波呈"V"形(图2-2)。

2. **过早充气** IABP充气时间在主动脉瓣关闭前。如图2-3所示,充气在重搏波前,舒张期反搏压波形与收缩压波形融合。不良影响:诱发主动脉关闭过早;增加左心室氧耗和左心室射血压力或肺动脉嵌顿压;动脉反流。

3. **充气过晚** IABP充气时间明显晚于主动脉瓣关闭时间。如图2-4所示,IABP充气时间晚于重搏波,缺乏明显的V形波。不良影响:舒张反搏压不够理想,辅助冠状动脉灌注不够理想。

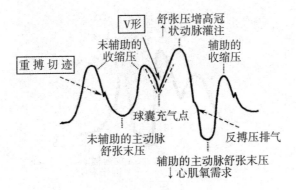

图 2-2 正确反搏波形

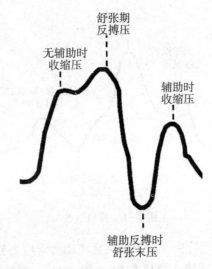

图 2-3 充气过早

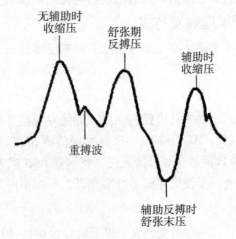

图 2-4 充气过晚

4. 排气过早 在等容收缩期前，过早排气。如图 2-5 所示，反搏压下降支急速下降；舒张反搏压不够理想；反搏时的主动脉舒张末压可能等于或略低于未反搏时的主动脉舒张末压；反搏收缩压可能有所提高。不良影响：反搏压不够理想；有冠状动脉和颈动脉血液回流的危险，由于冠状动脉血液的回流可能会引起心绞痛；后负荷的减低效果不明显；增加氧耗。

5. 排气过晚 在主动脉瓣打开时 IABP 才开始放气。如图 2-6 所示，辅助反搏时的主动脉舒张末压可能等于未反搏时的主动脉舒张末压；心脏收缩的时间可能延长；舒张反搏压波形可能加宽。不良影响：没有本质上的减轻后负荷的效果；当左心室射血遇到巨大的阻力和等容收缩期过长而增加氧耗。

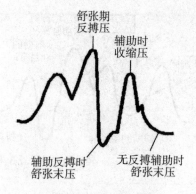

图 2-5 排气过早

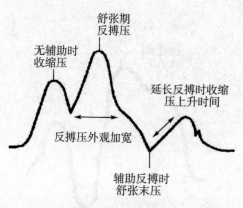

图 2-6 排气过晚

另外，反搏效果还可以体现在治疗中，效果好时血流动力学应当趋于好转，临床上表现为冷、湿皮肤转暖，心绞痛缓解；血压稳定，平均动脉压在 65~80mmHg，尿量正常；监测方面，动脉重搏波升高，心排血量增加，肺毛细血管嵌顿压降低。血管活性药物使用剂量减少。

（二）监测患者心电信号掌握触发方式

多数情况下心电图触发，当注意防止心电信号不佳而影响反搏效果，亦可根据具体情况选择控制驱动的触发信号。

（三）抗凝

行抗凝治疗，多使用普通肝素，因为其可控制性好，即使有出血并发症时可用鱼精蛋白对抗，用量 0.5mg/kg，每 6~8 小时一次，监测：ACT＞30%~50%术前值或 ACT 170~200s，并观察出血情况。但有研究认为 IABP 本身造成血小板数量减少和纤溶亢进，特别是 AMI 患者使用抗血小板药物进一步使血小板失去功能，若溶栓治疗更会进一步使机体处于纤溶亢进，所以不需要常规抗凝。

（四）护理

观察患者神志，做好心理辅导，尽量避免谵妄，必要时请医师协助用药物治疗；插管侧大腿屈曲＜30°，以防球囊导管打折；预防 IABP 移位，保持 IABP 导管和主机连接有一定的松弛度，并做好置管深度的标记，定时观察；注意穿刺术口护理及时换药，尽量减少感染。定时检查置管侧下肢动脉搏动，皮肤的颜色，温度并与对侧比较，并做好记录。监测患者血流动力学情况，并做好记录，供医师查阅及时合理调整反搏参数。

（五）撤机

PCWP＜18mmHg，CI＞2.0L/（min·m^2），MPAP＞70mmHg，多巴胺＜5μg/（kg·min），末梢循环好。撤机操作：逐渐将反搏比降至 3:1，即可拔除。另外一种脱机方法是逐渐减少球囊容积，至 20ml 时即可拔除球囊。

如果同时有呼吸机辅助通气者,应先撤除呼吸机,后再撤机,这是因为拔除气管插管时,常出现剧烈反应,易造成血流动力学的波动。

九、小结

经过几十年的发展,IABP治疗成为人工循环支持中技术最成熟、应用最广泛的方式。目前,IABP应用范围不断扩大(小儿及高龄患者)并向智能化、微型化发展。虽然IABP在部分领域相关研究尚存争议,但作为成熟、有效的心脏辅助装置,其在心源性休克等患者治疗时仍有重要地位。由于IABP的作用依赖于患者自身心搏出量,对于心搏出量过低的患者增压效果并不明显,应用时应注意。此外,IABP的疗效还可能与置入时机等相关,尚须进一步研究验证。同时应再次强调IABP只是一种循环支持手段,单一使用效果有限,最终能改善患者预后的措施是解决患者引起低心排的病理基础。

(王印华)

第三节 血液净化

一、血液净化基础

血液净化是把患者血液引至体外并通过一种净化装置,除去其中某些致病物质,净化血液达到治疗疾病的一种技术。它主要包括血液透析、血液滤过、血液灌流、血浆置换、免疫吸附等。目前,血液净化疗法已不限于治疗急、慢性肾衰竭患者,在重症患者的救治中也已得到广泛应用。

19世纪苏格兰化学家Graham(1805—1869年)首先提出晶体物质通过半透膜弥散,开创了渗透学说,被称为现代透析之父。1912年,美国的Abel等设计了第一台人工肾,对活体动物进行实验。1925年德国的Georg Haas第一个将透析技术用于人类。1945年,荷兰的Willem Johan Kolff在极为困难的第二次世界大战时期,设计出转鼓式人工肾,被称为人工肾的先驱。同时瑞典的Alwall采用正压原理超滤水分的装置用于心力衰竭患者取得了很好的疗效。从此血液净化技术进入快速发展时期。

(一)血液透析

血液透析是一种相对安全、易行、应用广泛的血液净化方法。透析是指溶质通过半透膜,从高浓度溶液向低浓度溶液方向运动。血液透析包括溶质的移动和水的移动,即血液和透析液在透析器(人工肾)内借半透膜接触依浓度梯度进行物质交换,使血液中的代谢废物和过多的电解质向透析液移动,透析液中的钙离子、碱基等向血液中移动。如果把白蛋白和尿素的混合液放入透析器中,管外用水浸泡,这时透析器管内的尿素就会通过人工肾膜孔移向管外的水中,白蛋白因分子较大,不能通过膜孔。这种小分子物质能通过而大分子物质不能通过半透膜的物质移动现象称为弥散。临床上用弥散现象来分离纯化血液使之达到净化目的的方法,即为血液透析的基本原理。

血液透析所使用的半透膜厚度为10~20μm,膜上的孔径平均为3nm,所以只允许分子量为15kD以下的小分子和部分中分子物质通过,而分子量大于35kD的大分子物质不能通过。因此,蛋白质、致热源、病毒、细菌及血细胞等都是不可透出的;尿的成分中大部分是水,要想用人工肾替代肾就必须从血液中排出大量的水分,人工肾只能利用渗透压和超滤压来达到清除过多的水分之目的。现在所使用的人工肾即血液透析装置都具备上述这些功能,从而对血液的质和量进行调节,使之近于生理状态。

1. 血液透析适应证

(1)慢性维持性血液透析的适应证:具有慢性肾衰竭的临床表现,血尿素氮超过20mmol/L,血肌酐超过400μmol/L者即可施行维持性血液透析。

(2)急诊透析指征:①药物不能控制的高血钾(超过6.5mmol/L);②药物不能治疗的少尿、无尿、高度水肿;③慢性肾衰竭并发急性心力衰竭、肺水肿、脑水肿;④药物不能控制的高血压;⑤药物不能纠正的代谢性酸中毒;⑥并发心包炎、消化道出血和中枢神经系统症状。

2. 血液透析禁忌证 血液透析无绝对禁忌证,但并非所有患者都适用于血液透析。因此,下列情况可作为相对禁忌证：①年龄超过70岁或4岁以下儿童，做血液透析往往难以维持，最好行腹膜透析；②恶性肿瘤、老年痴呆、脑血管病等生命不能长久维持的患者；③慢性肝病变、休克或心血管功能差难于耐受体外循环者；④严重出血倾向者；⑤患者有精神异常不合作者和其家属不同意者。

3. 血液透析常见并发症

（1）透析失衡综合征：其发生原因主要是，①由于受血－脑屏障的影响，使透析过程中血液中的尿素氮较脑脊液中的下降快，使血脑之间产生浓度差，使水分由溶质浓度低的一侧向浓度高的一侧移动，这样大量水分进入脑内，形成脑水肿。②透析中脑缺氧也可能是产生失衡综合征的原因。③近年来实验证明，经快速透析后，大脑皮质细胞内 pH 明显降低。脑内含水量增多，致脑内氢离子含量增高，使细胞间渗透压上升，也是导致透析失衡的原因。

透析失衡综合征的主要症状有恶心、呕吐、头痛、疲乏、烦躁不安等。其发病率可达10%～20%。严重者可有抽搐、震颤。主要治疗是立即给予高渗性溶液如甘露醇或高渗葡萄糖静脉注射，给予镇静药，必要时中止透析。

（2）首次使用综合征：主要是应用新透析器及管道所引起的。多发生在透析开始后几分钟至1小时。按表现不同分为A型和B型。A型表现为呼吸困难，全身发热感，可突然心搏骤停；轻者表现为瘙痒、荨麻疹、咳嗽、流泪、流涕、肌肉痉挛、腹泻等。B型症状较A型轻，主要表现为胸背痛，原因不明。

（3）低血压：发病率为20%～40%。发生低血压的原因很多，主要有：①有效循环血量减少。②血浆胶体渗透压下降，使水分移向组织间或组织内，而使血容量下降。③醋酸盐的毒性作用：醋酸盐对末梢血管有扩张作用，可使血管阻力降低，致血压下降。④自主神经功能紊乱，使颈动脉和主动脉压力感受器反射弧存在缺陷，对开始开放体外循环时血容量减少不适应。这种低血压多数发生在透析开始。而透析中后期的血压下降多由于超滤过快或对醋酸盐透析液不适应。

典型的低血压表现有恶心、呕吐、出汗、面色苍白、呼吸困难和血压下降等。

（4）透析中高血压：主要发生在透析中、后期，其原因不清楚，且比较顽固，处理困难。

（5）透析中头痛：比较少见，其发生率为5%，常见原因有高血压、神经性头痛。

（6）心律失常：引起心律失常的原因有冠心病、心力衰竭、心包炎、严重贫血、电解质及酸碱平衡紊乱、低氧血症、低血压及药物等。心律失常的发生率为5%，心律失常比较复杂，临床和心电图表现也不同，应根据心律失常的类型给予恰当地处理。

（7）透析中肌肉痉挛：原因还不清楚，可能与透析中组织缺氧、低钠和循环血量减少有关。

（二）血液滤过

血液滤过技术是通过机器（泵）或患者自身的血压，使血液流经体外回路中的一个滤器，在滤过压的作用下滤出大量液体和溶质，即超滤液，同时，补充与血浆液体成分相似的电解质溶液，即置换液，以达到血液净化的目的。整个过程模拟肾小球的滤过功能，但并未模仿肾小管的重吸收及排泌功能，而是通过补充置换液来完成肾小管的部分功能。

血液滤过与血液透析的原理不同。前者通过对流作用及跨膜压（transmembrane pressure，TMP）清除溶液及部分溶质，其溶质清除率取决于超滤量及滤过膜的筛漏系数（sieving coefficient）；而后者则是通过弥散作用清除溶质。因此，血液透析比血液滤过有更高的小分子物质清除率，而血液滤过对中分子物质清除率高于血液透析。

正常人尿液生成主要是通过肾小球的滤过和肾小管的重吸收及分泌功能。血液滤过就是模仿肾单位的这种滤过原理设计的，但没有肾小管的重吸收功能。治疗过程中需补充大量的与细胞外液成分相似的液体，来替代肾小管的功能。

血液滤过与血液透析的主要区别在于：血液滤过是通过对流的方式清除溶质，而血液透析是通过弥散的作用清除溶质。前者与正常肾小球清除溶质的原理相仿，清除中、小分子物质的能力相等，而血液透析对尿素、肌酐等小分子物质有较好的清除率，而对中分子物质的清除能力则较差。

1. 血液滤过的适应证　基本上与血液透析相同，适用于急、慢性肾功能衰竭，但在下列情况血液滤过优于血液透析。

（1）高血容量所致心力衰竭：在血液透析时往往会加重心力衰竭，被列为血透禁忌证，而血滤则可以治疗心力衰竭。因为：①血滤能迅速清除过多水分，减轻心脏的前负荷；②不需要使用醋酸盐透析液，避免了由其引起的血管扩张和心肌抑制；③血滤时血浆中溶质浓度变动小，血浆渗透压基本不变，清除大量水分后，血浆蛋白浓度相对升高，有利于周围组织水分进入血管内，从而减轻水肿。

（2）顽固性高血压：血透治疗的患者发生顽固性高血压可达50%（高肾素型），而血滤治疗时，可降至1%，有的可停用降压药。血压下降原因除有效清除过量水、钠外，可能还有其他原因。有学者曾反复测定血浆和滤液中血管紧张素Ⅱ，发现两者的浓度相近，表明血液滤过能清除血浆中的某些加压物质。另一方面血液滤过时，心血管系统及细胞外液容量均比较稳定，明显减少了对肾素－血管紧张素系统的刺激。

（3）低血压和严重水、钠潴留：接受血液滤过治疗的患者，其心血管稳定性明显优于血液透析，血液透析治疗期间低血压发生率达25%~50%，但在血液滤过治疗时低血压发生率可降至5%。其原因为：①血液滤过时能较好地保留钠，在细胞外液中能保持较高水平的钠以维持细胞外液高渗状态，使细胞内液向细胞外转移，即使在总体水明显减少的情况下，仍能保持细胞外液容量稳定；②血液滤过时血容量减少，血浆中去甲肾上腺素（noradrenaline，NA）浓度升高，使周围血管阻力增加，保持了血压稳定，而血液透析时NA则不升高；③血液滤过时低氧血症不如血液透析时严重；④避免了醋酸盐的不良反应；⑤血液滤过时溶质浓度变动小，血浆渗透压较血液透析稳定；⑥血液滤过时滤过膜的生物相容性比常用透析膜好，故血液滤过能在短时间内去除体内大量水分，很少发生低血压，尤其对年老心血管功能不稳定的严重患者，血液滤过治疗较为安全；⑦血液滤过时返回体内血液温度为35℃，由于冷刺激自主神经，使NA分泌增加，而血液透析温度38℃，使周围血管扩张，阻力降低。

（4）尿毒症心包炎：在持续血液透析患者，尿毒症心包炎发病率达20%~25%，原因未明，改做血液滤过后，发现心包炎治疗时间较血液透析短，可能是血液滤过脱水性能好，清除中分子毒性物质较好之故。

（5）急、慢性肾衰竭：持续或间歇的血液滤过是急性肾衰竭的有效措施。连续性动静脉血液滤过（continuous arterio-venous hemofiltration，CAVH）对心血管功能不稳定、多脏器功能衰竭、病情危重的老年患者有独特的优点。

（6）肝性脑病：许多学者认为血液滤过对肝性脑病治疗效果比血液透析好，但比血浆置换、血液灌流差。

2. 血液滤过的禁忌证　同血液透析。

3. 血液滤过常见的并发症

（1）置换液污染：由于置换液输入量大，污染机会多，故有可能发生感染。

（2）氨基酸与蛋白质丢失：氨基酸平均分子量140D，每次血液滤过治疗平均丢失5~6g氨基酸，蛋白质丢失量各家报道不一，有的为3~14g，也有的为2~4g。

（3）激素丢失：滤液中发现有胃泌素、胰岛素、抑胃泌素、生长激素刺激素B和甲状旁腺素，但对血浆浓度影响不大。可能是血滤过时也清除激素降解产物。

（4）血压下降：主要是液体平衡掌握不好，脱水速度过快所致。

（三）血浆置换

血浆置换（plasma exchange，PE）是将人体内的致病物质或毒素从血浆分离弃去或将异常血浆分离后，经免疫吸附或冷却滤过除去其中的抗原或抗体，再将余下的血液有形成分加入置换液回输的一种技术。1956年血浆分离设备问世，1959年Waldenstrom应用于治疗疾病。

1. PE原理

（1）人体循环中的致病因子在一些疾病发病机制中起着重要作用，它可导致器官功能的损害，这些致病因子包括：①自身免疫性疾病中的自身抗体，如IgG、IgM；②沉积组织引起组织损伤的免疫复合物；③过量的低密度脂蛋白；④各种副蛋白，如冷球蛋白及游离的轻链或重链等；⑤循环毒素，包括过量的药物及外源性和内源性毒性物质等。

（2）血浆置换作用机制归纳如下：①PE 可以及时迅速有效地清除疾病相关性因子，如抗体、免疫复合物、同种异体抗原或改变抗原、抗体之间量的比例。这是 PE 治疗的主要机制。PE 对致病因子的清除要较口服或静脉内使用免疫抑制药迅速而有效。②PE 有非特异性的治疗作用，可降低血浆中炎性介质如补体产物、纤维蛋白原的浓度，改善相关症状。③增加吞噬细胞的吞噬功能和网状内皮系统清除功能。④可从置换液中补充机体所需物质。应该说明的是，PE 治疗不属于病因治疗，因而不影响疾病的基本病理过程。针对病因的处理不可忽视。

血浆置换包括两部分，即血浆分离和补充置换液。血浆分离又可分为膜式血浆分离和离心式血浆分离。

2. PE 方法及技术要求

（1）离心式血浆分离法：①间断性离心式血浆分离；②持续性离心分离。

（2）膜式血浆分离法：①膜式单滤器血浆分离；②膜式双滤器血浆分离（级联滤过）；③血浆冷却膜分离（冷冻滤过分离法）；④膜式血浆分离与特异性免疫吸附偶联；⑤其他分离方法：膜式分离与离心分离偶联；自身动脉-静脉 PE。

3. 置换液

（1）置换液补充原则：经典的 PE 患者丢弃血浆量较多，为了保持机体内环境的稳定维持体内胶体渗透浓度避免发生威胁生命的体液平衡紊乱，置换液补充要考虑以下原则：①等量置换，且血浆滤出速度与置换液输入速度大致相同，尽量避免血容量的波动；②保持血浆胶体渗透压正常；③维持水、电解质的平衡；④适当补充凝血因子和免疫球蛋白，避免降到临界水平以下；⑤减少病毒污染机会；⑥无毒性，不在组织内蓄积。

（2）置换液的组成及应用：PE 所丢弃的血浆要以相当量的置换液补充，在国外置换液费用占 PE 费用的 70%。目前常用的置换液有以下几种：白蛋白溶液、新鲜冷冻血浆（fresh frozen plasma，FFP）、晶体液。

4. PE 的适应证　PE 的治疗范畴已涉及神经系统疾病、肾脏疾病、血液病、肝疾病、自身免疫性疾病、结缔组织病、家族性高胆固醇血症、各种中毒、移植领域等。

5. PE 的并发症

（1）电解质紊乱：使用白蛋白置换液时可发生低钙、低钾。

（2）血容量改变及心律失常：低血容量、高血容量、心律失常。

（3）感染：导致的原因有：①免疫球蛋白及补体的减少；②合并应用免疫抑制药；③机体免疫功能低下；④置换液补充增加病毒性肝炎的机会。

（4）过敏反应：置换液中大量新鲜血浆、血浆中异体蛋白等物质可引起变态反应。

（5）体内某些物质的丢失：如凝血因子、某些酶和激素。

（6）出血倾向：导致的原因有：①过量使用抗凝药；②原发病。

（四）血液灌流

血液灌流指将血液借助体外循环，引入装有固态吸附剂的容器中，以吸附清除某些外源性或内源性的毒物，达到血液净化的一种治疗方法。

血液灌流的研究始于 20 世纪 60 年代，希腊学者 Yatzidis 首次应用活性炭颗粒对尿毒症患者进行血液灌流，可以有效清除代谢毒物和外源性毒物，如肌酐、尿酸、酚类、胍类和巴比妥类药物，由于治疗中出血及血小板严重下降，无法在临床上推广。1966 年，加拿大华裔科学家张明瑞教授将活性炭进行白蛋白-火棉胶包膜用于血液灌流中，有效地防止炭微粒脱落而进入人体血液，从而避免血栓栓塞现象和白细胞、血小板下降问题，较好地解决血液的相容性问题。1970 年，Rosenbaum 率先用吸附树脂进行血液灌流。这一阶段对血液灌流吸附剂的研究主要为采用了不同包膜技术的活性炭及树脂。1979 年，Terman 首先报道了使用 DNA 免疫吸附柱，采用血液灌流技术来治疗系统性红斑狼疮（systemic lupus erythematosus，SLE），从此迈入了用免疫吸附疗法治疗免疫性疾病的新阶段。

我国自20世纪70年代末，也对血液灌流用的吸附剂开展了比较深入的研究，并得到较为广泛的应用。特别在药物中毒、肝功能衰竭、肾衰竭、免疫吸附等方面已取得丰硕成果。目前，已应用于临床的灌流吸附剂有包膜活性炭、大孔吸附树脂、炭化树脂、DNA免疫吸附与蛋白A免疫吸附等吸附剂类型。我国天津南开大学的何炳林、俞耀庭等分别研制出了大孔吸附树脂、炭化树脂、DNA免疫吸附剂并已成功应用于临床。目前，珠海丽珠医用生物材料有限公司通过与南开大学密切合作，已开发出了品种较为齐全、能适应不同病症的HA树脂血液灌流器系列产品。

1. 血液灌流原理

（1）活性炭：活性炭是一种多孔性、高比表面积的颗粒型无机吸附剂，由椰子壳等坚果壳类材料在有控制的氧化条件下高温炭化制成。其比表面积在$1\,000\,m^2/g$以上，孔径分布宽，孔隙率高，为广谱型吸附剂，能够吸附血液中的肌酐、尿酸、胍类、酚类及中分子物质，尤其对小分子的外源性药物和毒物清除率较高，如巴比妥、地西泮等药物，但对尿素、钠、钾、氯、磷、氢离子和水无清除作用。由于炭粒本身机械强度差，在活性炭与血液直接接触过程中，不可避免有颗粒脱落进入血液，容易形成血栓，破坏血小板。故近年国内临床上应用在逐渐减少。

（2）合成树脂：合成树脂材料包括中性吸附树脂和阴离子交换树脂，目前应用较多的是NK-107中性吸附树脂（南开大学科研成果——HA系列树脂吸附剂）。其比表面积在$900\sim1\,200\,m^2/g$以上，其主要由苯乙烯-二乙烯苯合成，具有相对特异的吸附性能、吸附容量大、吸附速率快、生物相容性好、机械强度高等特点。对亲脂性及带有疏水基团的物质吸附率较高；对脂溶物质及与蛋白质紧密结合的物质也有较强的吸附效果。能够更有效地清除一般活性炭难以吸附的血氨。

阴离子交换树脂对未结合胆红素及巴比妥类药物具有良好的清除效果。但阴离子交换树脂对血细胞破坏比较严重、对体内电解质平衡有一定影响，故临床应用一般不做全血吸附，一般只做血浆吸附。

（3）免疫吸附：免疫吸附（immunoadsorption，IA）疗法是近20年来发展起来的一项新技术，用于治疗一些传统方法难以奏效的疾病。它将抗原、抗体或某些具有特定物理化学亲和力的物质作为配基与载体结合，制成吸附剂，利用其特异性吸附性能，选择性或特异性地清除患者血液中内源性致病因子，从而达到净化血液、缓解病情的目的。与被吸附对象之间有特异性亲和力的物质称为配体。常用配体有下面几种：固定抗原、吸附抗体，如固定DNA、吸附DNA抗体；固定抗体、吸附抗原，如固定抗HBsAg抗体、吸附HBsAg；固定补体、吸附免疫复合物，如固定C_2，吸附DNA-抗DNA复合物；固定有疏水性相互作用的配体，如固定色胺酸或苯丙氨酸，吸附各种风湿性疾病中的自身免疫性抗体。吸附材料常用火棉胶包裹的活性炭、火棉胶直接制作的膜、醋酸纤维素膜、琼脂糖等加入上述固定配体。用免疫吸附方法可治疗红斑狼疮、类风湿关节炎等自身免疫性疾病，亦可用来清除乙型肝炎病毒、抗胰岛素抗体等。

2. 血液灌流适应证

（1）活性炭：活性炭灌流器主要用于急性药物、毒物中毒。

（2）合成树脂：中性大孔树脂近几年在临床应用方面取得了突破性进展，其适应证已远远超出中毒救治的范畴，目前涉及的领域包括：①急性药物、毒物中毒；②维持性血液透析并发症、急慢性肾衰竭；③重症肝炎/肝衰竭；④全身炎症反应综合征、脓毒症、多器官功能障碍综合征；⑤银屑病、重型药疹、天疱疮等皮肤病；⑥风湿性疾病如类风湿关节炎、儿科疾病如过敏性紫癜等。

阴离子交换树脂主要用于高胆红素血症的治疗。

（3）免疫吸附：目前国内临床上应用的免疫吸附技术包括DNA免疫吸附和蛋白A免疫吸附。DNA免疫吸附剂以球形炭化树脂作为载体材料，以高度纯化的DNA分子片断作为配基，以特殊的包膜将配基固定到炭化树脂上面形成完整的吸附剂，其中DNA分子片断作为系统性红斑狼疮（SLE）患者致病物质抗DNA抗体的抗原，具有特异性识别和结合抗DNA抗体、抗核抗体及其免疫复合物的功能，适应证主要为系统性红斑狼疮；蛋白A免疫吸附剂的配体为葡萄球菌蛋白A，基质为4%交叉连接珠状琼脂，目前国内临床上主要用于器官移植群体反应性抗体（PRA）水平高的患者。

3. 血液灌流禁忌证　血液灌流无绝对禁忌证，相对禁忌证为有凝血功能障碍或低血容量者，如此类患者需行血液吸附治疗必须先行纠正凝血功能和血容量后再行治疗。

4. 血液灌流并发症　血液灌流由于技术操作与血液透析相似，故血液透析中的很多不良反应在血液灌流中亦同样可见到，如发热、出血、空气栓塞、血压波动等。这是由于体外循环和肝素化的结果，此处不再详述。血液灌流早期用活性炭吸附剂，常微粒脱落导致栓塞的报道，近年来由于包囊技术的改进及合成树脂的问世，无论在临床或实验室动物解剖材料均再无此类不良反应的报道。

二、连续性血液净化

连续性血液净化（continuous blood purification，CBP）又名连续性肾替代疗法（continuous renal replacement therapy，CRRT），是近10余年获得较大发展的一门新的血液净化技术，是指所有连续、缓慢清除水分和溶质的治疗方式的总称。

1977年，Kramer最初创造了连续性动静脉血液滤过（CAVH）技术治疗急性肾衰竭，取得了良好的效果，后来根据临床需要又衍生出多种CRRT模式，如动静脉缓慢连续超滤（SCUF）、连续性静静脉血液透析滤过（CVVHDF）、连续性静静脉血液透析（CVVHD）等。迄今为止，CBP主要有以下几种模式（图2-7）。

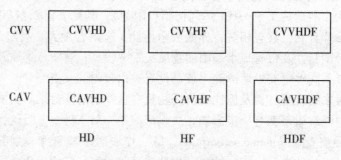

图2-7　CBP的主要模式

（一）CBP的特点

(1) 血流动力学稳定。
(2) 溶质清除率高。
(3) 加快急性肾衰竭的恢复。
(4) 清除炎症介质。
(5) 改善组织氧代谢。
(6) 提供充分的营养支持。
(7) 保持水、电解质平衡。

（二）CBP的适应证

随着血液净化技术的不断发展，CBP已不仅仅用于急性肾衰竭（ARF）的治疗，其治疗范围已远远超出ARF的范畴，特别是在重症医学得到了进一步的拓展。

1. ARF伴肺水肿　CBP可以缓慢、平稳地清除溶质和水分，血浆渗透压变化梯度小，有利于增加血管再充盈率，改善患者血流动力学状态；CBP使末梢血管阻力和心排血量增加，稳定血压；CBP可以清除炎性介质，弱化炎症反应。

2. ARF伴脑水肿　CBP时血浆渗透压缓慢下降，因此，CBP可以防止透析失衡综合征，保持血流动力学的稳定。

3. ARF伴高分解代谢　高分解代谢患者需要补充足够的热量和蛋白质，因此，要输入大量液体，以防止进一步营养不良。而CBP可以安全和充分地控制液体，全面接受肠外营养所需剂量，从而极好地控制代谢异常状态。

4. 全身炎症反应综合征与多脏器衰竭　高容量血液滤过（high volume hemofiltration，HVHF）可以有效清除炎性介质，恢复单核细胞抗原递呈功能，抗炎因子（IL-10）水平下降，起到调节机体免疫紊乱状态、重建机体免疫系统内稳状态的作用。

5. 重症急性胰腺炎（SAP） CVVH 可以清除 TNF-α、磷脂酶和激肽酶等介质，使脏器功能损害改善，降低病死率。

6. 急性呼吸窘迫综合征（ARDS） 目前已证实清除炎性介质可以改善 ARDS 预后；CBP 治疗引起的低体温可减少 CO_2 的产生，减少辅助通气。此外，减少 CO_2 产生，结合置换液中碳酸氢盐的碱化作用，可耐受高碳酸血症。

7. 心肺体外转流 HF 能改善凝血参数和术后肺氧交换，减弱炎症反应，升高体温和白细胞计数下降，以及血浆补体活化产物下降，减少其他炎症介质延迟释放。

8. 挤压综合征 HF 可以有效清除肌红蛋白，故可以防止挤压综合征导致的肾衰竭，同时 HF 可以保证营养供给和纠正体液平衡紊乱。

9. 乳酸酸中毒 当肝功能出现障碍而减少内源性乳酸清除时，CBP 治疗可以清除乳酸，特别是 HVHF 效果尤佳。

10. 慢性心力衰竭 对利尿药和血管扩张药反应很差的终末期充血性心力衰竭患者，使用单纯超滤可以排出水分，与用利尿药相比，超滤排出水分更容易耐受。CBP 除了补充液体外，也能纠正其他的生化异常。

11. 肝性脑病 从原理上看，HF 对导致肝性脑病的物质如氨、假性神经递质、游离脂肪酸、酚、硫醇、芳香族氨基酸等均有清除作用。有一点必须注意的是，当给患者超滤多余的体液时，不宜操之过急，因为过度的超滤可诱发或加重肝性脑病。

12. 药物或毒物中毒 CBP 治疗对于小分子、水溶性而不与血浆蛋白质结合的药物或毒物有较好的清除作用，其治疗效果优于血液透析和腹膜透析。

（三）CBP 的并发症

1. 出血 最为常见的并发症，包括留置静脉插管相关的出血和体外抗凝引起的出血。
2. 血栓 留置静脉插管相关的血栓与插管时的损伤和留置的时间有关。
3. 感染和败血症 导管局部的感染是较为严重的并发症。
4. 低温 适当的温度降低有利于保持心血管功能的稳定，但大量液体交换也可导致患者温度不升。体温应不低于 35℃。
5. 水、电解质紊乱 要注意在治疗前、治疗中定期检测电解质、血气，以便及时调整置换液，以防出现低钾、低磷等。
6. 空气栓塞 泵前输注大量的置换液时，由于负压吸引，可导致空气大量进入。
7. 滤器功能丧失 持续检测体外循环中的 TMP（跨膜压）、超滤液与血液中血尿素氮（blood urea nitrogen，BUN）比值（<0.6）、定期生理盐水冲洗有利于早期发现。

三、组合型血液净化新技术

（一）连续性血浆滤过吸附

1. 连续性血浆滤过吸附的概念和原理 连续性血浆滤过吸附（continuous plasma filtration adsorption，CPFA）1998 年由 Tetta 等提出，是指全血先由血浆分离器分离出血浆，将被吸附剂吸附后的血浆与血细胞混合，再经过第二个滤器的作用，清除多余的水分和小分子毒素。CPFA 方法中吸附柱内的树脂是人工合成的苯乙烯-二乙烯苯树脂，其用途广泛，具有很高的同质性、良好的压力流动性和极好的机械、化学稳定性，能够良好的适合于体外应用。CPFA 主要清除炎症介质和细胞因子等中、大分子物质。CPFA 的操作流程分为两部分（图 2-8）：一部分是血浆分离和血浆吸附；另一部分是血液滤过或血液透析。Tetta 认为，经过血浆滤过器分离的血浆中仍含有大量的 TNF-α、IL-1β、IL-6 等细胞因子，而 CPFA 时选用的树脂等吸附剂对这些因子吸附能力很强，故 CPFA 对溶质的筛选系数就等于血浆滤过器的筛选系数，对炎症因子的清除非常高效，远高于 CVVH。

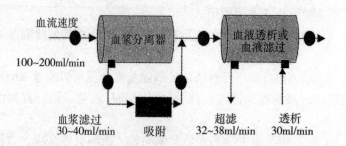

图 2-8 CPFA 的操作流程

2. CPFA 的特点

（1）溶质筛选系数高：经血浆滤过器分离的血浆中含有大量 TNF-α、IL-1β 和 IL-8 等细胞因子，而 CPFA 时选用的活性炭、树脂等吸附剂对这些因子吸附能力很强，故 CPFA 对溶质的筛选系数就等于血浆滤过器的筛选系数。树脂不仅直接吸附细胞因子，还能吸附细胞因子的载体（如 α-巨球蛋白），因此，对细胞因子的清除率更高。树脂接触血浆后，早期有少许血浆蛋白也被吸附，5 分钟后就完全停止，并不影响血浆蛋白、凝血因子和纤维蛋白原浓度，但细胞因子的吸附是持续的。

（2）生物相容性好：CPFA 时血细胞不直接接触吸附剂，避免了生物不相容反应导致的中性粒细胞和补体活化及生物不相容反应。

（3）清除细胞因子和调整内环境平衡：Sepsis、SIRS 和 MODS 患者通常合并肾衰竭、高分解代谢、电解质和酸碱平衡紊乱，CPFA 既能有效清除细胞因子，又能纠正内环境失调。

3. CPFA 的临床应用　意大利 Ronco 等对比了 CPFA 和 CVVH 对重症脓毒症患者（APACHE Ⅱ>20）的影响，研究发现，CPFA 对细胞因子的吸附率几乎为 100%；经 CPFA 治疗 10 小时后，单核细胞对外源性 LPS 刺激的反应性恢复，CVVH 组只有部分恢复，且恢复时相延迟。CPFA 治疗 5 小时后，患者外周血管阻力增加，去甲肾上腺素用量减少并持续到治疗 10 小时后，CVVH 组升压药用量无减少。该研究结果表明，与 CVVH 相比，CPFA 更有助于改善重症脓毒症患者单核细胞反应性和血流动力学状态。

Formica 等选择 6 例平均年龄为（53.6±18.2）岁均为 MODS 的患者，APACHE Ⅱ 评分为（24.5±6.2）分。每例患者平均接受 CPFA 治疗 7~12 次。结果发现，治疗后的 APACHE Ⅱ 评分为（13.3±4.0）分。5 例患者在 18~57 天分别从重症监护病房转出普通病房。C 反应蛋白（CRP）从治疗初到结束明显下降了 76%，白细胞介素-6（IL-6）、白细胞介素-10（IL-10）和可溶性细胞间黏附分子-1（Sicam-1）也分别下降了 2.8%、36.6% 和 69.2%。

2008 年毛慧娟等对 7 例 MODS 患者（APACHE Ⅱ>20）采用前瞻性、随机、自身交叉对照研究。每例患者均在常规治疗基础上加用 CPFA（A）和 HVHF（B）治疗，A，B 治疗顺序随机，间隔一夜洗脱期（12 小时），即每例患者接受 A+B 或 B+A 方案。分别检测、计算细胞因子经过 CPFA 整个装置、CPFA 吸附器（HP）和 HVHF 装置的下降率，在 CPFA 治疗的开始（0 小时）及 5 小时后，整个 CPFA 装置前后、CPFA 装置中吸附器（HP）前后的血清 TNF-α、IL-1β、IL-6 的水平均有明显下降。

（二）分子吸附再循环系统

1. 分子吸附再循环系统的概念和原理　分子吸附再循环系统（molecular absorbent recirculation system，MARS）是 1990 年由德国 Rostock 大学的 Jan Stange 和 Steffen Mitzner 研制开发的一种新型人工肝支持系统，1992 年首次应用于肝衰竭患者。我国于 2001 年开始应用 MARS 治疗肝衰竭患者，取得较好疗效。

MARS 系统主要模拟肝细胞的解毒功能，分别由血液循环、白蛋白再生循环和透析循环三部分组成（图 2-9）。

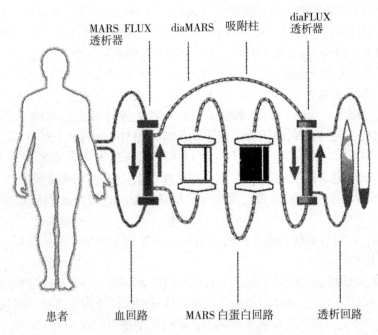

图2-9 MARS工作原理图

第一个循环即血液循环,利用血液泵把体内血液引出,血液流经MARS FLUX透析器,白蛋白结合毒素(albumin bound toxins,ABT)及水溶性毒素通过MARS透析膜转运至白蛋白循环透析液的循环回路中。MARS透析膜是由无数个聚砜组成的中空纤维合成,膜的总面积达到2.4m^2,该聚砜膜具有结合亲脂基团的理化作用,另一侧为20%的白蛋白透析液。患者血浆中与白蛋白组分结合的毒性物质通过MARS膜转运至白蛋白透析液中,透析液中的白蛋白是以配位体结合转运蛋白的形式结合毒性物质。与此同时,血液中的水溶性毒性物质也随之一同进入透析液中。导致ABT与白蛋白分离的机制有两个:①在肝衰竭的情况下,血浆中的白蛋白表面结合的ABT本身就是超载的,部分ABT与白蛋白的结合本来就不牢固;②当透析膜结合了ABT之后,使得白蛋白-毒素复合物发生构象改变,降低了白蛋白对ABT的结合能力。

MARS第二个循环是白蛋白再生循环。活性炭能吸附相对分子质量4 960以内的中小分子水溶性物质,如游离脂肪酸、γ-氨基丁酸、硫醇等,但对ABT吸附能力有限。树脂能吸附相对分子质量496~4 960的中分子物质,对ABT的吸附能力优于活性炭,对脂溶性高的毒物也有较强的吸附能力。活性炭和树脂的联合吸附作用扩大了解毒范围,增强了解毒效果,并使得白蛋白透析液得以再生和循环。MARS人工肝通过中介蛋白转运大分子毒素,血浆不与活性炭和树脂直接接触,不会发生凝血因子和蛋白质的吸附和破坏,不会丢失激素、生长因子等有益物质。

第三个循环是借用常规透析机进行透析循环。MARS人工肝透析器是特殊的低通量透析器,膜的总面积1.8m^2。血液中的大部分水溶性物质如尿素、尿酸、肌酐、氨可被有效清除,同时,还可去除部分水分,维持白蛋白浓度,使透析液酸碱及电解质浓度恢复正常。

2. MARS的适应证

(1)急性、亚急性或慢性重型肝炎。

(2)高胆红素血症。

(3)肝移植术前的"待肝期"。

(4)肝手术后的无功能或低功能状态。

(5)肝衰竭的严重并发症,如肝肾综合征、脓毒血症、心力衰竭等。

(6)蛋白结合药物的急性中毒,如巴比妥类或苯二氮䓬类催眠镇静药及吩噻嗪类或三环类抗精神病药物等中毒。

3. MARS的临床应用 病毒性肝炎及各种原因所致肝衰竭死亡率较高,治疗晚期肝衰竭的唯一办法是肝移植。但大多数患者病情进展很快，常在等待供肝过程中死亡或因病情太重，无法达到承受肝移植状态。采用 MARS 人工肝能清除血液中的毒素和炎性介质，保护脏器功能，为肝移植赢得时间，并提高肝移植手术的成功率。Doria 等应用 MARS 治疗 7 例暴发性肝衰竭的患者，经过治疗后，患者的血氨、乳酸水平降低；电解质、血糖、动脉血气、凝血功能等指标保持稳定；肝功能、全身血流动力学状态及 Glasgow 昏迷评分等指标显著改善。7 例患者中，6 例存活，其中 4 例成功过渡到肝移植，而 2 例在未进行肝移植的情况下完全康复。Choi 等对 5 例接受了肝移植的慢性肝衰竭基础上的急性加重患者进行 MARS 治疗。其中 3 例在接受移植的前 1 天进行了 8 小时的 MARS 治疗，3 例均存活，另外 2 例未进行 MARS 治疗，在接受移植后 2 周死亡。明英姿等对 19 例肝衰竭患者单次或多次行 MARS 人工肝治疗，患者胆红素、血氨、尿素氮、肌酐等显著降低，其中 15 例成功过渡到肝移植治疗。阿永俊等报道 MARS 人工肝治疗 5 例移植前肝衰竭患者，均为肝移植赢得时间，最终 5 例成功获得供肝，施行了肝移植。

Wolff 等研究表明，在慢性酒精肝病急性失代偿时使用 MARS 治疗可改善血氨、血胆红素浓度及肾功能，却不能降低死亡率。

MARS 对血中胆红素浓度的清除并非完全一致，当胆红素＞250μmol/L 时 MARS 清除胆红素在 40% 左右，而浓度＜250μmol/L 时其清除率较低，出现这种情况的原因考虑为血液中胆红素浓度处于低水平时，由于膜两侧浓度梯度低，胆红素跨膜移动困难，故清除率相对较低。

MARS 对重型肝炎的治疗宜早期介入，会获得较好的临床疗效。赵秀华等对 123 例重型肝炎的患者采用 MARS 治疗发现，MARS 对早、中、晚期重型肝炎的治愈好转率分别为 80.8%、46.5%、13%；对急性、亚急性、慢性重型肝炎的治愈好转率分别为 14.3%、55.6%、42.9%；同时，该研究还提示，对于年龄小于 40 岁的重型肝炎患者，MARS 治疗能取得较好的疗效。

MARS 治疗危重病患者可清除部分炎性介质、改善通气功能。罗红涛等对 61 例因各种原因导致的 MODS 患者进行 MARS 发现，患者一氧化氮、TNF-α、IL-2、IL-6、IL-8 脂多糖结合蛋白水平均明显下降，同时大量水溶性和非水溶性毒素被明显清除，患者血流动力学、肝性脑病及呼吸、心、肾功能等临床症状明显改善，总体序贯器官衰竭估计（sequential organ failure assessment, SOFA）评分明显下降，总体预后改善。李轶男等对脓毒症患者进行 MARS 治疗，结果提示，MARS 治疗过程中患者 PaO_2、SaO_2 及氧合指数均有明显改善，气道峰压明显降低，心率显著减慢，平均动脉压明显升高。

MARS 自 2001 年进入国内以来，其对肝衰竭的治疗效果得到了普遍的肯定，但由于治疗费用高昂，不是特别适合国情。

为此，国内有关学者在白蛋白透析治疗方面做了一些探索。2004 年，郭利民首次提到连续白蛋白净化系统（continuous albumin purification, CAPS）。CAPS 的工作原理和 MARS 基本一致，是另一种可对白蛋白在线净化重复利用的白蛋白透析系统。用高通量聚砜膜血滤器、20% 白蛋白透析液、日产 BL300 胆红素吸附器和（或）国产 HA 系列中性树脂灌流器构建了类似的 CAPS，单次治疗时间 8~12 小时。与 MARS 治疗对照资料显示，在清除肌酐（Cr）和血氨（NH_3）等水溶性毒素方面，CAPS 与 MARS 具有相似的效能。国产 HA 系列中性树脂灌流器单次治疗 TBIL 降幅为 20.5%，略低于 MARS（25.5%），但其对 TBA 具有更强的吸附能力（降幅达 57.0%），耗材费用可节省 70% 左右。与 MARS 比较，CAPS 具有较优的性价比，更适合于中国国情。

4. MARS 的不良反应　MARS 的不良反应包括低血压、失衡综合征、发热、感染、空气栓塞等，此外，尚有一些不良反应是难以预测的。Doris 等报道在 30 例应用 MARS 治疗的 ACLF 患者中，有 9 例患者出现了菌血症（血培养阳性）。应用 MARS 治疗期间出现心源性肺水肿的病例也有报道，而这些患者在治疗前胸部 X 线片完全正常。

四、重症患者血液净化的抗凝

（一）常用抗凝药

1. 肝素　肝素因首先在肝发现而得名，药用主要从牛肺或猪小肠黏膜提取。肝素是一种由葡萄糖胺、L-艾杜糖醛苷、N-乙酰葡萄糖胺和 D-葡萄糖醛酸交替组成的黏多糖硫酸脂，制剂分子量在 1 200~40 000D，抗血栓与抗凝活性与分子量大小有关。肝素具有强酸性，并高度带负电荷。

其药理作用包括：①抗凝血；②抑制血小板，增加血管壁的通透性，并可调控血管新生；③具有调血脂的作用；④可作用于补体系统的多个环节，以抑制系统过度激活。与此相关，肝素还具有抗炎、抗过敏的作用。

肝素为血液净化中最常用的抗凝药之一。

2. 低分子肝素　低分子肝素（low-molecular-weight Heparin，LMWH）是肝素经化学或酶法解聚而得，分子量为 4~6.5kDa。

药理作用：抗因子 Xa 活性，对凝血酶及其他凝血因子影响不大。具有选择性抗凝血性比值一般为 1.5~4.0，而普通肝素为 1 左右，分子量越低，抗凝血因子 Xa 活性越强，这样就使抗血栓作用与出血作用分离，保持了肝素的抗血栓作用而降低了出血的危险。

低分子肝素在血液净化中主要用于有出血倾向的患者，在重症患者血液净化治疗中应用很普遍。

3. 枸橼酸钠　枸橼酸钠（sodium citrate）又称柠檬酸钠，枸橼酸抗凝通过血路管的动脉端输入枸橼酸钠，枸橼酸根离子与血液中游离钙离子结合成难以解离的可溶性复合物枸橼酸钙，使血液中有活性的钙离子明显减少，阻止凝血酶原转化为凝血酶，以及凝血过程的其他诸多环节，而在外周静脉血中补充足够的离子钙，可使体内凝血过程恢复正常，这样既能达到体外循环抗凝，又无全身抗凝作用。枸橼酸根进入人体后在肝内参加三羧酸循环，很快被代谢为碳酸氢根，不产生遗留效应。此外，与普通肝素相比，生物相容性好，避免肝素引起的血白细胞、血小板下降，抑制黏附分子表达。局部枸橼酸抗凝的难点在于枸橼酸根浓度过低，则抗凝效果差，枸橼酸根浓度过高，可能超过机体代谢速度，引起体内枸橼酸根潴留。

枸橼酸抗凝在血液净化治疗应用中相对较少，近几年应用有逐步增多的趋势。

（二）常用的抗凝方法

1. 全身肝素化　于血液净化治疗开始前 10 分钟推注首剂肝素，然后每小时补充适量肝素，再于血液净化结束前 30~60 分钟停止给予肝素，使体内凝血时间维持在 45~60 分钟（试管法凝血时间）。此法最常用，适于无明显出血倾向患者，若发生明显出血倾向时可用等量鱼精蛋白缓缓注入以中和肝素

2. 局部肝素化　在血液净化开始即从净化器材的动脉端连续注入肝素，使净化器材内凝血时间维持在 40~60 分钟；与此同时，在净化器材的静脉端注入鱼精蛋白，以中和肝素，使体内凝血时间维持在 15 分钟以内。这样，即可防止净化器材中凝血，又可防止肝素过多进入人体内引起凝血障碍。此法仅适用于有明显出血倾向手术后 3 天内的患者。

3. 边缘肝素化　其适应证同全身肝素化。在血液净化治疗开始时首次注入小剂量肝素 5~10g，维持肝素量视患者的凝血功能进行减量，使体内凝血时间维持在 20~30 分钟。

4. 无肝素血液净化　无肝素血液净化是指对于有出血倾向或凝血功能障碍的患者进行血液净化治疗时，为避免出现出血性并发症而采取的无肝素血液净化的治疗方法。此法适用于血液透析、血液滤过、连续性血液净化等技术。

（温旭欣）

第四节　体外二氧化碳清除

一、前言

体外二氧化碳清除（extra corporeal CO_2 removal，$ECCO_2R$）是将血液引流至人工膜肺实现气体交换达到部分清除二氧化碳（CO_2）后，再注入静脉系统实现部分二氧化碳清除。$ECCO_2R$ 几乎与 ECMO 同时出现，近年随着技术的进步，$ECCO_2R$ 操作越来越简单，其应用渐得到推广。

二、$ECCO_2R$ 的前世今生

$ECCO_2R$ 的概念是应对 ECMO 的早期研究提出的，由于后者不良反应及机械并发症的高发生率，使得其治疗仅限于危重患者的最后一搏。ECMO 高昂的费用及操作的复杂性，又使得其使用仅限于少数医学中心。随着对呼吸衰竭患者生命支持（包括机械通气及 ECMO）的发展，认识到气体交换的有效部分可通过患者肺使用损伤较小的通气策略来达到；很多情况下，部分体外 CO_2 气体交换较氧合更需要。

1977 年，Kolobow 和 Gattinoni 分别提出部分支持（仅清除 CO_2，对氧合无或仅轻度影响：部分体外支持）这一理念。他们建议只需要少的呼吸机呼吸次数、小潮气量及低吸气峰压，可以避免对肺的损伤。为降低体外肺支持的复杂性、费用及不良反应，Pesenti 等改良了用于肾替代疗法的体外回路，在回路中增加了氧合器，并提出只是部分清除产生的 CO_2 这一概念，这样允许肺损伤低的呼吸机设置。

（一）$ECCO_2R$ 的原理

与提供有效氧合的装置 ECMO 不同，$ECCO_2R$ 是清除 CO_2 的装置。$ECCO_2R$ 最简单的构成是一个输出管、一个泵、一个膜肺和一个输入管（图 2-10）。含 CO_2 的血液被泵出至膜肺中，CO_2 通过弥散作用被清除。膜肺的膜只能使气体通过而液体不能。膜肺的另一侧为含有少量或没有 CO_2 的氧气流，以保证 CO_2 的弥散梯度。

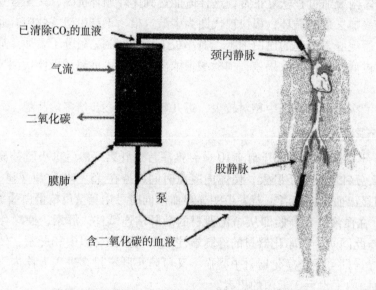

图 2-10　体外二氧化碳清除环路基本构件示意图

与 ECMO 的氧合需要很高的血流量不同，$ECCO_2R$ 在较低的血流速度即可有效清除 CO_2。这与 CO_2 与 O_2 的溶解度及解离曲线相关。

影响气体交换的因素：气体交换面积（膜面积），交换膜的完整性，血红蛋白的携氧能力，气体的溶解度，气体弥散系数，膜两侧气体压差。

O_2 少部分溶解于血浆，0.3ml/100ml 血，大部分通过血红蛋白携带。当所有血红蛋白都结合氧时，氧饱和度为 100%，血氧分压在 95~100mmHg，此时，即使肺泡氧分压再提高也不能增加血流的携氧量。要提高携氧能力，只能增加膜的面积及血流速度。因此，ECMO 要达到有效的氧合，需要较大的膜面积及较高的血流量。

CO_2 可溶性很强，其溶解度是 O_2 的 24 倍。CO_2 有 5%~10% 溶解于血中，大部分以碳酸氢盐形式存在。从二氧化碳解离曲线（图 2-11）可见，血液中 CO_2 含量随 CO_2 分压上升而增加，几乎成线性关系，而不似氧解离曲线"S"形，也没有饱和点，当 CO_2 分压不断上升，CO_2 含量也增加。所以其纵坐标不用饱和度而用浓度来表示。氧分压的增加对 CO_2 释放有利，在二氧化碳解离曲线上有两条差不多的平行曲线（图 2-11）。上一曲线为静脉血中 CO_2 容积百分比，下一曲线为动脉血中 CO_2 容积百分

比，在同样 CO_2 分压下，动脉血中 CO_2 容积百分比较小，即在氧合血红蛋白影响下，CO_2 容易从碳酸氢根释放出来。

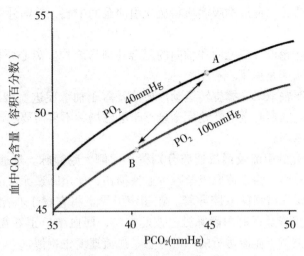

图 2-11　CO_2 解离曲线

A 为静脉血；B 为动脉血（1mmHg = 0.133kPa）

使用含 100% 氧流，隔开血与气的膜两侧的 O_2、CO_2 分压阶差明显大于活体肺毛细血管与肺泡的压力阶差，这样有利于克服膜的弥散阻力。另外，CO_2 解离曲线的陡直部分正好在其生理范围（40～45mmHg）。加之大部分的 CO_2 是以碳酸氢盐的形式溶于血液中，且呈直线的解离曲线而无饱和现象。1L 血液中可溶解的 CO_2 多于 O_2，250ml 的 CO_2 可以从小于 1L 的血液中清除；另外，CO_2 因有更好的溶解性而比氧气更容易通过膜肺弥散出来。因此，与 ECMO 的氧合比较，$ECCO_2R$ 使用较低的血流速度及较小的膜面积即可达到有临床意义的 CO_2 部分清除（一般为基础量的 50%）。

（二）$ECCO_2R$ 的构成

1. 膜肺　膜肺使得长时间体外气体交换成为可能。在膜肺出现之前，体外循环通路使血液在旋转的桶或碟上形成薄层血膜来达到气血交换。然而，气血直接交互作用可使蛋白变性，活化凝血及炎症通路，损伤循环细胞。因此，基于气血直接交互的设备，使用不超过数小时，否则会出现严重并发症。

在血与气之间设置隔膜的概念，始于在血液透析机观察到通过赛璐酚（一种玻璃纸）管道存在气体交换。由此催生了膜肺的发展，它由蒙在尼龙网格上允许气体通透的硅橡胶组成。尼龙网格提供支撑力并减少了在薄硅橡胶膜的制作中产生的针孔样气孔所致的血浆渗漏。3 个决定气体通过膜的因素，弥散梯度、膜-血接触时间、膜的弥散特性。

决定 CO_2 弥散梯度的因素有血及气流中 CO_2 的含量，以及气流速度。膜血接触时间由膜的几何形态来决定。在早期膜肺研究中，Theodore Kolobow 将膜排列成螺旋状，并应用表面不规则的织物，这样增加膜面积。现今中空纤维膜已取代螺旋状硅橡胶膜。早期的纤维采用多微孔的聚丙烯纤维。微孔可发生显微镜下才能看到的气血交流，促进有效的气体交换，但也会引起血浆渗漏。最近无微孔的聚-4-甲基-1-戊烯（PMP）得到应用，它提供更有效的气体交换，更好的生物相容性，且不容易出现血浆渗漏。通过共价结合将肝素添加到膜表面，增进了生物相容性。将中空纤维排列成复杂的垫状，血流在纤维外流动接触膜，促进了气血交换。这种排列允许血流垂直流经纤维，与平行于纤维的血流相比，缩短了弥散路径的长度，促进转运。现代膜肺用 1～3m² 的表面积即可达到适宜的气体交换。

2. 泵　血液流经 $ECCO_2R$ 回路通过以下两种方式达到。对于有一定动脉压的患者，可采用无泵回路，血借助高的动脉压从动脉通路引出，流经膜肺后再通过静脉通路回到体内，常称为动静脉 CO_2 清除（$AVCO_2R$）。无泵系统对血液损伤小，但需要大口径动脉通路及合适的心排血量。

另一种方式是使用机械泵。早期设备使用的机械泵为滚轴或蠕动泵。尽管便宜且可靠，这类泵易损伤血液，如由于挤压及受热导致的溶血。当血流速度较低时血液损伤可能问题不大，如用于血液透析的泵。旋转泵的引入导致简单高效系统的出现,且血液损伤小。用于 $ECCO_2R$ 的旋转泵主要有两种,离心泵及对角线式血流泵。

离心泵采用径向旋转叶轮,形成抽吸涡流将血流引向泵的中心,并向外侧旋转,形成离心动能,转换为驱动压。

对角线式血流泵,其叶轮设计成径向和轴向的复合几何形结构。离心泵倾向于产生高压及低流速,而对角线式血流泵产生高流速兼高压。

叶轮连接驱动轴,需要轴承来支撑旋转运动。血液暴露于轴承促进血液凝固,导致凝血块的沉积,阻碍轴承运动。目前最先进的离心泵的叶轮完全悬浮于电磁场,不再需要驱动轴或轴承,减少产热,减轻血液损伤,降低机械故障率。

3. 血管通路 早期研究的引流及回流通路分别置于双侧大隐静脉。现通过经皮穿刺置于股静脉-股静脉或股静脉-颈静脉通路。为维持血流及减少血液损伤,使用肝素涂层的钢丝增强的导管通路。最近出现了一种高流量、金属丝增强的双腔导管。在超声引导下将它置于右侧颈内静脉,引血端口(位于导管尖端)向前置于下腔静脉近肝内静脉处。按此方向,回血端口正好在右心房水平,减少了再循环。新的 $ECCO_2R$ 仪使用类似于血液透析的双腔导管,血流速度也相似。

(三)已用于临床的 $ECCO_2R$ 装置

第一个体外呼吸支持的临床试验发表于 1979 年,使用 Kolobow 的螺旋圈膜肺,滚筒泵及动-静脉通路来实现 ECMO。该研究发现 ECMO 与常规治疗比较差异不大。几乎同时,Gattinoni 和其同事介绍了 $ECCO_2R$,但直到 1986 年才发表该临床研究,对 ARDS 患者联合 LPV 和 $ECCO_2R$(Kolobow 螺旋线圈膜肺、滚筒泵),死亡率为 51%。后续研究令人鼓舞,但 1994 年的 RCT 研究表明,$ECCO_2R$ 在生存率方面无优势,重要的是,$ECCO_2R$ 的并发症发生率高,33%因出血停止治疗,20%出现管路凝血。最近,新的低并发症的装置的出现已显示出联合超保护性通气策略可改善预后。一些已进入市场,另一些研究进展不错。这些 $ECCO_2R$ 设备可分类为 $AVCO_2R$、$VVCO_2R$。

1. $AVCO_2R$ Novalung 公司(GmbH、Hechingen、Germany)的 $AVCO_2R$ 已面世,市面上称为介入肺辅助(iLA)膜呼吸器,常称为"Novalung",应用低阻力的设计,使得应用动静脉压差即可形成血流。血管通路通过经皮放置于股动、静脉。

无泵系统需要动静脉压差≥60mmHg,因此,不适合血流动力不稳定的患者。另外,在大的动脉建立通路可致远端缺血,尽管有利用超声选择测量动脉内径,选择导管不超过动脉管腔 70%能降低这一风险。$AVCO_2R$ 已成功用于 ARDS 肺保护性通气患者,严重哮喘及作为肺移植的过渡。

2. $VVCO_2R$ 静脉静脉 CO_2 清除($VVCO_2R$)需要机械泵来推动血液经过体外循环回路,依泵是否与膜分开或结合为一体分类。当泵与膜分开用时,循环回路见图 2-12。图 2-12 显示各个不同部件,这一回路操作起来比较复杂,常需要血流速度 1L/min,这样可能需要多学科团队支持。随技术的进步,新一代的仪器将膜肺与泵结合在一块,血流速度相对低,这样使得操作更简单。

(1)iLA Activve:iLA Activve 将膜肺(Novalung)和对角线式血流泵合二为一,当用高血流时此仪器可当 V-V ECMO 用。从概念上来讲,这是通过泵膜合一提供 $ECCO_2R$ 最简单的方法,尽管它比分开部件装置并不提供额外的益处,此泵能在较大流速范围内提供稳定的血流。

(2)Decap/Decapsmart:Decap 系统(Hemodec、Salerno、Italy)将膜肺与透析滤器串联,并使用蠕动泵。此处用血透滤器有两个目的。第一通过增加膜肺内的阻力来减少气泡形成的机会;第二,超滤液回流到膜肺血流入口之前的血流中。因超滤液含有溶解的二氧化碳,如此再循环通过产生比患者血流更大的流速允许额外的二氧化碳清除。与常规 $ECCO_2R$ 相比,相应地可使用较小的膜肺(0.3~1.35m^2)及较低的血流速度(<500ml/min),所需要抗凝血药与 CRRT 接近。Decap 系统已成功地用于成人及儿童。

(3)Hemolung:Hemolung(Alung Technologies,Pettsburgh,USA)是三者中最后进入 $ECCO_2R$ 竞技场者。此设备中膜肺和离心泵整合成一个单元。血液通过旋转推进器吸进单元。单元中央有一个旋转核心,通过它将血液朝周边固定的纤维束加速。这称为主动拌和,旋转核心在纤维膜下产生扰动的血流模式,降低弥散阻力,促进气体交换。这样,使用比较小的膜面积及 400～600ml/min 的流速也可达到有效 CO_2 的清除。允许使用较小的双腔导管血管通路。小的膜表面面积,硅氧烷涂层降低对血液阻力,共价结合的肝素导致低的抗凝需求。通过膜肺的气流采用负压提供,这一安全特征可防止膜破裂时的空气栓塞。

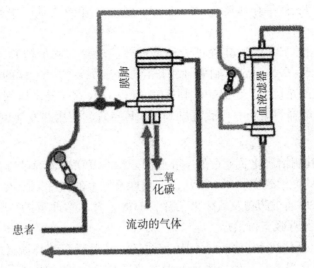

图 2-12 DECAP 示意图

表 2-2 对各种体外支持技术做一比较。

表 2-2 体外支持技术

	肾功能支持 (CVVH) V-V	部分体外支持 ($ECCO_2R$)		全体外支持 (ECMO)	
		V-V	A-V	V-V	A-V
血流量 (L/min)	0.2～0.3	0.3～0.5	1.0～2.5	2.0～2.5	5.0
血管通路	V-V	V-V	A-V	V-V	A-V
导管直径(F)	12F 双腔	14F 双腔	A: 13 V: 15	入路 19～24 出路 15～21	A: 19～24 V: 16
预充量 (ml)	140～160	300	350	500	500
肝素量 (U/min)	4～12	4～18	3.5～10	10～20	10～20
膜表面积 (m^2)	-	1.3	1.3	1.8	1.8
CO_2 清除 (% 基线)		25	50	>50	>50
O_2 交换量 (ml/min)		10	20～60	140～340	340

三、体外二氧化碳清除($ECCO_2R$)在临床上的应用

(一)ARDS

因氧合障碍同时伴有 CO_2 清除能力下降,ARDS 患者伴有过度通气。ARDS 事实上也是一种微血管病,导致肺动脉压力升高,进而出现右侧心力衰竭。同时增加的肺泡无效腔与 ARDS 临床表现相关性强,是预后不佳的可靠指标。为达到允许的 CO_2 水平,患者常需要高分钟通气量机械通气,这意味着更高的呼吸机相关性肺损伤发生的风险。尽管潮气量从 12ml/kg 下降至 6ml/kg 可降低肺损伤的发生,但有研究发现 6ml/kg 的潮气量仍然会造成重度肺过度膨胀。Ballani 等研究发现,即使采用保护性肺通气策略 ARDS 患者应用 PET 扫描正常充气肺区域,发现炎症活动度与平台压和呼气末肺内气体重新分布后的局部潮气增加有关。因此,超保护性肺通气策略可以减少呼吸机损伤的发生,但我们需要应用

$ECCO_2R$ 应对极低潮气量导致的 CO_2 上升。机体气体交换中，氧合与肺血流量成比例而 CO_2 清除与潮气量相关，此生理机制可应用于体外气体交换。因此，缺氧可通过提高交换血流量来改善（如 ECMO 中），而单纯高碳酸血症可以经较小血流量即可达到 CO_2 清除。低血流量即意味着更小的血管通路导管、更小的创伤。Terragni 等在保护性肺通气策略（6ml/kg）时平台压仍较高（28～30cmH$_2$O）时，进一步将潮气量降至 4.2ml/kg 使平台压降至 25cmH$_2$O，随之伴随而来的呼吸性酸中毒可由 $ECCO_2R$ 来解决。

Terragni 的研究中使用的 $ECCO_2R$ 装置可看作是肾替代治疗回路的改良，以静脉-静脉旁路为特征，体外血流速度仅为 0.3～0.5L/min，血管通路口径较小或如肾滤过一样的双腔同轴导管，肝素抗凝药量小或无须抗凝，膜肺预充量小。超保护性肺通气-$ECCO_2R$ 这一技术应用与 ECMO 相比，更接近肾替代治疗装置。这也可以解释目前新一代低流量 $ECCO_2R$ 装置的使用并发症少的原因。

（二）AECOPD

COPD 的急性加重是其病情恶化及死亡的主要原因。AECOPD 表现为基础症状［呼吸困难、咳嗽和（或）痰量、呼吸状况］的突然改变。AECOPD 的严重度及发生的频度与原有 COPD 的轻重程度是相关的。一般轻到中度 AECOPD 通过药物及氧疗来治疗；而严重及非常严重的 AECOPD 常伴有急性高碳酸血症性呼吸衰竭，需住院及呼吸支持治疗。

对于需要呼吸治疗的 AECOPD 患者行无创机械通气，最近研究其住院死亡率仍高达 25%～39%。且须行有创通气的 AECOPD 患者与其他原因所致急性高碳酸血症性呼吸衰竭相比，延长脱机和脱机失败的风险明显增加。

20 世纪 90 年代中期的 RCT 研究表明，对需要机械通气的 AECOPD 患者，无创正压通气代替有创机械通气，可使死亡率降低 50%。美国 1998—2008 年的 AECOPD 资料分析显示，无创通气的死亡率为 9%，而有创通气为 23%。因此，无创通气已成为严重 AECOPD 的标准治疗。

尽管无创通气技术的持续改进，仍有 15%～26% AECOPD 患者无创通气失败而须转为有创机械通气。无创通气失败需要有创通气患者的死亡率高于起始即行有创通气的患者。患者就诊时的 pH 对无创通气的预后很重要。而且，如果无创通气 2 小时后 pH<7.25 则无创通气失败的可能性增加；另外很多研究，将 pH<7.20 作为气管插管的指征。无创通气失败的主要指征为高碳酸血症、严重酸中毒、呼吸困难、呼吸频率及呼吸功的增加，即不能有效呼出 CO_2 的指征。

人体正常情况下，CO_2 的产生及排除精细地平衡着，通过呼吸潮气量及频率的改变来维持动态平衡。正常静息状态下 CO_2 的产生量约为 200ml/min。AECOPD 时，由于呼吸功的增加及代谢的增加，CO_2 的产量较静息状态增加 23%。另外，AECOPD 时由于肺泡无效腔及肺内分流的增加，导致通气/血流的不匹配加重。这样 AECOPD 出现混合性通气和低氧血症性呼吸衰竭。低氧血症通过氧疗来处理，但可导致通气性呼吸衰竭的加重。15%～26% 的 AECOPD 患者需要呼吸支持，主要是协助增加 CO_2 的通气和排除。

对于无创通气支持失败的 AECOPD 患者，使用有创通气时需要高的呼吸频率通过受限的气道到达受损的肺组织，很易导致肺损伤及伴发的并发症。降低呼吸机潮气量或压力来预防上述并发症必然导致 CO_2 潴留及酸中毒。这导致呼吸困难加重及呼吸功增加，常导致困难脱机。因此，严重 AECOPD 患者在无创通气支持及有创通气脱机过程中避免长时间的脱机或脱机失败，需要额外的 CO_2 清除。

1986 年开始有关于 $ECCO_2R$ 用于 AECOPD 的个案报道，直到 2009 年，才有关于 $ECCO_2R$ 用于 AECOPD 的研究发表，到 2016 年初尚无 RCT 来评价 $ECCO_2R$ 用于 AECOPD 安全性和有效性。

2015 年，Sklar MC 等发表了一篇 $ECCO_2R$ 用于 COPD 的系统回顾研究。方法：系统检索 Medline 和 EMBASE 所有有关 COPD 使用 $ECCO_2R$ 文献。预后佳的定义为预防插管或成功脱机拔管。结果共有 3 123 个检索项。符合入选标准的共有 10 项研究，涉及 87 例患者，主要是病例总结。结果 $ECCO_2R$ 可避免 93%（65/70）AECOPD 患者气管插管，成功辅助 53%（9/17）机械通气患者成功拔管。认为 $ECCO_2R$ 治疗 AECOPD 的高碳酸血症性呼吸衰竭是有理论基础的。目前尚缺少高质量文献支持。这一试验性技术从生理角度来讲高效，但并非没有风险；与血管通路相关的风险在于在出血与血栓形成找到平衡点。强烈建议进一步对有关治疗的机制及安全性进行研究，包括 RCT 试验来阐明 $ECCO_2R$ 用于 AECOPD 治疗风险和效益。

四、未来的方向

（一）气体交换导管

见图 2-13。

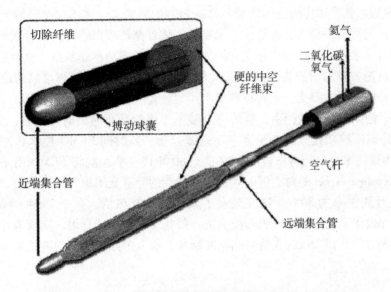

图 2-13 Hattler 导管示意图显示环绕搏动球囊的中空纤维

此装置是在 IABP 导管的基础上在球囊外裹以中空纤维垫，导管置于静脉内。动物实验显示，清楚 CO_2 的效力为 $305ml/(min \cdot m^2)$。

（二）肺透析

使用目前常用的透析方法以碳酸盐形式来清除 CO_2。此技术吸引人之处在于体内 CO_2 主要以碳酸盐形式来运输，而后者可自由通过透析膜，如以无碳酸盐透析液来透析，很容易达到清除 CO_2 的目标。也有用血液滤过的方法（CRRT）使用无碳酸盐置换液来实现 CO_2 的清除。此技术目前的难点：以无碳酸盐置换液清除 CO_2 的同时，如何维持电解质及 pH 等内环境的稳定。

五、小结

高碳酸血症及酸中毒是作为 AECOPD 标准治疗的无创通气失败的主要原因。$ECCO_2R$ 是解决这一问题的新利器。

Novalung（iLA，iLA activve），Decap/Decapsmart 及近年出现的 Hemolung 等 $ECCO_2R$ 仪在临床得到应用。从 ECMO 到肺透析使得 $ECCO_2R$ 实施越来越简单。

$ECCO_2R$ 的引入使得 ARDS 超保护性肺通气策略成为可能。超保护性肺通气策略可以减少呼吸机损伤的发生，$ECCO_2R$ 可应对极低潮气量导致的 CO_2 上升。

$ECCO_2R$ 治疗 AECOPD 的高碳酸血症性呼吸衰竭是有效的，初步观察可减少气管插管或提高拔管成功率。尚须进一步 RCT 试验来阐明 $ECCO_2R$ 用于 AECOPD 的风险和效益。

（温旭欣）

第五节 ECMO 技术应用

ECMO 是体外膜肺氧合（extracorporeal membrane oxygenation）的英文简称，它是一种生命支持技

术，常用于各种危及生命疾病的支持过渡治疗。ECMO 技术的发展和应用突破了人们常规对生命、死亡的理解，因为它切实有效而又价格昂贵，所以有专家称它就是"花钱向上帝买时间，用心向死神要生命"。因为它面对的都是九死一生的危重患者，属于非常规治疗手段，且涉及医疗的各个方面，技术难度大风险程度高，所以它可以代表一个医院，甚至一个地区、一个国家的急危重症救治技术的水平。

一、ECMO 背景

1953 年 Giboon 为心脏手术实施的体外循环具有划时代的意义。这不但使心脏外科迅猛发展，同时也将为危重急救专科谱写新的篇章。在心脏手术期间，体外循环可以临时完全替代心肺，实施心内直视手术。而同时在心脏手术室心脏骤停快速建立的体外循环抢救成功率非常高。学者们立即有了将此技术转化为一门生命支持抢救技术的想法。但实施起来并不乐观，一系列问题难以解决。其中主要的问题是，肝素抗凝与出血的矛盾、溶血、生物材料组织相容性差、肝脑肾损坏问题等。探索的路是漫长的，ECMO 的构想从第一例体外循环就产生，但始终突破不了维持数小时的时间限制。直到 1972 年才有了 Hill 报道 3 天的体外循环成功抢救外伤患者。于是掀起了一段时间 ECMO 技术热，一些医院相继开展 ECMO，但很快因为成功率极低而告一段落。20 世纪 80 年代一些医院将 ECMO 用于新生儿呼吸衰竭取得成功。1993 年 Zwushenberrger 等对 5 000 例 ECMO 治疗的呼吸衰竭患儿调查表明，其 5 年生存率能达到 82%，而常规治疗死亡率为 80%。这又激发了人们的研究热情，并于 1994 年做出阶段性的总结，ECMO 对新生儿的疗效优于成人，对呼吸功能衰竭疗效优于心脏功能衰竭。随着医疗技术，人工材料技术，机械技术的不断发展，ECMO 的支持时间不断延长，成人的疗效不断提高，从而被更广泛地用于临床急危重症的抢救。

二、ECMO 原理

ECMO 是心脏手术室的体外循环技术。其原理是将体内的静脉血引出体外，经过特殊材质人工心肺旁路氧合后注入患者动脉或静脉系统，起到部分心肺替代作用，维持人体重要脏器组织氧合血供，支持保护生命。

1. ECMO 的基本结构　血管内插管、连接管、动力泵（人工心脏）、氧合器（人工肺）、供氧管、监测系统。临床上常将可抛弃部分组成套包，不可抛弃部分绑定存放，并设计为可移动，提高应急能力。

（1）氧合器（人工体外膜肺）：其功能是将非氧合血变成氧合血，又叫人工肺。ECMO 氧合器有硅胶膜型与中空纤维型两种。硅胶膜型膜肺相容性好，少有血浆渗漏，血液成分破坏小，适合长时间辅助。例如支持心肺功能等待移植、感染所致呼吸功能衰竭等，其缺点是阻力大排气困难，价格昂贵。中空纤维型膜肺具有易排气的优点，但 2~3 天即可出现血浆渗漏，血液成分破坏相对大，由于安装简便仍首选为急救套包。如需要，病情稳定后可于 1~2 天更换合适的氧合器。

（2）动力泵（人工心脏）：作用是形成动力驱使血液向管道的一方流动，类似心脏的功能。临床上主要有两种类型的动力泵，滚轴泵和离心泵。由于滚轴泵不易移动，管理困难，有爆管危险。在 ECMO 中首选离心泵作为动力泵。其优势是安装移动便捷，管理方便，血液破坏小；在合理的负压范围内有抽吸作用，可解决某些原因造成的引流不够问题；新一代的离心泵对小儿低流量也易操控。

2. 肝素涂抹表面（HCS）技术　在 ECMO 管路内壁表面人工螯合肝素链，肝素保留抗凝活性，同时也形成一个更接近生理的人工膜，增加了组织相容性，这就是肝素涂抹表面（HCS）技术。目前常用的有 Carmeda 涂抹。HCS 技术的成功对 ECMO 技术有强大的促进作用。使用 HCS 技术使血液在 ACT 低水平也不在管路产生血栓；HCS 技术可减少肝素用量、减少炎症反应、保护血小板及凝血因子。因此，HCS 可减少 ECMO 并发症延长支持时间。

3. ECMO 与传统的体外循环的区别　ECMO 有别于传统的体外循环在于以下几点：①ECMO 是密闭性管路，无体外循环过程中的储血瓶装置，体外循环则有储血瓶作为排气装置，与环境相通，是开放式管路；②ECMO 由于是由肝素涂层材质，体外循环管路是普通塑料管道；ECMO 全血激活凝血时间

(activated blood clotting time, ACT) 120~180秒，体外循环则要求 ACT>480秒；③ECMO 维持时间1~2周，有超过100天的报道，体外循环一般不超过8小时；④体外循环一般要开胸手术，技术要求高，需要时间长。ECMO 多数无须开胸手术，相对操作简便快速。

以上特点使 ECMO 可以走出心脏手术室成为床旁、路边生命支持技术。低的 ACT 水平（120~180秒）大大减少了出血的并发症，尤其对有出血倾向的患者有重要意义。例如，肺挫伤导致的呼吸功能衰竭，高的 ACT 水平可加重原发病甚至导致严重的肺出血，较低的 ACT 水平可在不加重原发病的基础上支持肺功能，等待肺功能恢复的时机。长时间的生命支持，为受损器官提供了足够的恢复时间，提高治愈率。简便快速的操作方法，可在简陋的条件下也能以极快的速度建立 ECMO 循环，熟练的团队可将时间缩短到10分钟以内，这使 ECMO 可广泛应用于临床危急重症的抢救。

三、ECMO 技术

主要分为两种方式，V-V 转流与 V-A 转流。

1. V-V 转流　V-V 转流是经静脉将静脉血引出经氧合器氧合并排除二氧化碳后泵入另一静脉。通常选择股静脉引出，颈内静脉泵入，也可根据患者情况选择双侧股静脉。原理是将静脉血在流经肺之前已进行部分气体交换，弥补肺功能的不足。V-V 转流适合单纯肺功能受损，无循环衰竭危险的病例，可在其支持下降低呼吸机参数至氧浓度<60%、气道压<20cmH$_2$O，从而减少呼吸机对肺的压力性损伤。需要强调 V-V 转流只是部分代替肺功能，因为只有一部分血液被提前氧合而非全部，且由于管道都在静脉系统内、存在重复循环现象。重复循环现象是指部分血液经过 ECMO 管路泵入静脉后又被吸入 ECMO 管路，重复氧合见图2-14。

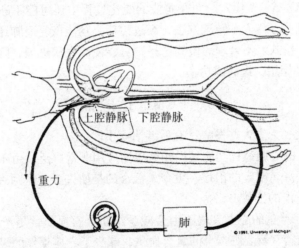

图2-14　V-V 转流

2. V-A 转流　V-A 转流是经静脉将静脉血引出经氧合器氧合并排除二氧化碳后再泵入动脉。成人通常选择股动静脉；新生儿及幼儿由于股动静脉偏细选择颈动静脉；也可开胸手术行动静脉置管。V-A 转流是可同时支持心肺功能的方式。V-A 转流适合心力衰竭、肺功能严重衰竭并有心脏停搏可能的病例。由于 V-A 转流 ECMO 管路是与心肺并联的管路，转流过程会增加心脏后负荷，同时流经肺的血量减少。长时间运行可出现肺水肿。这也许就是 ECMO 技术早期对心脏支持效果不如肺支持效果的原因。当心脏完全停止跳动，V-A 模式下心肺血液滞留，容易产生血栓而导致不可逆损害。如果超声诊断下心脏完全停止跳动>3小时则应立即开胸手术置管转换成 A-A-A 模式。两条插管分别从左、右心房引出经氧合器氧和并排除二氧化碳后泵入动脉。这样可防止心肺内血栓形成并防止肺水肿发生（图2-15）。

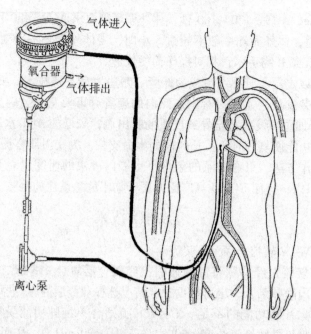

图2-15 V-A转流

ECMO方式的选择要参照病因、病情，灵活选择。总体来说V-V转流方法为肺替代的方式，V-A转流方法为心肺联合替代的方式。心力衰竭及心、肺衰竭病例选V-A；肺功能衰竭选用V-V转流方法；长时间心搏停止选A-A-A模式。而在病情的变化过程中还可能不断更改转流方式。例如，在心肺功能衰竭急救过程中选择了V-A转流方法，经过治疗心功能恢复而肺还需要时间恢复。为了肺功能的快速恢复，转为V-V模式。不合理的模式选择则可能使原发病进展，降低成功率；正确的模式选择可对原发病的痊愈起积极作用，提高成功率。

四、ECMO适应证

原则：急性期可逆病变、无重大并发症、有后继治疗手段。

ECMO适应证因其强大的心肺替代功能且操作简单而应用非常广泛。由于ECMO的出现使许多危重症的抢救成功率明显上升，如ARDS的治疗。更令人振奋的是使许多令医师束手无策的难题有了新的有效解决方法，如呼吸心搏骤停的抢救。

1. **急性严重心力衰竭** 严重的心力衰竭不但会减少组织器官血供，更严重的是随时会有心搏骤停的可能。ECMO可改善其他器官及心脏本身的氧合血供，减少了心搏骤停的风险。常见于重症暴发性心肌炎、心脏外科手术后、急性心肌梗死等。在ECMO实施同时可实施主动脉内球囊反搏（IABP）可减轻心脏后负荷，改善冠状动脉循环，改善微循环，减轻肺水肿，促进心功能恢复，同时主动脉内球囊反搏（IABP）可作为脱离ECMO系统的过渡措施。在支持期间要密切关注心脏活动情况，超声诊断下心脏完全停止搏动>3小时，则应立即开胸手术置管转换成A-A-A模式。如若治疗无效果可考虑心脏移植。这类病例多数无其他脏器损害，器官移植的效果也很好。

2. **急性严重呼吸功能衰竭** 呼吸功能衰竭是实施ECMO支持最早成功率很高的病种。常见有感染、火灾气体吸入、刺激性气体吸入、肺挫伤。大多数严重呼吸功能衰竭病例随时有心搏骤停的可能，因此，治疗原则上还是应尽快建立稳定的生命支持，缩短器官缺氧时间。呼吸功能衰竭需要支持时间长，如循环稳定一般选择V-V转流，氧合器首选硅胶膜式氧合器。但对于肺挫伤或心功能低下的患者首选V-A转流方法，可减少肺血流，应对可能发生的肺出血，且保护循环的稳定。呼吸机治疗的参数可在ECMO支持下，调至氧浓度<60%、气道压<20cmH$_2$O的安全范围内。有学者提出用低气道压将肺膨胀供氧，排除二氧化碳由人工膜肺完成。

3. **各种原因引起的心搏呼吸骤停** 在有条件开展ECMO的医院，心搏呼吸骤停的抢救首选传统

PCR 急救同时实施 V-A ECMO。此方案的优点：①最短的时间支持呼吸循环，保护重要脏器；②防止反复出现心搏呼吸骤停；③在安全的状态下寻找并治疗原发病。经过训练的团队可以将 ECMO 的启动时间控制在 8~15 分钟。在有效的心肺复苏支持下，团队密切合作尽快启动循环，能够保证重要脏器不发生不可逆损害。在实施 ECMO 后一般心搏会很快恢复，若长时间未恢复则可转 A-A-A 模式。无原发病的患者可在去除刺激因素后迅速恢复而脱离 ECMO，例如电击、高血钾等导致的呼吸心搏骤停。某些原发病，经过支持可以恢复，治愈原发病后可脱离 ECMO，例如重症爆发性心肌炎。若有严重的原发病且非自限性，如不治疗心功能难以恢复，应积极进一步治疗，例如急性心肌梗死，在 ECMO 支持下，尽快实施冠状动脉旁路移植术或冠状动脉内支架置入术。

4. 各种严重威胁呼吸循环功能的疾病　酸碱电解质重度失衡、重症哮喘、溺水、冻伤、外伤、感染。这些是常见的 ECMO 治疗适应证。有的虽然心肺功能尚好，但心肺功能随时可受原发病影响。出于保障可预见性地实施 ECMO 支持或准备随时实施，一般选用 V-A 转流，保命为主。

5. 为器官移植受体或供体提供缓冲时间　对于一些心肺功能没有恢复可能的病例，通过移植技术来达到脱离 ECMO 而康复。这就使一些被认为是禁忌证的疾病仍可延伸使用 ECMO 技术，并与移植技术结合形成一个理想的救治过程，甚至能促进移植技术的发展。

6. 预防性使用 ECMO　各种严重威胁呼吸循环功能的疾病，在治疗原发病基础上可积极 ECMO 介入以保证生命。在这里 ECMO 是用于预防性保障，因为原发病随时可威胁呼吸循环功能导致严重后果。例如严重气管受压的患者需要麻醉手术；心脏冠状动脉左主干支架置入术。

五、ECMO 指征

ECMO 的成功与否同实施时机有着密切的关系。过早介入会导致不必要的浪费，增加疾病的风险，介入过迟会使脏器不可逆性损害，成功率降低。因此，设立一个科学的指标来指导实施 ECMO 是非常必要的。由于 ECMO 是一门新兴技术，不同医疗中心设备、人员甚至对 ECMO 的认识不同导致有许多标准被报道。参照了几个大的 ECMO 样本所属的医疗中心的标准，结合医疗实践得出以下标准。指征因适应证的不同而分为几个方面。

1. 急性严重心力衰竭建立 ECMO 指征
（1）容量充足 LVEF <30%。
（2）多巴胺 >20μg/(min·kg) 或肾上腺素 >0.2μg/(min·kg)。
（3）收缩血压 <80mmHg；CI <2.1L/(min·mm)；血乳酸 >5mmol/L，时间 >30 分钟。

2. 急性严重呼吸功能衰竭建立 ECMO 指征
（1）PEEP >10cmH$_2$O，PaO$_2$/FiO$_2$ <150mmHg。
（2）肺顺应性 <30ml/cmH$_2$O。
（3）右向左分流 >30%。
（4）FiO$_2$ 1.0 和 PEEP >5cmH$_2$O，持续 >2 小时，PaO$_2$ <50mmHg。

3. 各种原因引起的呼吸心搏骤停
（1）除外自然死亡。
（2）除外晚期癌症。
（3）除外脑功能不可逆损害。

六、ECMO 禁忌证

（1）头部外伤并颅内出血 72 小时内。出血是 ECMO 最常见的并发症，ECMO 过程中，有部分抗凝及凝血功能损害，颅内有活动出血，则会加重出血。
（2）年龄大于 70 岁；胎龄小于 32 周；体重 <2kg。
（3）恶性肿瘤晚期；自然死亡。
（4）缺氧致脑部受损患者。

(5) 成人 ARDS 并发慢性阻塞性肺疾病。

七、ECMO 操作及管理

置管部位如 V-V 转流方法选一侧股静脉与最好同侧颈内静脉，新生儿则选颈动静脉，其 V-A 转流方法选用股动静脉，必要时可用开胸动静脉插管。插管大小直视下根据患者血管粗细选管，一般成人动脉管选 15~17F，静脉管选 19~21F，新生儿动脉管 8~10F，静脉管 10~12F。置管方式可分为切开置管及经皮穿刺置管，如脉搏难触及则应果断切开置管。置管后应正确判断插管位置，确认动静脉，并借助胸部 X 线片确认插管位置。

启动转流初期要逐渐调整流量至平稳。流量 30~70ml/kg，可参考动力泵前后压力，观察管道有无抖动，结合生命体征缓慢调整。尽量避免高流量长时间转流，过高的流量血液破坏严重，且易导致中空纤维膜肺发生血浆渗漏。过低的流量又不能很好地起到辅助支持作用。一般流量成人维持 2~3L/min，V-V 方式流量增加 30%。流量稳定后，应避免多次调整，对机体提供一个稳定的辅助支持。

流量稳定之后，要积极介入原发症的治疗。观察相应的监测指标，预防并发症的发生：ACT 维持 140~200 秒，用肝素调整 ACT 理想范围；Hct 30%；温度维持 37~37.5℃；血气及 ACT 每 4 小时测一次；肝肾功能、电解质每天测 1 次。

八、ECMO 并发症

ECMO 是一个复杂的工程，每一个并发症出现使耗费成倍增加，甚至直接导致患者死亡，前功尽弃。因此，并发症的预防是关系到 ECMO 技术成败的关键。

（一）出血

出血是 ECMO 最常见的并发症。原因有：部分肝素化可使出凝血时间延长；凝血功能在 ECMO 过程中受损；插管的部位止血不彻底。应对措施包括：使用肝素涂抹表面（HCS）技术可使激活全血凝固时间（ACT）120~180 秒，管路不形成血栓，减少肝素用量保护凝血因子；插管部位要彻底止血；在运转过程中应及时监测并补充凝血因子。

（二）血栓

血栓包括管路内血栓及体内血栓。管路内血栓多由抗凝不充分、管路血流量不足、存在不流动无效腔、连接口粗糙引起。体内血栓有以下因素：心脏停搏、心肺血流量少血流缓慢、插管过粗影响远端血流。解决方案是合理抗凝；避免有不流动的血液在管路系统，尽量减少回路和连接口；选择合适的插管。

（三）感染

由于 ECMO 创伤较大并长时间体外运流，感染很难避免。预防用广谱抗生素，减少有创操作，做好无菌操作可适当控制感染；尽量缩短 ECMO 时间可以避免一些严重致命的感染。

（四）远端肢体缺血坏死

肢体坏死多由于插管过粗影响远端肢体血供，导致缺血坏死。合理选管，在肢体远端建立旁路血供。观察双侧下肢皮肤温度、颜色，有无脉搏可及时发现并及时纠正远端肢体缺血情况。

（五）血液破坏

红细胞、血小板在 ECMO 转流中遭到破坏，出现贫血，凝血时间异常，纤维蛋白原降低甚至导致 DIC，要及时监测血常规变化，补充足够的血液制品。

（六）全身炎症反应综合征

预防为主，目前尚无可靠的办法处理，一般认为皮质激素、免疫球蛋白会对机体有预防性保护作用，有报道认为连续性血液超滤有治疗作用。

附：病例讨论

一、病史特点

患者男，13岁，因"发热、呕吐、咽痛3天，呼吸喘促伴紫绀1天"入院。

现病史：患者3天前无明显诱因下出现发热，当时体温不详，伴有呕吐及咽痛症状，于附近诊所拟"食物中毒"给予治疗（具体用药情况不详），呕吐症状好转，热退，但仍有咽痛症状，昨夜患者出现呼吸喘促，伴有咳嗽，咳嗽不剧烈，痰少，不带血性，伴有轻度口唇发绀，今晨起至当地镇卫生院测体温39℃以上，给予退热处理，查胸片提示右中上肺野见片状密度增高影，考虑病情重给予转诊至临泉县人民医院，查动脉血气分析提示氧分压45mmHg，进一步转诊至我院，门诊拟"重症肺炎"收住我科。病程中患者进食差，睡眠不佳，无腹泻，小便量少。

既往史：平素身体健康状况良好，无疾病史，无传染病史，预防接种史不详，无外伤手术史，无输血及药物过敏史。

个人史：经常居留于原籍；无寄生虫疫水接触史；无吸烟及酗酒史；其他无不良嗜好。

家族史：父母健在，无与患者类似疾病，无家族遗传倾向疾病。

二、入院查体

T 37℃，P 130次/分，R 40次/分，BP 90/57mmHg，嗜睡状态，呼吸窘迫，发育正常，营养良好。全身皮肤黏膜无黄染，散在点状出血点。球结膜无水肿，双瞳孔等大等圆，光反射敏感。口唇紫绀。颈软，颈静脉无怒张。两肺呼吸音粗，可闻及明显湿啰音。心率130次/分，律齐，无杂音。腹部平软，肝脾肋下未及。双下肢无水肿。四肢活动自如，四肢末端凉，紫绀明显。生理反射存在，病理征阴性。

三、辅助检查

1. 动脉血气分析　pH：7.33，PCO_2：31mmHg，PO_2：45mmHg。
2. 血常规　白细胞：1.52×10^9/L，中性粒细胞比率：57.2%，红细胞：4.3×10^{12}/L，血红蛋白：118g/L，红细胞压积：36%，血小板：122×10^9/L。
3. 生化　总蛋白：62.6g/L，白蛋白：40.1g/L，谷丙转氨酶：10U/L，谷草转氨酶：65U/L，总胆红素：10.2μmol/L，尿素氮：10mmol/L，肌酐：94μmol/L，葡萄糖：5.15mmol/L，肌酸激酶同工酶：58U/L，乳酸脱氢酶：703U/L，钾：5.9mmol/L，钠：141mmol/L，氯：106mmol/L，钙：2.15mmol/L，镁：1.05mmol/L，CRP：354.3mg/L。
4. 床边超声　右肺广泛B线，左肺见B线，下腔静脉直径14mm，变异度小。

四、最后诊断

重症肺炎（病毒性肺炎可能大），ARDS，感染性休克。

五、诊治经过

入院后给予经口气管插管机械通气，容量控制模式（VC：270ml，f：18次/分，PEEP：14cmH_2O，FiO_2：100%），整个插管过程顺利，插管后气道内涌出大量血性分泌物。

患者病情一直危重，氧合难维持，血压仍需去甲肾上腺素维持，持续镇静镇痛，肌松状态，无明显呼吸喘促。治疗考虑：

（1）积极寻找肺部感染病原学，病毒性感染可能性大，继续给予奥司他韦抗病毒治疗，同时不排除细菌及不典型病原体感染可能，目前是给予美罗培南抗感染治疗，今加用阿奇霉素覆盖不典型病原体及阳性菌，并应用丙球冲击提高机体抵抗力，同时积极加强气道护理。

（2）患者现两肺顺应性差，给予小潮气，高PEEP通气，氧合难以维持，测静态顺应性18ml/cmH_2O，气道阻力：10cmH$_2$O/L/S，今加用少量激素改善氧合，可考虑俯卧位通气，甚至 ECMO 应用。

（3）目前患者感染性休克存在，继续评估患者容量，去甲肾上腺素持续应用维持有效血压，注意监测患者意识及尿量。

（4）患者现胃肠道引流有少量咖啡样液体，肠内营养暂不能应用，注意加强静脉营养，今复查血钾高，考虑与酸中毒有关，积极纠正酸中毒，并给予钙剂应用纠正高钾。患者总体病情危重，预后差，告知患者家属相关病情及预后，可考虑专家会诊行 ECMO 治疗。

南京中大医院 ICU 专家会诊后分析病情：①患儿 13 岁，身体状况良好，既往体健；②因"发热、呕吐、咽痛 3 天，呼吸喘促伴紫绀 1 天"入院，起病较急；③入院时明显呼吸窘迫，低氧，两肺闻及湿啰音。④辅助检查提示白细胞低，心肌酶进行性升高，胸片提示两肺进展迅速。

根据上述，目前诊断：①重症肺炎，ARDS：根据发病学规律，符合病毒性肺炎，但患者白细胞低，气道内大量血性痰，极易并发细菌感染，考虑积极抗病毒治疗的同时给予广谱抗菌药应用，同意目前抗感染治疗方案，建议丙球蛋白 20g/天，5～7 天应用，暂不建议激素应用，如感染指标升高明显，可小剂量给予应用，机械通气，同意目前保护性肺通气策略，必要时给予俯卧位，积极改善氧合；②病毒性心肌炎可能：患者入科机械通气后心肌酶逐渐上升，心率快，血压进行性下降，B 超显示两肺 B 线，心肌收缩力欠佳，考虑病毒性心肌损害，积极抗病毒治疗的同时，积极监测血流动力学，适当强心、利尿降低心脏前负荷，提高心输出量；③感染性休克，MODS：根据病史及疾病进展、治疗过程，结合 B 超及血流动力学监测，目前诊断感染性休克存在，休克可进一步导致心肌及肝肾功能、凝血功能等多脏器功能损害，给予适当液体复苏，避免加重心脏负荷导致心肌进一步损害，目前患者出现消化道出血，尿量开始减少，诊断 MODS，积极纠正低氧、改善循环，避免进一步损伤；④血液病：患者入科时 WBC 0.86×10^9/L，经升白治疗后，目前 WBC 1.52×10^9/L，可诊断粒细胞缺乏症，病毒感染可导致白细胞下降，但患者白细胞极低，不能排除血液病可能，需进一步完善检查，如骨穿等。综上，患者系病毒性肺炎（重症）、ARDS、感染性休克、MODS。目前呼吸机参数高，氧合情况不佳，循环功能不稳定，尿量逐渐减少，四肢末梢循环差，病情危重，死亡率极高。可考虑给予 ECMO 治疗，但该治疗费用昂贵，且系有创操作，需动静脉置管，极易并发难以控制的血流感染、血栓形成及出血等严重并发症。

与家属详细沟通病情，详细告知治疗必要性及相关风险，患者父母及其他亲属考虑后同意 ECMO 治疗。南京中大医院 ICU 专家于我科给予患者行右股静脉及左股动脉置管术，及 ECMO 治疗，循环建立后患者血压逐渐上升，心率逐渐下降至 110 次/分左右，氧合情况明显改善，给予下调呼吸机参数，四肢循环逐渐好转，尿量增多。后转至中大医院继续后续治疗。

六、述评

体外膜氧合（extracorporeal membrane oxygenation，ECMO）是体外肺辅助（extracorporeal lung assist，ECLA）技术中的一种，主要用于部分或完全替代患者心肺功能，使心肺得以充分休息，从而为原发病的治疗争取时间。虽然 ECMO 在发达国家已成为一项床旁可及的生命支持技术，但在国内则起步较晚，前期主要应用于心脏病领域，在呼吸衰竭领域的应用则始于 2009 年新型甲型 H1N1 在国内的大流行，目前已有多家医院已开始着手将 ECMO 应用于重症呼吸衰竭的救治。欲成功开展 ECMO，在经过一定数量的病例积累、练掌握其操作与管理之后，最重要的仍然是 ECMO 指征的把握，这需要特别明确 ECMO 的治疗目标，并全面考虑影响 ECMO 疗效的多种因素。

一些观点认为 ECMO 在 ICU 中的作用可能有限。

（1）ARDS 作为继发于休克、感染等原因的一个器官功能衰竭，在其死亡原因中低氧血症不是排在第一位的，如果原发病能控制，那么 ARDS 造成的肺间质水肿也会有所改善，因此降低 ARDS 的死亡率的重要措施在于控制引起 ARDS 的病症，而不是被动的处理 ARDS 引起的低氧血症（当然低氧血症的处理也是很重要的）。

（2）严重的低氧血症患者可以试着采用 ECMO 的，但达到 ECMO 治疗建议的这类患者在 ICU 中遇到的还是很少。

从1970年开始有ARDS患者使用ECMO治疗,通过心肺旁路的调整来清除CO_2,但是两个前瞻RCT(有不同的研究设计)没有证实其效果。在90个患者的研究中,发现对比传统治疗,使用静动脉ECMO治疗没有使生存率增高(10% vs 8%),其可能的解释包括了静动脉灌注的同时有肺灌注的降低,平均气道压增高,每天平均失血2.5L,肺功能没有得到改善。在5天后停止了ECMO治疗。虽然用调整后的动静脉ECMO的非对照研究显示有比预期常规治疗更高的存活率(49%)。但是进一步的前瞻RCT(40个ARDS)在使用ECMO中没有显示这种治疗有益。33%ECMO组的30d存活率对比传统治疗42%的存活率,对这个结果的解释是在ECMO同时有高气道峰压[(45.4±1.7)cmH_2O]和高PEEP[(24.2±0.6)cmH_2O]。并且体外循环[(2.38±0.01)L/min]来改善低氧血症[PaO_2为(58.6±0.03)mmHg],会因为无覆盖膜使用和大剂量肝素使用带来的出血并发症和对血制品的需求增加(4.7L/d)。肝素连接系统的预冲和减少全身肝素用量可以减少出血并发症。一些病例研究提示大约有100例严重ARDS的患者在使用ECMO治疗中是安全的。通过一个标准的临床方案来防止患者发生严重的低氧血症。ECMO增加了氧合,除了严重ARDS外,在前面的前瞻随机研究中,生存率明显增高,为81%、52%、50%。在一个针对新生儿的随机临床试验中,ECMO显示可提高存活率,但是由于呼吸衰竭原因的不同以及胎儿循环方面的差异使这些结果不能应用于临床。两个Ⅱ级的前瞻RCT的结果(不同的方法和收录标准)提供了对于ECMO常规使用的C级建议,个案研究(level V)定义了进行EC-MO治疗的快速入选标准:在FiO_2为100%及PEEP大于等于10mmHg时,PaO_2小于50mmHg或是SaO_2小于等于85%~90%,这些结果提示ECMO可用来治疗严重ARDS(E级建议)。

因此应用ECMO要把握以下几点建议:

(1)ECMO从功能上说相当于人工肺,目的是替换肺的功能,或者减轻肺部气体交换的负荷,减轻肺部损伤,让肺部得到一定的休息。应用ECMO后可尽可能降低呼吸机条件,以保证患者的肺休息。潮气量可低至4~6ml/kg PBW,平台压可限制在更低水平,26~28cmH_2O以下,FiO_2可低于40%。一般,因ARDS上ECMO的可能需要至少7~10天左右的时间(当然也不是绝对的),所以,在这个时间段里面不要每天去挑战患者的肺功能,在5~7天后可逐渐降低ECMO支持条件,评价肺的恢复情况。至于PEEP的设置,暂时没有明确的循证医学证据,应该是以保证肺泡塌陷较少为标准,但仍需要注意过度膨胀,同时,每天可行2~3次RM。

(2)要与常规的机械通气区分开来,因为机械通气是针对肺通气而言。说升级版,有一定的依据,即呼吸支持,又有不同的地方,就是肺替代。

(3)因为行ECMO的时间较长,耗材比较贵,使用不规范的话,耗材消耗肯定不小。所以需要ECMO的患者花费巨大。

(4)目前国内开展ECMO的经验欠缺,尤其是ARDS患者的治疗上,都是在没有其他办法时,才将ECMO作为最后的一种手段进行尝试,但是由于干预的时机过晚,患者的肺部已经发生不可逆的病变,所以应用ECMO的价值值得商榷了,最终的预后是很差的。

(张 宏)

参考文献

[1] 张美齐,郭丰,洪玉才. 实用急危重症处理流程. 杭州:浙江大学出版社,2017.
[2] 刘旭平. 重症监护技术. 第2版. 北京:人民卫生出版社,2015.
[3] 刘大为. 实用重症医学. 第2版. 北京:人民卫生出版社,2017.
[4] 邢玉华,刘锦声. 急诊医学手册. 武汉:华中科技大学出版社,2014.
[5] 王敬东,李长江. 急危重症医学诊疗. 上海:同济大学出版社,2014.
[6] 李春盛. 急危重症医学进展. 北京:人民卫生出版社,2016.

第三章

休克

第一节 概述

休克（shock）是临床各科常见的急危重症和战伤死亡的主要原因，也是患者需要入住 ICU 的常见原因。由于其病死率高，一直受到医学界的广泛重视，20 世纪 80 年代以来，国内外对休克的研究从低血容量性休克转向感染性休克，从微循环学说向细胞、亚细胞及分子水平深入，发现休克的发生与许多具有促炎或抗炎作用的细胞因子等炎症介质有关，相应提出了全身炎症反应综合征（systemic inflammatory response syndrome，SIRS）、多器官功能障碍综合征（multiple organ dysfunction syndrome，MODS）等新概念，并研究了这些炎症介质对微循环、细胞和器官功能的影响。目前，多数学者认为休克是各种强烈致病因子作用于机体引起的急性循环衰竭，其特点是微循环障碍、重要脏器的灌流障碍和细胞与器官功能代谢障碍，是一种危重的全身调节紊乱性病理过程。

一、临床分类

随着研究的深入，临床监测技术水平的提高，特别是肺动脉导管的广泛应用，国内外趋于一致的是将休克按发生原因的病理生理改变来分类，这是人们对休克的认识从临床描述向病理生理水平过渡的必然结果，新分类法有新名称，但也沿用了一些旧名称，这可能引起一些混乱，但好处是能为更好理解和治疗休克提供直接的依据。

1. **低血容量性休克（hypovolemic shock）** 因各种原因导致的患者血管内容量不足是这类休克的主要临床病理生理改变，包括失血和失液、烧伤、创伤、炎性渗出等。

2. **分布性休克（distributive shock）** 这类休克的共同特点是外周血管失张及阻力血管小动脉失张使大血管内压力损失，容量血管失张使回心血量锐减，这两种情况可以单独或合并存在，血流在毛细血管和（或）静脉中潴留，或以其他形式重新分布，而微循环中有效灌注不足，主要包括感染性休克、过敏性休克、神经源性休克等。

3. **心源性休克（cardiogenic shock）** 作为循环动力中心的心脏尤其是左心室发生前向性功能衰竭造成的休克，其诊断的主要依据是 CI<1.8L/（min·m^2），PCWP>18mmHg，SBP<80mmHg，尿量<20ml/h。主要包括急性心肌梗死、心力衰竭、严重心律失常、严重室间隔穿孔等。

4. **阻塞性休克（obstructive shock）** 这类休克的基础是心脏以外原因的血流阻塞，血流阻塞导致左室舒张期不能充分充盈、从而降低心排血量。临床包括大块肺栓塞、原发性肺动脉高压、主动脉缩窄、急性心脏压塞、缩窄性心包炎、夹层动脉瘤、腔静脉阻塞、心脏压塞及心内人工瓣膜血栓形成和功能障碍等。

值得注意的是在临床实际中，一休克患者可能同时并发多种休克，如低容量性休克并发分布性休克（感染或药物中毒）、心源性休克并发低容量性休克等。这些混合性休克的临床表现常是各类休克症状的综合，也可能在治疗一种休克时呈现另一种休克的特征。

二、临床分期

尽管休克的原因很多，而其基本病理生理变化为心排血量减少及动脉血压降低。根据病理和症状的发展将休克分为三期。

1. **休克早期** 又称缺血性缺氧期（ischemic anoxia phase）或低血压代偿期（hypotensive compensatory stage）。

（1）微循环变化特点是微动脉、后微动脉、毛细血管前括约肌痉挛性收缩，大量真毛细血管关闭和微静脉收缩，微循环处于缺血状态，导致组织细胞代谢紊乱。

（2）发生微循环缺血的主要机制是：①在低血容量、内毒素、疼痛、血压降低等因素作用下，通过不同途径导致交感-肾上腺髓质系统（sympathetic-adrenal system，SAS）兴奋，儿茶酚胺（catecholamines，CAs）大量释放；②交感神经兴奋、CAs释放增多及血容量减少均可引起肾缺血，使肾素-血管紧张素-醛固酮系统（renin-angiotensin-aldosterone system，RAAS）活性增高，产生大量血管紧张素Ⅱ（angiotensin Ⅱ，Ang Ⅱ），致使血管强烈收缩；③血容量减少可反射性地使下丘脑分泌超生理水平的血管升压素（antidiuretic hormone，ADH）引起内脏小血管收缩；④增多的儿茶酚胺可刺激血小板产生更多的缩血管物质血栓素 A_2（thromboxane A_2，TXA_2），当其作用超过血管内皮细胞产生的扩血管物质前列环素（prostacyclin）的作用时，小血管发生收缩；⑤胰腺在缺血、缺氧时，其外分泌腺细胞内的溶酶体破裂释出蛋白水解酶。后者分解组织蛋白而生成的心肌抑制因子（myocardial depressant factor，MDF），可使腹腔内脏的小血管收缩。

（3）微循环变化对机体有一定的代偿意义，主要表现在：①保证心、脑的血液供应：由于脑血管的交感缩血管纤维分布最少，α受体密度也低，因而对交感神经兴奋、儿茶酚胺的反应较弱，此期脑血管无明显改变。冠状血管受α、β受体双重支配，但α受体密度低，同时由于心脏活动加强，代谢产物如腺苷等扩血管物质增多因而使冠状动脉扩张。此外，休克初期的动脉血压正常，也保证了心、脑的血液供应。②回心血量增加，心排血量增多：交感神经兴奋和儿茶酚胺增多，使含有较多交感缩血管纤维α受体又占优势的皮肤、腹腔内脏和肾的小动脉，细动脉、微动脉、微静脉和毛细血管前括约肌发生收缩，尤其是微动脉和毛细血管前括约肌（前阻力血管）的收缩更明显。结果，既提高了总外周血管阻力维持正常血压，又降低了微循环血管内的血压，使其血流量减少，有助于组织间液回流入毛细血管，使回心血量增加。此外，醛固酮与血管升压素增多，可使肾小管对钠、水重吸收增多，增加循环血量。由于静脉回心血量增多引起的心室舒张末期容量增加和交感-肾上腺髓质系统兴奋，均可引起心率加快、心肌收缩力增强，导致心排血量增多。③动脉血压维持正常：在外周血管总阻力增高，回心血量增多和心排血量增加的作用下，休克初期动脉血压常维持正常或略升高，此时，机体发生明显的血液重新分布，一方面保证了心、脑的血液供应，表现出休克早期的代偿特点；另一方面引起皮肤、腹腔内脏、肾等许多组织、器官的缺血缺氧性改变，进一步造成组织、细胞的代谢紊乱和损伤。

（4）患者因应激反应，可出现轻度烦躁、恐惧、紧张。由于SAS兴奋表现面色苍白、四肢厥冷、出冷汗、血压正常或偏高、脉压减小、心率加快、呼吸急促等。此期是抢救休克的良好时机，应积极消除病因，采用各种有效措施如及时止血、镇痛、保温、清创、控制感染、补充足够血容量，改善组织灌注等以解除微循环缺血，而使休克逆转。但此期为时较短，常因血压正常而贻误诊治，致使休克过程继续发展进入休克期。

2. **休克期** 又称可逆性失代偿期（decompensatory stage）或淤血缺氧期（stagnant anoxia stage）。

（1）由于病因未去除，休克初期又未得到及时合理治疗，休克进一步发展，全身小血管持续收缩，组织血流灌注明显减少，微循环持续性缺血缺氧，进而发展为微循环血管扩张淤血，回心血量明显减少，表现为外周血管总阻力降低，动脉血压明显下降，病情显著恶化。

（2）微循环淤血发生的主要机制是：①微循环持续性缺血使组织缺氧而发生乳酸性酸中毒。由于微动脉和毛细血管前括约肌对酸性物质耐受性小，因而对儿茶酚胺等反应性降低致使血管舒张；而微静脉、小静脉对酸性物质耐受性强，故仍对儿茶酚胺产生反应而收缩；酸中毒还使毛细血管网大量开放。结果微循环处于灌入大于流出而发生微循环淤血。②组织缺氧、内毒素激活补体系统所形成的 C3a 与 C5a 及引起过敏性休克的变应原再次进入机体都能使肥大细胞释放组胺。组胺使微循环前阻力血管强烈舒张和毛细血管通透性升高（而毛细血管后阻力降低不明显），因而微循环淤血，大量血浆外渗，血液浓缩，血细胞比容升高、红细胞聚集、白细胞嵌塞及血小板黏附和聚集，导致血流阻力增加，血流缓慢，甚至淤滞，故回心血量减少。③细菌内毒素可激活凝血因子Ⅻ，形成Ⅻa，促进凝血；同时可激活补体系统形成 C3b，Ⅻa 和 C3b 能激活血管舒缓素系统而形成大量的激肽，激肽类物质具有较强的扩张小血管和使毛细血管通透性增高的作用。④休克时，内啡肽在脑和血液中增多，它对心血管系统有抑制作用，表现为心肌收缩力减弱、血管扩张和血压下降，进一步使微循环淤血加重。⑤由于缺氧，组织内某些代谢产物如腺苷、核苷酸等增多，对微血管亦有扩张作用。

（3）上述变化的结果是微循环内血液淤滞，血管通透性增强，血浆外渗，有效循环血量进一步减少，血压明显下降，微循环缺氧更加严重，使休克进一步恶化。本期全身组织器官处于严重淤血性缺氧状态，可出现休克的典型临床表现。皮肤因淤血缺氧而出现发绀、花斑纹或大理石样改变；由于心排血量急剧减少故血压进行性下降，脉压缩小，心率加快，脉搏细数；肾血流量急剧减少而致尿量更少，甚至无尿；当血压降到 50mmHg 以下时，心脑血管失去自身调节，冠状动脉和脑血管灌注不足，出现心脑功能障碍，甚至衰竭。患者出现神志淡漠、意识模糊，甚至昏迷。回心血量减少，使中心静脉压降低及出现静脉塌陷。休克中期，病情逐渐恶化，抢救的关键是疏通微循环，解除微循环淤血。为此，应立即补充血容量，合理选用血管活性药物，纠正酸中毒和防止发生 DIC。如果本期仍未得到及时正确的治疗，则休克将转入晚期。

3. 休克晚期　为微循环衰竭期（micro-circulatory failure stage），可出现 DIC 和 MODS 的症状。

（1）临床可见皮肤黏膜和内脏广泛出血、少尿、尿闭、呼吸困难、发绀、休克肺、昏迷、抽搐、黄疸等，此期为休克的不可逆阶段。由于严重的淤血、缺氧和酸中毒使微血管高度麻痹、扩张，并使其对活性物质失去反应，同时血管内皮受损。高度淤血使血流更加缓慢，血小板和红细胞易于聚集。这些改变均有利于启动凝血过程而发生 DIC。

（2）休克过程中 DIC 发生的时间早晚与引起休克的原因有关，如严重创伤或重症感染者 DIC 发生较早，而失血性休克，则 DIC 发生较晚。DIC 一旦发生，休克病情将进一步恶化，表现为广泛性微血管阻塞、继发性纤溶而引起出血和微血管内溶血等，使回心血量显著减少，血压持续性下降；可溶性纤维蛋白多聚体及其裂解产物等可封闭单核巨噬细胞系统、使来自肠内的内毒素不能被充分清除。严重缺氧和酸中毒可使细胞内的溶酶体膜破裂，释放出的溶酶体酶可造成细胞损伤，导致全身各重要器官功能和代谢严重障碍，致使休克转入难治阶段，故此期又称为难治性休克期（refractory shock stage）、不可逆性失代偿期（irreversible decompensated stage）。应该指出，并非所有休克患者都会发生 DIC。DIC 只是休克转为难治的重要因素之一。近年来研究证实在休克晚期，除微循环衰竭和细胞损伤可使休克从可逆性向不可逆性阶段转化之外，而病理性自由基反应和序贯性发生多器官功能障碍也是使休克转为难治的重要原因。

（3）休克时多器官功能障碍的发生是细胞损伤的必然结果，而细胞损伤首先表现在生物膜发生损害。休克时细胞的生物膜损伤最早表现为细胞膜和细胞器膜的通透性增高，Na^+-K^+ 泵障碍，使细胞内 K^+ 逸出而细胞外 Na^+ 和水进入细胞内，引起细胞水肿和细胞器肿胀；细胞膜上腺苷酸环化酶系统受损，使细胞内各种代谢过程发生紊乱。线粒体损伤最早表现为呼吸功能和 ATP 合成受抑制，此后发生线粒体结构改变，线粒体明显肿胀，直至破坏；溶酶体损伤则表现为溶酶体膜通透性增加，溶酶体肿大，溶酶体酶释放增加，甚至溶酶体膜破裂。细胞受损的主要原因是缺氧、酸中毒、内毒素和氧自由基生成过多等因素通过直接或间接作用破坏生物膜系统的功能和结构。由于细胞的完整性在维持细胞生命活动中起重要作用、当膜完整性遭受破坏时，细胞即开始发生不可逆性损伤。为改善细胞代谢，防治细胞的损伤，可应用溶酶体膜稳定剂如糖皮质激素、前列腺素（PGI_2、PGE_1）和组织蛋白酶抑制药，山莨菪碱能抑制 Ca^{2+} 内流，也有保护溶酶体膜的作用。近年临床应用氧自由基清除剂如奥古蛋白（超氧化物歧化酶，SOD)、亚硒酸钠、维生素 C 等，也可防止或减轻细胞的损伤。

注意：并不是所有休克都依次经历上述三期变化。一般低血容量性休克、心源性休克和部分感染性休克可从微循环缺血期开始，而过敏性休克多从淤血期开始，严重烧伤性休克，可能一开始即出现微循环衰竭期表现。在临床工作中既要掌握和运用休克发生发展的共同规律，又要具体分析各型休克患者的变化特点，做到积极抢救，合理治疗。

三、诊断

1. 诊断依据　休克为一临床综合征，诊断以低血压、交感神经代偿性亢进，微循环灌注不良等方面的临床表现为依据。美国国家心肺研究所曾经以下列几点作为休克的诊断依据：①收缩压低于 90mmHg 或较原基础血压降低 30mmHg 以上；②具备下列脏器血流减少的全部证据，如尿量少于 20ml/h，尿 Na 下降；意识障碍；外周血管收缩，皮肤湿冷。

2. 诊断标准　1982 年 2 月，全国急性"三衰"会议制定的休克诊断标准：①有发生休克的病因；②意识异常；③脉细数，超过 100/min 或脉不能触知；④四肢湿冷，胸骨部位皮肤指压试验阳性（压后再充盈时间 >2s)，皮肤花纹，黏膜苍白或发绀，尿量 <30ml/h 或尿闭；⑤收缩压 <80mmHg；⑥脉压 <20mmHg；⑦原有高血压者收缩压较原水平下降 30% 以上。凡符合以上①，以及②、③、④中的二项，和⑤、⑥、⑦中的一项者，即可诊断为休克。

3. 注意事项　鉴于休克是严重的循环障碍综合征，有明显的生理学变化及由此而引起的临床表现，故诊断一般并不困难，但在诊断处理时对出现下列情况者应予注意。

(1) 在诊断休克的同时应积极做出病因诊断，特别是患者神志不清，又无家属或伴送者提供发病情况及现场资料，体表无明显外伤征象，此时需加强对原发病的追溯，能否及时处理原发病常是抢救成败的关键。

(2) 应注意一些不典型的原发病，特别是老年患者、免疫功能低下患者发生严重感染时往往无发热、无白细胞数升高。不典型心肌梗死往往以气急、晕厥、昏迷、腹痛、恶心、呕吐等为主要表现而无心前区疼痛及典型的心电图表现。要防止只重视体表外伤而忽略潜在的内出血消化道穿孔或由于脊髓神经损伤及剧烈疼痛导致的血流分布障碍。

(3) 应重视休克患者的早期体征，如脉搏细数、心音低钝、心率增速、奔马律、呼吸急促、表情紧张、肢端厥冷、尿量减少、少数血压升高等。因这些症状往往发生在微循环障碍或血压下降之前。须知血压为休克的重要体征，但并不是休克的同义词，而尿量及比重、pH 的监测常可客观地反映组织灌注情况。血气分析和氧饱和度监测常能了解缺氧和 CO_2 及酸碱变化情况。

(4) 要提高对重要脏器功能障碍的早期认识，以便及时采取抢救措施。应按需要及时做中心静脉压、肺小动脉楔压、肝肾功能、凝血指标和血气分析等检查。

(5) 常采用 Swan-Ganz 导管热稀释法（间歇或持续）或非创伤性阻抗法监测血流动力学改变

1) 动脉血压与脉压：在感染性休克情况下，上臂袖带式听诊法常出现听不清，无法了解血压真实数值，故主张桡动脉或股动脉插管直接测压法，当收缩压下降到 80mmHg 以下，或原有高血压者下降 30%，即患者的基础血压值降低超过 60mmHg，脉压 <20mmHg 者，组织微循环血液出现灌流减少，临床上可诊断休克。脉压大小与组织血流灌注紧密相关，加大脉压有利于改善组织供血供氧。一般要求收缩压维持在 80mmHg，脉压 >30mmHg 以上。

2) 中心静脉压（central venous pressure，CVP)：主要反映回心血量与右心室搏血能力，有助于鉴别是心力衰竭还是血容量不足引起的休克，对决定输液的量和质，以及选用强心、利尿或血管扩张药有较大指导意义。正常 CVP 为 6~12cmH_2O，它与右心室充盈压成正比，在无肺循环或有心室病变情况下，也能间接反映右心室舒张末压和心脏对输液的负荷能力。

3) 肺动脉楔压（pulmonary artery wedge pressure，PAWP)：与左心房平均压、左心室舒张末压密切相关。在无肺血管和二尖瓣病变时测定 PAWP，能反映左心室功能，对估计血容量、掌握输液速度和防止肺水肿等是一个很好指标，其正常值为 5~16mmHg。

4）心排血量（cardiac output，CO）：反映心脏泵功能的一项综合指标，受心率、前负荷、后负荷及心肌协调性和收缩力等因素的影响，其正常值为 4~8L/min。

5）脉搏和静脉充盈情况：感染性休克早期脉搏细数（每分钟 120~140 次），在休克好转过程中脉搏强度恢复较血压早。休克时需观察静脉充盈程度，当静脉萎陷，且补液穿刺有困难，常提示血容量不足；而静脉充盈过度则反映心功能不全或输液过多。

四、急救措施

急救原则是尽早去除引起休克的原因，尽快恢复有效循环血量，纠正微循环障碍，增进心脏功能和恢复人体正常代谢。

1. **病因治疗** 积极防治引起休克的原发病，去除休克的原始动因（如止血、控制感染、输液、镇痛等）。

2. **一般措施** 休克患者体位一般采取卧位，抬高下肢 20°~30° 或头和胸部抬高 20°~30°，下肢抬高 15°~20° 的体位，以增加回心血量和减轻呼吸的负担。应及时清除呼吸道分泌物，保持呼吸道通畅。必要时可做气管插管或气管切开。予间断吸氧，增加动脉血氧含量，减轻组织缺氧。保持患者安静，通常不用镇静药。必须避免过多搬动，以免加重休克，甚至造成死亡。注意保暖，但不加温，以免皮肤血管扩张而影响生命器官的血流量和增加氧的消耗。

3. **补充血容量** 遵循充分扩容的原则，及时补充血容量恢复组织灌注是抢救休克的关键。补液量、速度最好以血流动力学监测指标作为指导。当 CVP 超过 12cmH$_2$O 时，应警惕肺水肿的发生。关于补液的种类、盐水与糖水、胶体与晶体的比例，按休克类型和临床表现而有所不同，血细胞比容低宜补全血，血液浓缩宜补等渗晶体液，血液稀释宜补胶体。液体补充可以 CVP 和 PAWP 作为指导。

4. **合理使用血管活性药物** 在纠正血容量和酸中毒并进行适当的病因治疗后血压仍未稳定时，应及时采用血管活性药物。血流分布性休克属低排高阻型时宜选用扩血管药物，神经性、过敏性休克时为保证心脑等主要脏器的供血则以缩血管药物较妥，感染性、心源性休克时常两者同时合用。常用血管活性药物有去甲肾上腺素、多巴胺、多巴酚丁胺等。

5. **纠正酸中毒** 休克时缺血缺氧，必然导致乳酸性酸中毒。临床应根据酸中毒的程度补碱纠酸。既往认为，酸中毒可能降低血管内皮对血管活性药物的反应性，并没有确切的循证医学证据。目前在 pH≥7.15 时并不推荐应用碳酸氢盐治疗。

6. **防治细胞损伤** 休克时细胞损伤可以是原发的，也可以是继发于微循环障碍之后发生的。改善微循环是防止细胞损伤的措施之一。此外，尚可用稳定细胞膜和能量补充的治疗。对细胞功能障碍的纠正应引起重视。糖皮质激素有抗休克、抗毒素、抗炎症反应、抗过敏、扩血管、稳定细胞膜、抑制炎性介质等作用，各类休克救治中可以考虑应用。

7. **抑制 SIRS、防治 MODS**

（1）单纯的促炎介质拮抗药在动物实验中有一定效果，但在实际临床实践并未显示出疗效。纳洛酮可以拮抗内啡肽，SOD 是氧自由基的清除剂，别嘌醇是黄嘌呤氧化酶的抑制药，均能减少氧自由基的损伤，可能有一定的抗休克作用。

（2）应预防 DIC 和重要器官功能衰竭，如一旦出现，除采用一般的治疗外，还应有针对性的脏器支持治疗。如出现急性心力衰竭时，除停止或减少补液外，尚应强心、利尿，并适当降低前、后负荷；如出现休克肺时，则正压给氧，改善呼吸功能；如出现肾衰竭，应尽早利尿和进行透析等措施，并防治多器官功能衰竭。

（3）连续性血液净化治疗（continuous blood purification therapy，CBPT）作为一种符合生理性肾脏替代治疗方法，溶质清除率高并能滤过和吸附清除细胞因子和炎症介质，为休克并发 MODS 患者的救治提供了非常重要的及患者赖以生存的内稳态平衡，可以考虑应用。

（张　宏）

第二节 低血容量性休克

低血容量性休克（hypovolemic shock）是循环血容量下降所导致的结果。最常见原因是钝性或穿透性创伤所导致的显性或隐性失血。此外，大量抽放腹腔积液或胸腔积液也可产生低容量性休克。低血容量性休克的严重程度不仅取决于损失容量的多少，还与患者的年龄和基础疾病有关。容量丢失的速度是影响代偿反应的关键因素。容量缓慢丢失，即使对于老年人或身有多种疾病的患者，也比快速丢失更容易耐受。对于既往并发多种严重疾病的患者，即使少量出血也可能会有致命的危险。

一、临床分级

临床上，根据失血量将低血容量性休克分为轻、中、重三个等级（表3-1）。

表3-1 低血容量性休克的病理生理学和临床特征

休克程度	病理生理学	临床特征
轻度（丢失<20%的血容量）	皮肤、脂肪、骨骼肌、骨等能够耐受缺血的器官血流量下降。血液重分布至重要器官	主诉寒冷，血压和脉搏可随体位改变而波动，皮肤苍白、湿冷，颈静脉平坦，尿液浓缩
中度（丢失20%~40%的血容量）	胰腺、脾、肾等对缺血耐受性差的器官灌注减少	主诉口渴，仰卧位时血压低于正常，少尿
重度（丢失>40%的血容量）	脑和心脏灌注下降	患者坐卧不安、易激惹、烦躁，且常反应迟钝。低血压伴脉搏细弱。可出现呼吸急促。进一步进展将导致心脏停搏

二、代偿反应

发生低血容量性休克时，几乎所有器官都产生代偿反应。

1. 心血管系统反应　心血管系统通过内环境稳定机制对失血做出反应，以维持心排血量和血压。

（1）心率增快和外周血管阻力增加是两个基本反应，都是通过交感神经系统所介导的。神经内分泌系统反应性升高血管紧张素和血管升压素的水平，增强交感神经兴奋的效应。

（2）当循环血量锐减时，血管内压力下降，主动脉弓和颈动脉窦的压力感受器反射性使延髓心搏中枢、血管舒缩中枢和交感神经兴奋，作用于心脏、小血管和肾上腺等，使心搏加快提高心排出量，肾上腺髓质和交感神经节后纤维释放大量儿茶酚胺，使周围皮肤、骨骼肌和内脏（肝、脾等）的小血管和微血管的平滑肌（包括毛细血管前括约肌）强烈收缩。

（3）容量性微静脉和小静脉收缩，静脉容量下降，促使血液回流入心脏，从而使舒张期心室充盈量和心排血量增加，这可能是低容量性休克时最重要的一个循环代偿机制。毛细血管前括约肌和小动脉收缩，导致血流方向改变，保证心、脑重要脏器的血液供应。直径小且阻力大的血管进一步收缩，使缺血性血管床的血流速度加快且血液黏稠度下降，使微循环更加有效，有利于组织供氧，并减少组织酸中毒。

（4）当发生低血容量性休克时，血管内压力下降，促使水和电解质从组织间返回血管内，起到"自身输液"的作用。当液体转移至毛细血管内的同时，组织内的蛋白并未迁移，使血管外的胶体渗透压升高。因此，这种液体迁移是有一定限度的。代偿性血管收缩增强这一过程，这种液体迁移常仅限于1~2L。血管再充盈不仅与血管内渗透压下降有关，还与低血容量性休克患者复苏前的血细胞比容下降有关。

2. 神经内分泌反应　各种类型的休克启动时，儿茶酚胺释放和肾素、血管紧张素的分泌是神经内分泌机制代偿，即SAS和RAAS兴奋的结果，其共同作用使血管收缩，促使液体从组织间转移至血管内，并维持心排血量。主张微循环学说的部分学者一度甚至认为儿茶酚胺是休克和休克各期自始至终起决定作用的因素。临床用 α 和 β 受体阻滞药配合来治疗休克患者取得一定疗效。然而，值得注意的是，此类阻滞药在阻断交感神经过度兴奋的同时，也阻断了机体的许多代偿性调节反应，因而对部分患者有效。随着大量其他体液因子的不断发现，认识到休克发病的多因素机制，如今不再将儿茶酚胺看作是休克和休克各期自始至终起决定作用的因素，认为还存在其他激素或调节肽反应。

（1）血管紧张素和醛固酮的分泌：RAAS 是机体调节水盐代谢和维持内环境稳定的重要系统。除循环 RAS 外，心、脑、肺、血管等也具有自身的组织 RAS，通过自分泌、旁分泌、胞内分泌等方式释放 AngⅡ，调节心血管系统功能状态：在组织器官水平上，与循环 RAS 协同参与血压调节；在细胞水平上，通过影响 Ca^{2+} 运转，参与平滑肌收缩；在分子水平上，影响蛋白质的合成，促进心肌肥大及平滑肌生长。休克等病理过程中，RAS 活性显著升高，其确切作用尚有争议。循环 RAS 作用及地位有待重新评价。组织 RAS 作用可能更为重要，组织 AngⅡ在休克早期升高，具有代偿保护作用，抑制其增加对机体不利；休克晚期抑制组织 AngⅡ的过度分泌，则有明显的抗休克作用。醛固酮分泌增加了肾脏对水和钠的重吸收，维持循环血量。

（2）肾上腺素、皮质类固醇和胰高血糖素的分泌：升高血糖，提供细胞代谢的能量储备；增加脂肪动员，降低血胰岛素水平。

（3）血管升压素（vasopressin）的分泌：即 ADH，通过抗利尿和缩血管作用可能在休克早期起代偿作用。

（4）心房钠尿肽（atrial natriuretic peptide，ANP）的分泌：循环中的 ANP，除了具有强大的利钠、利尿作用外，还有舒张血管、支气管平滑肌，抑制肾素释放的作用。ANP 是肾素 – 血管紧张素系统的内源性拮抗药，两者协同调节心血管系统功能。

（5）内源性阿片肽的分泌：对心血管系统的作用是降低血压、减少心排血量和减慢心率。休克时血中 β – 内啡肽（β – endorphin）水平增加与休克程度相平行，且随休克治疗的好转而降低。

3. 呼吸系统反应　休克早期由于出血、创伤、感染等刺激使呼吸中枢兴奋，呼吸加快，通气增强，可出现低碳酸血症和呼吸性碱中毒。休克进一步发展时，SAS 的兴奋及其他缩血管物质的作用使肺血管阻力升高。严重休克患者晚期，经复苏治疗在脉搏、血压和尿量都趋于平稳后，仍可出现休克肺，即急性呼吸窘迫综合征（acute respiratory distress syndrome，ARDS）。

三、主要影响

1. 对肾功能的影响　低血容量性休克时肾脏血流迅速下降。肾流入量下降导致肾小球滤过压下降至低于滤过至肾小囊所需的压力水平。肾脏的代谢率很高，要维持这一较高的代谢率，肾脏需要较大的血流量。因此，长时间低血压可导致肾小管坏死。

2. 对代谢的影响　休克时由于微循环功能障碍，组织细胞获得的氧量减少，无氧糖酵解转换增加，ATP 合成减少，组织代谢明显受损，同时乳酸生成增多，产生代谢性酸中毒。可见，影响无氧糖酵解转换的最重要的一个因素为可获得的氧量。

氧输送（oxygen delivery，DO_2）、氧消耗（oxygen consumption，VO_2）和氧摄取率（oxygen extraction ratio，O_2ER）可由如下公式计算。

$$CaO_2 = 1.34 \times Hb \times SaO_2 + 0.0031 \times PaO_2$$

$$DO_2 = CaO_2 \times CO \times 10$$

$$VO_2 = C_{(a-v)}O_2 \times CO \times 10$$

$$O_2ER = VO_2/DO_2$$

式中：CaO_2 代表动脉氧含量（单位 ml/dl），Hb 代表血红蛋白浓度（单位 g/dl），SaO_2 代表动脉氧合血红蛋白浓度（%），PaO_2 代表动脉血氧分压（mmHg），CO 代表心排血量（单位 L/min），$C_{(a-v)}O_2$ 代表动静脉氧含量差（单位 ml/dl），DO_2、VO_2 单位 ml/min。

公式表明氧输送取决于循环中的氧含量和心排血量。当低容量休克心排血量下降时，氧输送也随之下降，其下降程度不仅取决于心排血量，还取决于血红蛋白下降程度。氧供下降时，大多数器官都增加其从动脉血中的摄氧能力，因此静脉循环中的血氧饱和度相对降低。$C_{(a-v)}O_2$ 和 O_2ER 增加是低容量性休克的代谢特征。

组织摄氧能力的差异很大。摄氧率一般在 0.3 左右。在正常情况下，心脏和大脑都最大限度地摄取氧，都依赖于足够的血流量来提供氧。低血容量达到一定低的阈值前，VO_2 都基本保持恒定不变。当达到这个阈值时，即使增加摄氧也不能满足氧供。

3. 对中枢神经系统的影响　休克早期，由于血液重新分布和脑循环的自身调节，交感神经兴奋并不引起脑血管明显收缩，保证了脑的血液供应。随着休克的发展，血压进行性下降，当平均动脉压 < 50mmHg 时，中枢神经系统血流失去自我调控或脑血管内出现 DIC，脑组织缺血缺氧，意识很快丧失继之自主功能下降。

4. 对胃肠道的影响　休克早期腹腔内脏血管收缩，胃肠道血流量大为减少。胃肠道缺血、缺氧、淤血和 DIC 形成，导致胃肠黏膜变性、坏死、黏膜糜烂，形成应激性溃疡。动物实验显示，胃肠道组织含氧量急剧下降可导致缺血再灌注损伤或肠内细菌易位。

5. 对免疫系统的影响　低血容量性休克可以产生一系列炎症反应，从而恶化病情。

（1）循环中的和固定的巨噬细胞的激活可诱导肿瘤坏死因子（tumor necrosis factor，TNF）产生和释放，进一步导致中性粒细胞和凝血系统的激活。中性粒细胞激活后可产生氧自由基、溶酶体酶、白三烯 C_4 与 D_4。这些炎症介质和细胞因子不仅进一步激活炎症细胞，释放炎症介质和细胞因子，形成恶性循环，还可以破坏血管内皮完整性，导致血管内液向组织间隙渗出。

（2）失血性休克后，黏附分子这一糖蛋白可导致白细胞的动员和迁移。最常涉及的细胞黏附分子包括选择素、整合素及免疫球蛋白。有研究表明，损伤严重程度与可溶性细胞黏附分子（soluble cell adhesion molecules，SCAMs）的释放有关。

（3）氧不完全还原为水时则产生氧自由基，包括超氧阴离子、过氧化氢等，对脂质双层膜结构、细胞内膜、结构蛋白、核酸和糖类都有毒性作用。巨噬细胞通常会产生氧自由基来帮助消灭已消化的物质。从巨噬细胞漏出的抗氧化物质也能保护周围组织。缺血再灌注损伤可以加速炎症细胞产生有毒的氧代谢产物，导致周围组织的进一步破坏，并可能在决定短暂低容量性休克的最终预后的诸多因素中起重要作用。

（4）其他：动物实验还证实了一些低容量性休克引起的重要免疫反应，包括肝内库普弗细胞抗原递呈失败、肠道细菌易位进入体循环。

6. 对血液学影响　呕吐、腹泻、烧伤或低蛋白血症产生大量腹腔积液等原因引起的体液丢失所导致的低容量性休克时，血管内血液浓缩，黏滞度增加，易导致微血管内微血栓形成，远端血管床缺血。

7. 对凝血-纤溶系统影响　低容量性休克早期，由于"自身输液"作用，血液稀释，血细胞比容降低，血液黏滞度下降。当"自身输液"停止后，血浆外渗到组织间隙，且由于炎症介质或细胞因子的作用，血管内皮损伤，毛细血管通透性增加，加上组织间液亲水性增加，大量血浆和体液组分被封闭和分隔在组织间隙，引起血液浓缩，血细胞比容上升血液黏滞度升高，促进了红细胞聚集，呈现高凝状态，启动 DIC 的发病过程。

四、临床特征

（1）低血容量性休克的表现随患者年龄、既往病史、失血量和失血速度的不同而不同。不同程度失血量的临床表现见表 3-1。注意心率、血压并不总是判断失血量多少的可靠指标。较年轻的患者可以很容易地通过血管收缩来代偿中等量的失血，仅表现为轻度心率增快。严重的低血容量在终末期可以表现为心动过缓。动态血压监测非常有帮助。患者从仰卧位变为坐位时血压下降超过 10mmHg，并在数分钟内不能恢复正常。仰卧位血压正常的老年患者转为直立位时常常出现低血压。对可能存在不稳定型脊椎损伤的患者，体位改变试验应慎重。

（2）低灌注可导致毛细血管再灌注下降、皮肤温度下降、皮肤苍白、皮下静脉塌陷，其严重程度取决于休克的严重程度。这些症状并不是低容量性休克的特异性症状，也可能是心源性休克或心脏压塞或张力性气胸所致的休克表现。低血容量性休克常出现颈静脉塌陷，但也可能是尚未充分液体复苏患者循环抑制的表现。检查颈静脉时，最好将患者头部抬高30°正常情况下，右心房的压力可使胸骨柄上方近4cm的颈静脉扩张充盈。

（3）低血容量性休克患者常出现明显的尿量减少 [<0.5ml/（kg·h）]。当临床上出现休克但无少尿时，要考虑是否存在高血糖和造影剂等有渗透活性的物质造成的渗透性利尿，并进行相应检查。

五、辅助检查

1. 实验室检查　在查找低血压原因时可能很有帮助。然而，在抢救休克时，强调不要因等待化验结果而中断抢救进程。

（1）血细胞比容：根据休克原因和进程的不同，低容量性休克患者的血细胞比容可以是低、正常或较高。失血时，由于组织液对前毛细血管的再灌注，导致血细胞比容处于正常范围。反之，如果缓慢失血，延迟发现或已开始液体复苏的情况下，血细胞比容则降低。当丢失非血性体液（呕吐、腹泻、瘘）而导致低容量休克时，血细胞比容通常较高。

（2）动脉血乳酸监测：当严重休克导致无氧代谢发生时，乳酸可在患者体内堆积，造成严重的代谢性酸中毒。其他非特异性检查包括血气分析和血常规、生化常规检查。

2. 血流动力学监测

（1）中心静脉压（central venous pressure，CVP）监测：有助于了解是否存在低血容量，并指导液体复苏；并可指导已知存在或怀疑存在充血性心力衰竭的老年患者的治疗，因为对于这类患者，过多输液可迅速导致肺水肿。必要时还可以应用Swan-Ganz漂浮导管来指导液体复苏。但要注意低血容量常导致静脉塌陷，这时进行中心静脉插管不易成功。当进行液体复苏后患者血压和神志未见好转时，需要考虑是否存在持续性出血或警惕是否已经诱发了DIC。

（2）二氧化碳监测：常显示呼气末CO_2分压下降，这是由于通过肺的血流减少所致。与动脉血气比较，可发现动脉和呼气末CO_2梯度明显增大。如果肺功能正常，血氧饱和度只发生轻度改变。因此，脉搏氧饱和度的监测可为正常。

六、诊断依据

主要依据：①心动过速和低血压；②体温低及四肢末梢发绀；③颈静脉塌陷；④少尿和无尿；⑤静脉输液后上述体征可很快被纠正。

七、鉴别诊断

低血容量性休克需要与其他原因引起的休克相鉴别（表3-2）。

表3-2　休克相关临床表现

观察指标	心源性休克	低血容量性休克或创伤性休克			低排性感染性休克	高排性感染性休克	神经源性休克
		轻度	中度	重度			
皮肤灌注	苍白	苍白	苍白	苍白	苍白	粉红	粉红
尿量	少	正常	少	少	少	少	少
脉搏	快	正常	正常	快	快	快	慢
神志	焦虑	正常	口渴	焦虑	焦虑	焦虑	焦虑
颈静脉	扩张	塌陷	塌陷	塌陷	塌陷	塌陷	塌陷
氧耗	低	低	低	低	低	低	低
心脏指数	低	低	低	低	低	高	低
心充盈压	高	低	低	低	低	低	低
外周阻力	高	高	高	高	高	低	低

1. 心源性休克　常表现为颈静脉扩张，除此以外，其他体征与低容量性休克类似。当液体治疗不充分时也可不存在这种扩张。CVP监测有助于鉴别诊断。

2. 创伤或脊髓损伤所致休克　创伤或脊髓损伤可导致外周血管扩张而休克，对液体治疗相对较顽固。低血容量是创伤后休克的首要因素，在液体治疗尚未充分时，不考虑其他因素。

3. 酒精中毒　常使低血容量难以诊断。血中乙醇浓度升高使表浅血管扩张，导致皮肤温暖、潮红、干燥，患者尿液比重低。仰卧位可以发生低血压，但直立性低血压变化更为明显。

4. 低血糖性休克　对于急重症患者，常常因为需要控制应激性高血糖（stress-induced hyperglycemia，SHG）而静脉应用胰岛素。注意如果胰岛素输注过多过快，将可能出现低血糖性休克，患者表现心慌、心悸、多汗、皮肤苍白湿冷，甚至出现脑功能障碍，应与低容量性休克鉴别。检测血糖明确诊断后，静脉注射50%葡萄糖溶液或停用胰岛素后可迅速改善症状。

八、急救措施

1. 一般原则

(1) 在任何紧急情况下，都要首先考虑按顺序进行，即建立有效人工循环（circulation）、畅通呼吸道（airway）、建立人工呼吸（breathing）。尽管有很多患者并不存在呼吸道问题或已控制了呼吸道，但仍要首先考虑这些问题。

(2) 建立至少两条较粗的静脉通路（首先考虑16号套管针）是很有必要的。对低容量性休克患者进行紧急复苏时，不要首先考虑中心静脉穿刺插管。肺动脉导管端口和三腔导管的端口相对较小，并不能满足快速输液的需要，只在用较大套管针建立静脉通路前应用。

(3) 应该迅速寻找丢失血液或体液的原因，并进行有针对性的病因学治疗。存在外出血时，应该持续压迫出血部位直到通过外科手术控制出血。使用止血钳对出血部位进行盲目探查，不但不能控制出血，还可能造成进一步损伤。潜在出血原因包括胃肠道出血、通过瘘丢失液体过多、输液通路脱落伴回血及血管缝合线的脱落。对于闭合性胸腹部外伤，要努力探及明确是否有实质脏器如肝、脾破裂，或胸腹腔内血管撕裂等情况。

2. 液体复苏　低容量性休克的常规疗法是迅速恢复血容量，即对患者进行快速液体复苏，要求输液速度应快到足以迅速补充丢失液体。有研究认为在出血未控制之前这样抢救可能会增加出血，使预后更差。尽管有人对此提出批评，但在止血之前限制补液（仅补到休克逆转时）的观点已得到很大程度认同。对于老年或既往有心脏病史的患者，为避免高血容量带来的并发症，一旦发生相应的反应，则应减慢输液速度。低容量休克所用输液种类依其所含物质的最大分子量一般分为晶体液和胶体液，目前尚未有确切的循证医学证据证实使用哪一种溶液更具有优势。

(1) 晶体溶液：晶体溶液所含溶质相对分子量均<6 000，黏滞度低，可以通过外周静脉快速输注，用于低容量性休克液体复苏治疗时是十分安全和有效的。常用晶体溶液主要包括生理盐水、乳酸林格液、高渗盐溶液。因为等渗液与体液的渗透压相同，所以在细胞内外间隙不产生渗透压变化使液体发生迁移。因此，电解质和水分会按照人体体液成分进行分布：75%位于血管外，25%位于血管内。当使用等渗晶体溶液进行液体复苏时，因为其存在血管内外的再分布，所以需要使用失血量的3～4倍的晶体液。液体再分布通常在开始输液30min后发生。2h后，输入的晶体液仍维持在血管中的容量仅不到20%。过量输入晶体液可导致全身水肿。大量输液导致流体静力压上升到很高水平（一般>25～30mmHg），将会发生肺水肿。严重的皮下水肿将限制患者活动，增加发生压疮的可能性，并潜在限制呼吸动度。

选择哪种晶体溶液大部分取决于医师的个人习惯。生理盐水的优点在于它是广泛适用的，而且是唯一的可以和血制品混合的晶体液。因为其所含氯离子浓度高于血液，因此应用生理盐水复苏治疗的患者还可能发生高氯性代谢性酸中毒，这可通过肾脏排泄氯化物来纠正。乳酸林格液的优点在于其电解质组分更接近生理情况，除非极危重的患者，所含有的乳酸在肝脏能轻易地转变为碳酸氢盐。高渗盐溶液通过产生的渗透压效应使水分从细胞内转移到细胞外，从而可以用有限的液体量扩充细胞外容量，减轻脑水肿和降低颅内压。

(2) 胶体溶液：胶体溶液是依靠其分子量溶质产生渗透压效应的一组溶液。因为血管壁这一血管内外间隙的屏障对这些分子仅有部分通透性，因此胶体溶液在血管内存留的时间比晶体溶液长，因此仅需要较少量胶体溶液来维持循环血容量。由于胶体液有一定的渗透压，所以它可使水分从血管外进入血管内。尽管所需胶体液的容量少于晶体液，但其价格却昂贵得多。目前临床应用的胶体液有白蛋白、羟乙基淀粉、右旋糖酐、尿联明胶、改良液体明胶 (modified fluid gelatin, MFG) 等。

1) 白蛋白（正常人血白蛋白）：是最常用的胶体溶液，分子量在 66 000~69 000ku，常用浓度为 5% 和 25%。正常人血白蛋白大约含 96% 的白蛋白，而血浆蛋白中白蛋白比例为 83%。每克白蛋白在血管内可与 18ml 液体结合。尽管输入 2h 后只有不到 10% 移到血管外，但外源性人血白蛋白的半衰期仅不到 8h。当输入 25% 的白蛋白时，将导致血管内容量增加输入量的 5 倍。

2) 羟乙基淀粉：是一种人工合成的物质，以 6% 的浓度溶解于生理盐水中，平均分子量为 69 000ku。输入后，其 46% 在 2d 内通过肾脏排出，64% 在 8d 内消除完毕，42d 后仍可检测到淀粉浓度。羟乙基淀粉是一种有效的扩容剂，其扩容效果可维持 3~24h。血管内增加的容量大于实际输入的剂量。多数患者使用 500~1 000ku 的羟乙基淀粉即可产生疗效。当输入剂量超过 20ml/(kg·d) 时，可能发生肾、肝和肺部并发症。由于存在抗Ⅷ因子作用，羟乙基淀粉会引起血小板计数下降和部分凝血酶时间延长。过敏较少见。

3) 喷他淀粉：是一种改良的中分子羟基淀粉 (HES) 溶液，它去除了分子量 10~1 000ku 以外的分子，是均质和不良反应小的溶液。另有一种改良的 HES（贺斯 200/0.5），剂量为 20~36mg/kg 时，不但无不良反应，还可减轻毛细血管渗漏，减少血管活性物质释放，降低血液浓度，维持血容量和改善微循环，使患者心脏指数、氧供/氧耗比显著提高。

4) 右旋糖酐：应用右旋糖酐扩容的程度和时程取决于输入右旋糖酐的种类、输入量、输液速度及其血浆清除率。通常用的右旋糖酐有右旋糖酐 -70（90% 的分子量在 25 000~125 000ku）和右旋糖酐 -40（90% 的分子量在 10 000~80 000ku）两种。分子量较小的分子可通过肾脏滤过并产生利尿作用；分子量较大的右旋糖酐代谢为 CO_2 和 H_2O，在血管内存留时间更长。右旋糖酐 -70 更适于扩容，其半衰期可长达几天。

右旋糖酐相关并发症包括肾衰竭、过敏和出血。右旋糖酐 -40 通过肾脏滤过，可产生渗透性利尿，因此实际上可减少血容量。在已知肾功能不全的患者应避免使用。右旋糖酐 -70 与肾衰竭关系不大。过敏反应可见于糖酐抗体滴度较高的患者，其发生率在 0.03%~5%。两种右旋糖酐都可通过已知ⅧR:Ag 的活性来抑制血小板黏附和聚集。右旋糖酐 -70 的影响更为显著。两种制剂均可影响交叉配血反应和血糖检测。

5) 尿联明胶和 MFG：分别以 4% 和 3.5% 的浓度溶解于生理盐水中，不会引起肾衰竭，也不影响库存血技术，是有效的血浆扩容剂。但由于其分子量低，可快速被肾脏清除。最常见并发症是过敏反应，发生率约 0.15%。快速输入尿联明胶可导致肥大细胞和嗜碱性粒细胞大量释放组胺。MFG 的过敏反应发生率较低。另外明胶可引起血清纤维结合素受抑制。

（赵鲁新）

第三节 感染性休克

一、主要特点

严重感染 (severe sepsis) 及其相关的感染性休克 (septic shock) 和继发的 MODS 是当前入住 ICU 患者的主要死亡原因，也是当代重症医学面临的主要焦点及难点。在美国，每年 75 万例严重感染病例发生，其中有一半病例发展为感染性休克，病死率达到 20%~63%。其在高龄及因创伤、糖尿病、恶性病、烧伤、肝硬化或因使用抗肿瘤化疗等原因而处于免疫功能抑制状态的人群中有较高的病死率。最常见的原因为需氧革兰阴性细菌感染，葡萄球菌等革兰阳性菌和真菌也可引起感染性休克。

二、发病机制

1. 细胞因子和炎症介质作用　感染性休克的发病机制极为复杂，目前的研究已深入到细胞、亚微结构及分子水平。当机体抵抗力降低时，侵入机体或体内正常寄居的病原得以大量繁殖，释放其毒性产物，并以其为动因激活人体体液和细胞介导的反应系统，产生各种炎性介质和生物活性物质，从而引起机体一系列病理生理变化，使血流动力学发生急剧变化，导致循环衰竭。

一般认为，革兰阴性细菌胞壁脂多糖（lipopolysaccharide，LPS）、革兰阳性细菌菌壁磷壁酸（teichoic acids）和肽糖酐（peptide dextran）、真菌的酵母多糖（zymosan）、金黄色葡萄球菌的毒素（中毒性休克综合征毒素-1，TSST-1）等可直接损伤组织细胞，或形成抗原抗体复合物损伤组织细胞，引发感染性休克。至于病毒、立克次体和寄生虫的毒性物质尚未弄清。既往对感染性休克发病机制的研究主要集中在革兰阴性细菌菌壁 LPS 与各体液途径的相互作用上，而目前研究的焦点集中于被刺激的巨噬细胞和其释放的细胞因子方面。LPS 对多个调节系统都有影响，包括补体、激肽、凝血、血浆磷脂酶、细胞因子、β-内啡肽、白三烯、血小板活化因子（platelet-activated factor，PAF）和前列腺素等。

感染性休克中有几种血浆蛋白酶被激活，包括激肽系统、凝血级联和补体系统。LPS、磷壁酸、肽糖酐、TSST-1、酵母多糖等可经替代途径（alternative pathway）和经典途径（classical pathway）激活补体，经典途径可由抗原抗体复合物激活，替代途径由上述产物直接激活。补体激活产生的 C2b、C4a 具有激肽样作用，使血管通透性增加，产生 C3a、C5a，称过敏毒素，能使肥大细胞、血流中的嗜碱细胞释放组胺，引起血管扩张，通透性增加，形成局部水肿，还使平滑肌痉挛；中性粒细胞活化，中性粒细胞聚集并黏附于血管内皮细胞上，进而血小板凝集，血栓形成。最后导致血流动力学改变。诸多因素造成组织、血管内皮细胞损伤，细胞膜损伤导致胞膜磷脂在磷脂酶 A_2 作用下释放花生四烯酸（arachidonic acid），产生大量的白细胞产物。被动员的花生四烯酸可通过脂氧酶途径转化为白三烯（leukotriene，LT）或通过环氧酶途径产生依前列醇（prostacyclin，PGI_2）和血栓素（thromboxane，TXA_2），这些产物均有明确的作用。磷脂酶 A_2 还可释放膜复合烷基磷脂，后者可转化为 PAF。中细粒细胞、嗜碱性粒细胞、内皮细胞和血小板均可以产生 PAF。

补体激活不仅增加血管通透性还可通过激活吞噬细胞释放毒性氧代谢产物，增强中细粒细胞和巨噬细胞的吞噬作用。激活的吞噬细胞可产生氧自由基，杀死被吞噬的细胞，当这些产物从细胞漏出的时候可产生严重的组织损伤。伴随凝血因子Ⅻa 的激活与感染引起的 DIC 有关。凝血因子Ⅻa 的激活还可导致环激肽的释放，引起低血压。内毒素和 TNF 作用于中性粒细胞、血管内皮细胞和库普弗细胞等细胞系，产生 NO。NO 是内皮源性舒张因子（endothelium derived relaxing factor，EDRF），是另一种毒性自由基。少量 NO 可以改善微循环血流，较高浓度则可引起血管扩张和低血压。

循环中的 LPS 可以刺激白细胞产生多种细胞因子，激发炎症反应过程。研究表明 TNF、IL-1、IL-2、IL-6 与人类感染反应明确相关。在动物实验中，TNF 可导致低血压和心室功能下降。细胞因子可使反向调节激素如高血糖素、肾上腺素和皮质醇释放，这些激素产生的反应都与感染的反应有关。细胞因子如 IL-4、IL-6、IL-10、IL-11、IL-13、IL-1Ra（受体拮抗药），与调节免疫反应有关。IL-8、IL-12、IL-18 及 PAF、血清素和二十烷类还与扩大免疫反应有关。

2. 血流动力学影响　感染性休克最明显的表现为体循环阻力下降和血压下降同时伴有心排血量正常或增加，肺循环阻力通常略有升高。心动过速与维持血压稳定有关。体循环阻力下降被认为是感染性休克的首要血流动力学改变，这种状态通常被称之为高动力型血流动力学状态。过去曾认为感染性休克存在高血流动力学期和低血流动力学期的观点已遭到质疑。近期的研究表明感染性休克的心排血量持续升高到终末前期发生心排血量下降为止，早期的研究可能是对未充分液体复苏的患者进行研究的结果。

严重感染常导致左右心室的功能受到明显抑制，表现为左、右心室射血分数及左心室心搏做功均下降，心肌顺应性下降。与低容量性休克不同，通过输液增加前负荷仅轻度增加左室心搏做功，这可能与心室顺应性改变有关。常于早期发生的肺动脉高压也与右心功能不全部分有关。心脏肾上腺素受体下调，受体数量和其亲和力下降。从感染性休克恢复的患者可见左心室搏出功增加，相反死于感染性休克的患者未见这种改变。放射性核素扫描显示，在休克发生 1~2d 即发生左心室扩张。这使得心脏在射血分数降低的情况下，增加舒张末容积以增加心搏量。左心室扩张可以促进患者的恢复。除了心室的异常以外，冠状动脉循环也表现高于正常的血流、正常的心肌氧耗和心肌乳酸的产生。

血流动力学改变的基础是外周血管的收缩舒张功能的异常，从而导致血流的分布异常。在感染性休克发生的早期，由于血管的扩张和通透性的改变，可出现循环系统的低容量状态。经过容量补充后，血流动力学则表现为高动力状态。外周阻力下降、心排血量正常或升高，作为循环高流量和高氧输送的形成基础而成为感染性休克的主要特点。感染性休克的这种氧输送正常或增高状态下的组织缺氧是分布性休克的主要特征，与低容量性休克、心源性休克和梗阻性休克氧输送减少的特点有明确的不同。

严重感染时，组织对氧的摄取和利用功能也发生改变。微循环的功能改变及组织代谢功能障碍可以存在于感染过程的始终。炎症反应导致毛细血管内皮系统受损、凝血功能异常、血管通透性增加，使血管内容量减少、组织水肿；组织内通血微血管密度下降，无血流和间断血流的微血管比例增加。这些改变直接导致微循环和组织间的物质交换障碍，在器官功能不全的发展过程中起着关键作用。同时，炎症反应导致的线粒体功能障碍使细胞对氧的利用也受到明确的影响。这些改变的共同作用使组织缺氧及代谢功能障碍进行性加重，加速了休克的发展。

感染产生的心肌抑制因子（myocardial depressant factor，MDF）是一种低分子量（<1 000）的蛋白质，并发心脏疾病、存在感染但未出现休克的患者不表现出 MDF 的活性。MDF 主要由缺血的胰腺产生，除引起心肌收缩力下降外，还可以引起肠系膜上动脉等内脏阻力血管收缩，进一步减少胰腺血流量，胰腺灌注减少又更促进 MDF 的形成。MDF 还可以抑制单核-巨噬细胞系统，使已产生的 MDF 清除减少，导致体内 MDF 不断形成和积累，进一步加重了血流动力学障碍。从感染的血流动力学病理生理学角度看，循环血容量的下降是由于毛细血管的通透性增加所致。心脏前负荷下降的原因除了毛细血管渗漏导致液体转移到组织内以外，还有外周血管的淤血、肝脾血管的淤血、胃肠道和伤口的失血及特发性多尿。

血流分布形式的改变是感染性休克的特征。存在血流和代谢所需不匹配，有些器官氧供过量时，其他器官却存在缺氧。此时，摄氧受到影响，导致血流依赖性氧耗，存在混合静脉血氧饱和度正常或升高，以及动静脉氧含量差值降低。乳酸性酸中毒提示存在病理性氧供依赖性氧耗。

3. 代谢异常　感染后代谢性影响程度不仅取决于疾病的病程和严重程度，还与既往营养状态及免疫状态有关。尽管系统氧耗是下降的，但感染时代谢率是明显上升的，混合性能量供应作为能源，表现为高分解代谢，合成代谢减弱，分解代谢增强，糖异生增加，加上胰岛素低抗作用，应激性高血糖（stress-induced hyperglycemia，SHG）十分常见。急性期反应物生成量增加，而白蛋白和转铁蛋白下降。

4. 多器官功能障碍　感染性休克几乎影响所有器官。常见器官衰竭为呼吸、肝脏、肾衰竭。病死率与器官衰竭的数目成正比，当存在 3 个以上器官功能衰竭时，其病死率为 80%~100%。

呼吸功能障碍发生率较高，据统计高达 83%~100%，这种损伤过去称为"休克肺"。现称为急性呼吸窘迫综合征（acute respiratory distress syndrome，ARDS），其特征为呼吸频数、顽固性低氧血症、肺内分流增加，增加吸氧浓度并不能改善低氧血症，伴有肺动脉高压、非心源性肺水肿和肺顺应性下降。呼吸肌乏力和膈肌收缩受限进一步加重了上述情况。常需要机械通气支持治疗。

由于肝脏的解剖部位和组织学特征，肝功能障碍的发生率也较高，可高达 95% 左右。肝功能障碍表现为高胆红素血症及转氨酶和碱性磷酸酶升高。肝脏氨基酸清除率下降伴血清氨基酸浓度上升为后期表现。组织学检查可发现肝内淤胆和微小管坏死。

肾功能障碍发生率仅次于肺和肝。严重感染引起的急性肾衰竭常发生在感染 5d 后。患者一般经临床治疗后，病情趋于稳定，甚至有所好转，以后又再次出现恶化，即属于迟发双相型。肾衰竭的存在与否在决定 MODS 患者的预后上起关键作用。

感染常是导致胃黏膜损伤的重要因素。休克早期腹腔内脏血管收缩，胃肠道血流量大为减少。胃肠道缺血、缺氧、淤血和 DIC 形成，导致肠黏膜变性、坏死、黏膜糜烂，形成应激性溃疡（stress ulcer）。另外，肠道细菌大量繁殖加上长期静脉高营养，没有食物经消化道进入体内，引起胃肠黏膜萎缩，屏障功能破坏，大量 LPS 甚至细菌经肠道和门脉系统入血。消化道功能紊乱是休克晚期发生肠源性败血症和 SIRS、MODS 以至 MSOF 的主要原因之一。

三、临床特征

在休克尚未明显表现出来之前，患者的体征可提示休克的进展。在血流动力学改变发生前，通常先表现出感染的症状。感染性休克通常定义为临床上有感染证据的患者的 MBP < 60mmHg（SBP < 90mmHg），或 SBP 较基础血压下降 40mmHg 以上，伴有发热或体温低、心动过速和呼吸急促。患者通常反应迟钝。如无低血容量发生，患者的皮肤是温暖的。

肺动脉导管显示心排血量增加且系统循环血管阻力下降。当心排血量下降时，应该考虑到可能存在血容量不足。由于血管的反应性和肺血管阻力增加，肺动脉压升高十分常见。右心室射血分数和每搏量下降，左室心搏做功指数同样下降。PCWP 常下降或正常。为提高 PCWP 而增加输液量，仅轻度升高心排血量。

四、辅助检查

1. 血常规检查　常见白细胞增多伴幼稚细胞比例升高。少数患者白细胞减少，常提示预后不良。还常见 DIC 伴凝血时间延长、纤维分解产物增多及纤维蛋白原浓度下降。50% 患者出现血小板减少。不到 5% 的患者可以发生出血。

2. 血生化检查　应激性高血糖十分常见。低血糖是病程晚期表现。血乳酸浓度升高，反映细胞内灌注不足。肝功能检查显示胆红素、转氨酶和碱性磷酸酶升高。

3. 血气分析　动脉血气常提示轻度低氧血症和代谢性酸中毒。当发生严重的呼吸肌疲劳，$PaCO_2$ 一般正常或仅轻度升高。动脉低氧血症的程度与伴随的 ARDS 的严重程度相关。CO_2 浓度的下降可能会大于乳酸浓度升高的程度。静脉血气分析提示血红蛋白氧饱和度增加。尽管外周氧供提高，但外周氧耗和氧摄取能力下降。动静脉血氧含量差变小，<3ml/dl。随着血容量的改善，相应的氧耗也会增加。这种氧供依赖性氧耗是感染的一个特征。

4. 微生物学检查　约 45% 患者发现血培养阳性。革兰阴性需氧菌属占据主要地位。研究表明血培养阳性和阴性患者相比，病死率无差别。真菌感染在一些并发全身免疫抑制如糖尿病的患者中尤为重要。长期应用广谱抗生素和多重细菌感染病史也提示可能存在真菌感染。

五、诊断

1. 诊断依据　必须具备感染及休克综合征这两个条件，其要点包括：①血压下降的同时心排血量增加；②外周氧耗减少；③系统血管阻力下降；④心室射血分数下降；⑤相关多器官功能衰竭。

2. 诊断标准

(1) 临床上有明确的感染。

(2) 有 SIRS 的存在，即出现下列两种或两种以上的表现：①体温 >38℃ 或 <36℃；②心率 >90/min；③呼吸频率 >20/min；或 $PaCO_2$ <32mmHg；④血白细胞 >$12×10^9$/L，<$4×10^9$/L，或幼稚型细胞 >10%。

(3) 收缩压 <90mmHg 或较原基础值下降的幅度 >40mmHg 至少 1h，或血压依赖输液或药物维持。

(4) 有下列一条以上证据证明器官灌注不良或功能衰竭：①神志差或有改变；②低氧血症（PaO_2 <75mmHg）；③血浆乳酸增高；④少尿 >1h［尿量 <30ml/h 或 <0.5ml/(kg·h)］。

六、鉴别诊断

真正的感染性休克与感染综合征的差别只是病情轻重程度的问题，主要差别在于后者无低血压。另外，需要与分布型休克的其他类型包括过敏性休克和神经源性休克相鉴别。诊断时要考虑近期用药史，创伤等因素。

七、急救措施

1. **液体复苏** 保证足够的循环血容量对于感染性休克是最早的，也是最重要的治疗措施。血管内容量的丢失可能是由于毛细血管漏出、瘘、腹泻或呕吐。患者经口摄入液体不足或静脉输液不充分。肺动脉漂浮导管有利于指导液体治疗，根据左心室充盈压和心排血量来调节输入液体量。由于感染时伴随心肌抑制，所以在心排血量和血压尚未达到正常范围前，PCWP常常需要升高超过正常值。一般情况下，PCWP需要在10~15mmHg之间，这需要输入数千毫升的平衡盐溶液才能达到。而毛细血管渗漏还要求进一步加强输液治疗。可能发生血液稀释，从而需要输血。血红蛋白需要维持到一定水平。如果心排血量持续较低，则需要提高血红蛋白浓度来改善外周氧供。同样，因SaO_2不足导致低氧血症的患者也需要输血来增加其携氧能力，改善氧供。

一旦临床诊断严重感染，应尽快进行积极的液体复苏，6h内达到复苏目标：CVP 8~12cmH_2O（1cmH_2O＝0.098kPa）；平均动脉压≥65mmHg；尿量≥0.5ml/（kg·h）；中心静脉或混合静脉血氧饱和度（ScvO_2或SvO_2）≥0.70；若液体复苏后CVP达8~12cmH_2O，而ScvO_2或SvO_2仍未达到0.70，需输注浓缩红细胞使血细胞比容达到0.30以上，和（或）输注多巴酚丁胺［最大剂量20μg/（kg·min）］以达到上述复苏目标。

复苏液体包括天然的或人工合成的晶体或胶体液，尚无证据表明某种液体的复苏效果优于其他液体；对于疑有低容量状态的严重感染患者，应行快速补液试验，即在30min内输入500~1 000ml晶体液或300~500ml胶体液，同时根据患者反应性（血压升高和尿量增加）和耐受性（血管内容量负荷过多）来决定是否再次给予快速补液试验。

2. **呼吸支持** 感染性休克患者极易并发ALI或ARDS，不能满足增加呼吸做功这一要求。在发展至呼吸骤停前，推荐使用机械通气来降低呼吸做功。机械通气治疗策略推荐早期采用小潮气量（如在理想体重下6ml/kg），使吸气末平台压不超过30cmH_2O，允许PaCO_2高于正常，即达到允许性高碳酸血症；采用能防止呼气末肺泡塌陷的最低呼气末正压（PEEP）。为防止并发呼吸机相关肺炎，患者应采用45°半卧位；需要应用高吸氧浓度（FiO_2）或高气道平台压通气的ARDS患者，若体位改变无明显禁忌证，可考虑采用俯卧位通气。

3. **升血压药物支持** 如果充分的液体复苏仍不能恢复动脉血压和组织灌注，有指征时应用升压药。存在威胁生命的低血压时，即使低血容量状态尚未纠正，液体复苏的同时可以暂时使用升压药以维持生命和器官灌注。必要时还应辅以应用低剂量的糖皮质激素。常用的药物包括去甲肾上腺素、多巴胺、血管升压素和多巴酚丁胺。去甲肾上腺素是纠正感染性休克低血压的首选升压药。

（1）去甲肾上腺素（Norepinephrine）：去甲肾上腺素具有兴奋α和β受体的双重效应。其兴奋α受体的作用较强，通过提升平均动脉压（MAP）而改善组织灌注；对β受体的兴奋作用为中度，可以升高心率和增加心脏做功，但由于其增加静脉回流充盈和对右心压力感受器的作用，可以部分抵消心率和心肌收缩力的增加，从而相对减少心肌氧耗。因此被认为是治疗感染中毒性休克的一线血管活性药物。其常用剂量为0.03~1.50μg/（kg·min）。但剂量＞1.00μg/（kg·min），可由于对β受体的兴奋加强而增加心肌做功与氧耗。近年来的一些研究还报道：对于容量复苏效果不理想的感染性休克患者，去甲肾上腺素与多巴酚丁胺合用，可以改善组织灌注与氧输送，增加冠状动脉和肾的血流及肌酐清除率、降低血乳酸水平，而不加重器官的缺血。

（2）多巴胺（Dopamine）：兼具多巴胺能与肾上腺素能α和β受体的兴奋效应，在不同的剂量下表现出不同的受体效应。小剂量［＜5μg/（kg·min）］多巴胺主要作用于多巴胺受体（DA），具有轻度的血管扩张作用。中等剂量［5~10μg/（kg·min）］以$β_1$受体兴奋为主，可以增加心肌收缩力及心率，从而增加心肌的做功与氧耗。大剂量多巴胺［10~20μg/（kg·min）］则以$α_1$受体兴奋为主，出现显著的血管收缩。既往认为小剂量［＜5μg/（kg·min）］多巴胺还可以通过兴奋多巴胺受体而扩张肾和其他内脏血管,增加肾小球滤过率,起到肾保护效应。但近年来的国际合作研究提示,小剂量多巴胺并未显示出肾保护作用。目前建议对快速心律失常风险低或心动过缓的患者,可用多巴胺作为去甲肾上腺素的替代缩血管药物。

(3) 肾上腺素(Epinephrine):由于肾上腺素具有强烈的 α 和 β 受体的双重兴奋效应,特别是其较强的 β 受体兴奋效应在增加心脏做功、增加氧输送的同时也显著增加着氧消耗,其促进组织代谢的产热效应也使得组织乳酸的生成增多,血乳酸水平升高。因此目前不推荐作为感染中毒性休克的一线治疗药物,仅在其他治疗手段无效时才可考虑尝试应用。

(4) 血管加压素(Vasopressin):已发现感染性休克早期患者血中的血管加压素水平较正常升高,随着休克的进展,血管加压素在 24~48h 会降至正常。某些观察显示在感染中毒性休克患者,血管加压素通过强力收缩扩张的血管,提高外周血管阻力而改善血流的分布,起到提升血压、增加尿量的作用;也有人推测其作用可能与抑制交感神经冲动及增强压力反射有关。血管加压素还可以与儿茶酚胺类药物协同作用。由于大剂量血管加压素具有极强的收缩血管作用,使得包括冠状动脉在内的内脏血管强力收缩,甚至加重内脏器官缺血,故目前多主张在去甲肾上腺素等儿茶酚胺类药物无效时才考虑应用,且以小剂量给予(0.01~0.04U/min)。

(5) 多巴酚丁胺(Dobutamine):多巴酚丁胺具有强烈的 β_1、β_2 受体和中度的 α 受体兴奋作用,其 β_1 受体正性肌力作用可以使心脏指数增加 25%~50%,同时也相应使心率升高 10%~20%;而 β_2 受体的作用可以降低 PAWP,有利于改善右心射血,提高心排血量。总体而言,多巴酚丁胺既可以增加氧输送,同时也增加(特别是心肌)氧消耗,因此在感染性休克治疗中一般用于经过充分液体复苏后心脏功能仍未见改善的患者;对于并发低血压者,宜联合应用血管收缩药物。其常用剂量为 2~20μg/(kg·min)。

(6) 糖皮质激素:严重感染和感染性休克患者往往存在有相对肾上腺皮质功能不足,当机体对血管活性药物反应不佳时,可考虑应用小剂量糖皮质激素。一般选择氢化可的松,每日补充量不超过 300mg,分为 3~4 次给予,持续输注。超过 300mg 的氢化可的松并未显示出更好的疗效。

(7) 抗胆碱能药:为我国创造性使用,有良好的解除血管痉挛作用,并有兴奋呼吸中枢、解除支气管痉挛及提高窦性心律等作用。大剂量阿托品可致烦躁不安,东莨菪碱可抑制大脑皮质而引起嗜睡。在休克时山莨菪碱用量可以很大,患者耐受量也较大,不良反应小,临床用于感染性休克,常取代阿托品或东莨菪碱。常用剂量山莨菪碱成人每次 10~20mg,阿托品成人每次 0.3~0.5mg,儿童每次 0.03~0.05mg/kg;每隔 15~20 分钟静脉注射 1 次。东莨菪碱成人每次 0.3~0.5mg,儿童每次 0.01~0.03mg/kg,每 30 分钟静脉注射 1 次。有青光眼者忌用本组药物。

4. 抗感染治疗 确定感染来源是首要任务。要及时准确地评估和控制感染病灶,根据患者的具体情况,通过权衡利弊,选择适当的感染控制手段。若感染灶明确(如腹腔内脓肿、胃肠穿孔、胆囊炎或小肠缺血),应在复苏开始的同时,尽可能控制感染源。如果受累组织未引流或菌血症未治疗,预后将极其不利。若深静脉导管等血管内有创装置被认为是导致感染性休克的感染源时,在建立其他的血管通路后,应立即去除。

一旦确定感染可能来源,即可用覆盖常见病原体的抗生素进行抗感染治疗。早期经验性抗感染治疗应根据社区或医院微生物流行病学资料,采用覆盖可能致病微生物(细菌或真菌)的广谱抗生素,而且抗生素在感染组织具有良好的组织穿透力。经验性抗生素的选择是否合适,是影响感染性休克患者预后的关键性因素。已行腹部手术的外科患者,应着重考虑是否有革兰阴性菌和厌氧菌感染。注意抗生素治疗前应尽可能首先进行及时正确的病原学培养。

应该明确认识到,多数感染性休克患者的血培养为阴性。因此,应该根据临床治疗反应及其他培养结果做出决定,或继续使用目前的抗生素,或改用窄谱抗生素。当然,若认为症状由非感染因素引起,就应果断停用抗生素,以减少耐药和二重感染。

5. 营养支持治疗 感染性休克患者处于严重的高分解代谢状态,持续利用结构蛋白作为能量来源。休克复苏后,血流动力学稳定者应尽早开始营养支持(48h 内),首选肠内营养,小剂量血管活性药物不是使用早期肠内营养的禁忌证。存在营养风险的严重感染性休克患者,早期营养支持应避免过度喂养,以 20~25kcal/（kg·d）为目标,若在 3~5d 仍不能达到 50% 目标量,建议添加补充性肠外营养。

6. 其他治疗

（1）镇静药物常用于辅助治疗感染性休克患者的焦虑和躁动。注意每天需中断或减少持续静脉给药的剂量,以使患者完全清醒,并重新调整用药剂量。机械通气患者可能在充分镇静条件下仍存在与呼吸机不同步,为降低呼吸肌氧耗需要可应用肌松药,但应注意到有延长机械通气时间的危险。

（2）循证医学证据表明血糖水平与感染性休克患者的预后明显相关,严格控制血糖能够明显降低其病死率。患者早期病情稳定后应维持血糖水平低于 8.3mmol/L,并尽可能保持在正常水平。研究表明,可通过持续静脉输注胰岛素和葡萄糖来维持血糖水平。早期应每隔 30~60 分钟测定 1 次血糖,稳定后每 4 小时测定 1 次。

（3）并发急性肾衰竭时,需要实施肾替代治疗以维持机体内环境稳定,清除炎性介质,抑制炎症反应,避免 MODS 的发生。目前尚缺乏证据证实何种肾脏替代治疗方法更优越。持续静脉-静脉血液滤过与间断血液透析治疗效果相同。但对于血流动力学不稳定的全身性感染患者,持续血液滤过能够更好地控制液体平衡。

（4）其他措施：包括预防 DVT、应激性溃疡等治疗措施。

八、预后

预后取决于下列因素：①治疗反应,如治疗后患者神志清醒安静、四肢温暖、发绀消失、尿量增多、血压回升、脉压增宽,则预后良好；②原发感染灶能彻底清除或控制者预后较好；③伴严重酸中毒和高乳酸血症者预后多恶劣,并发 DIC 或多器官功能衰竭者病死率亦高；④有严重原发基础疾病,如白血病、淋巴瘤或其他恶性肿瘤者休克多难以逆转；并发其他疾病,如糖尿病、肝硬化、心脏病者预后亦差。

（赵鲁新）

第四节　过敏性休克

一、病因

1. 药物　过敏性休克（anaphylactic shock）病因复杂,多数为药物所致,而药物中最常引起过敏性休克的为青霉素,部分合成和半合成青霉素及头孢菌素。近年来发现,能引起过敏性休克的肿瘤化疗药物及中药也在逐渐增多,并且随着现代影像技术的发展,造影剂的广泛使用,碘造影剂所致的过敏性休克的发病病人数也在逐年增多。

2. 输注血制品

（1）供血者的特异性 IgE 与受血者正在接受治疗的药物（如青霉素）起反应。

（2）选择性 IgA 缺乏者多次输注含 IgA 血制品后,可产生抗 IgA 的 IgG 类抗体。当再次注射含 IgA 的制品时,有可能发生 IgA-抗 IgA 抗体免疫复合物,发生Ⅲ型变态反应引起的过敏性休克。

（3）用于静脉滴注的丙种球蛋白（丙球）制剂中含有高分子量的丙球聚合物,可激活补体,产生 C3a、C4a、C5a 等过敏毒素；继而活化肥大的细胞,产生过敏性休克。

3. 类过敏性休克反应　有些药物如碘造影剂、阿片类药物、非甾体抗炎药（non-steroid anti-inflammatory drugs, NSAIDs）等并不产生 IgE 抗体,亦会引起如过敏性休克同样的反应,称之为类过敏性休克反应（anaphylactoid reaction）。该反应涉及许多途径,包括补体介导的免疫反应、巨细胞的非免疫性激活和介质的产生。对 NSAID 的类过敏反应是特别危险的,因为 NSAID 是环氧化酶抑制药,它抑制环氧化酶途径,从而间接地促进花生四烯酸通过脂氧化酶途径生成炎症介质,包括 LTC_4、LTD_4、LTE_4 和 LTB_4。LT 和其中间代谢产物（5-HETE 和 5-HPETE）可增加血管通透性,导致支气管痉挛。

二、发病机制

过敏性休克累及机体的多个系统器官,其中心血管及呼吸系统的损伤常可危及生命。多数是敏感机体接触抗原物质所致以IgE介导的抗原抗体反应,属I型变态反应,是真正的过敏反应。过敏原初次进入机体诱发机体产生抗体(IgE),结合到肥大细胞(结缔组织)和嗜碱性粒细胞(血液)表面后机体处于致敏状态,相应的过敏原再次进入机体,与被IgE致敏的肥大细胞和嗜碱性粒细胞结合,同时与靶细胞表面的IgE结合,激活的靶细胞、肥大细胞和嗜碱性粒细胞迅速脱颗粒释放大量的组胺和血小板活化因子至血液循环中。这些炎性介质导致血管舒张、支气管痉挛、皮肤瘙痒、支气管出血、血小板聚集和血管通透性增加。后者可导致喉头水肿甚至气道阻塞。青霉素过敏性休克就属于典型的I型变态反应。

三、临床特征

机体经呼吸系统吸入、皮肤接触、消化系统摄入及注射等途径致过敏原进入体内0.5h即出现的休克,为急发型过敏性休克,占80%~90%;0.5~24h发作者为缓发型过敏性休克,占10%~20%。其三个重要临床标志:①血压急剧下降到休克水平(80/50mmHg以下);②患者出现意识障碍;③出现各种各样的过敏相关症状。

初发症状一般有瘙痒和压迫感,几秒钟或延迟至1h后可进展至明显症状。患者感咽部异物感,逐渐进展至呼吸困难、发音困难、声音嘶哑和咳嗽。如果肺毛细血管通透性增加导致肺水肿,患者即有明显的呼吸困难和发绀。心血管系统表现在最初有乏力,头晕,可能伴有心悸。随着休克的进展,发生心律失常、传导障碍和心肌缺血。皮肤症状包括潮红和瘙痒,逐渐进展至荨麻疹、血管性水肿和出汗。患者可能感觉到恶心、腹痛或腹胀,甚至腹部绞痛。并可进展至出现呕吐、腹泻、间断呕血和便血。其他尚有结膜充血、泪液过度分泌、鼻溢和鼻充血,甚至晕厥、癫痫发作等表现。

四、辅助检查

血管通透性增加引起血液浓缩通常导致血细胞比容增加。血清肥大细胞类胰蛋白酶通常增加。

五、诊断

1. **诊断依据** 根据食用或接触上述过敏原物质发生过敏性休克,即必须采取紧急急救措施。一般而言,当机体短暂暴露于某一致敏因素,迅速出现典型多系统器官损伤,尤其是皮肤,心血管及呼吸系统功能障碍的症状及体征,如皮肤瘙痒发红、荨麻疹、血管性水肿、低血压、急性上呼吸道阻塞、支气管痉挛等,应考虑诊断过敏性休克。

2. **诊断要点** ①皮肤潮红,瘙痒;②腹胀、恶心、呕吐、腹泻;③喉头水肿所致气道阻塞;④支气管痉挛,支气管出血,肺水肿;心动过速,晕厥,低血压;⑤心血管萎陷。

六、鉴别诊断

几个在ICU常见的疾病需要与过敏性休克和类过敏反应相鉴别:心律失常、心肌缺血或梗死、低容量性休克、感染性休克、肺栓塞、误吸、支气管炎、COPD急性发作、癫痫发作、低血糖和脑血管意外。结合病史或药物使用情况,一般并不难鉴别。

七、急救措施

过敏性休克是突发的多系统器官损伤的严重过敏反应,若诊治不及时,相比较于其他类型的休克,患者可因心血管及呼吸系统功能的严重阻碍而迅速死亡。急救措施概括为下述四个方面。

1. **确定并消除致敏因素** 立即停用可疑过敏原或过敏药物,由接触过敏原而引起者应立即离开现场;结扎注射或虫咬部位以上的肢体以减缓吸收,亦可在局部以0.005%肾上腺素2~5ml封闭注射。

对消化道摄入的致敏原,可考虑放置胃管洗胃,以及灌注药用炭。

2. 基础生命支持　要对病情进行连续评估,并稳定循环及呼吸功能。循环及呼吸功能的障碍是过敏性休克致死的主要因素。主要措施有给予肾上腺素,紧急气管插管,气管切开,以保持气道的通畅,充分供氧。建立静脉通道,快速的扩充血容量等。

3. 特异性药物治疗

(1) 肾上腺素(Epinephrine):是救治初期的主要措施,当患者出现休克、气道水肿或有明确的呼吸困难,应及时给予肾上腺素0.3~0.5ml(1:1 000)皮下注射,按需要可以每5~10分钟重复应用。如果患者对初始剂量无反应或存在严重的喉痉挛或症状明显的心力衰竭,应该静脉注射5~10ml(1:10 000)。如果静脉通道没开通,可以肌内注射0.5ml的1:1 000稀释液,或气管插管内滴注10ml的1:10 000稀释液。当静脉注射肾上腺素时,可能引起严重的心动过速、心肌缺血、血管痉挛和高血压。肾上腺素通过增加细胞内cAMP的浓度而减少部分Ⅰ型变态反应的炎性介质释放,而且能通过β受体效应使支气管痉挛快速舒张,通过α受体效应使外周小血管收缩,对抗许多过敏性反应介质的有害作用。因此是救治本症的首选药物,在病程中可重复应用数次。一般经过1~2次肾上腺素注射,多数患者休克症状在半小时内可逐渐恢复。

(2) 糖皮质激素:若休克持续不见好转,应及早静脉注射地塞米松10~20mg或琥珀酸氢化可的松200~400mg或甲泼尼龙120~240mg静脉滴注,每6小时重复1次。

(3) 抗过敏或抗组胺药:应该尽早应用组胺拮抗药。优先考虑应用盐酸苯海拉明(1mg/kg,静脉注射)和雷尼替丁(50mg,静脉注射,时间为5min)。也可氯苯那敏10mg或异丙嗪25~50mg肌内注射,或静脉注射10%葡萄糖酸钙10~20ml。慎用西咪替丁,因其快速静注可致低血压或心搏骤停。

(4) 血管活性药物:如果重复应用肾上腺素和组胺拮抗药后仍存在低血压,需要积极地补充液体。如果血压仍低,可以选用多巴胺、去甲肾上腺素、间羟胺。患者应该尽早停用升压药。

(5) 解除气道痉挛:可以考虑静脉应用氨茶碱或奥西那林雾化吸入等。

4. 连续观察　初期救治成功后,对过敏性休克的连续观察时间不得少于24h。对于病情不稳定的患者或仍需要持续注射升压药的患者,有条件应该放置肺动脉导管。动脉导管插管可以有效监测压力和获得血气标本来调整通气装置。

有高达25%的患者存在双相发作,即在初期成功的救治后经历一个最长达8h的无症状间期后,再发危及生命的过敏症状。研究表明临床给予糖皮质激素对过敏的双相发作有明显的控制作用。每6小时静脉注射氢化可的松100~250mg有助于阻止双相过敏反应的迟发表现。糖皮质激素不用于急性过敏反应的紧急治疗。

过敏反应发生时使用了β受体拮抗药的患者,可能对肾上腺素的作用有抵抗性。阿托品和胰高血糖素可能有助于改善这些患者的心脏症状。

八、预后

通常接受抗原后出现本症的症状越迟者,预后越好。某些高度过敏而发生闪电样过敏性休克者,预后常较差。有冠心病背景者在发生本症时由于血浆的浓缩和血压的下降,常易伴发心肌梗死。神经系症状明显者恢复后亦易残留脑缺氧后的各种并发症。

(赵鲁新)

第五节　神经源性休克

一、主要特点

神经源性休克(neurogenic shock)常发生于深度麻醉或强烈疼痛刺激后(由于血管运动中枢被抑制)或在脊髓高位麻醉或损伤时(因为交感神经传出径路被阻断)。其病理生理变化和发生机制比较简单,预后也较好,有时不经治疗即可自愈,有的则在应用缩血管药物后迅速好转。有学者认为这种情况只能算是低血压状态(hypotensive state),而不能算是休克,因为从休克的概念来看,在这种患者,微循环的灌流并无急剧的减少。

二、发病机制

在正常情况下,血管运动中枢不断发放冲动沿传出的交感缩血管纤维到达全身小血管,使其维持着一定的紧张性。神经源性休克是由脊髓损伤、区域阻滞麻醉或是应用自主神经阻滞药物所致的外周血管舒缩调节功能丧失导致的。当血管运动中枢发生抑制或传出的交感缩血管纤维被阻断时,小血管就将因紧张性的丧失而发生扩张,结果使外周血管阻力降低,大量血液淤积于外周,静脉回心血量减少,心排血量降低,血压下降,引起神经源性休克。如果脊髓损伤水平在中胸段以下,那么损伤水平之上存留的肾上腺素能神经系统被激活,导致心率增快和心肌收缩力增强。如果心脏交感神经输出端受累,则出现心动过缓。因血液淤积于外周静脉池中,血压可降低到极低水平。所有脊髓外伤的患者在未确诊前,都应假设其存在损伤所致的低血容量性休克。

三、临床特征

如无头部损伤,患者可以意识清楚,反应正常,损伤平面之上四肢温暖,之下四肢厥冷。血压可能极低,伴心动过速。创伤后骨骼肌受累,外周静脉的"肌泵"作用丧失,进一步影响静脉回流,并出现脊髓损伤症状和体征及脊髓休克。

四、辅助检查

1. 实验室检查 无助于诊断。因为毛细血管通透性正常,无血浆渗漏。在液体复苏之前,血细胞比容通常是正常的。
2. 影像学检查 颈椎、胸椎、腰椎的放射学检查对确定是否存在骨折是非常重要的,这些部位的骨折通常是不稳定型骨折。检查时应注意明确患者的搬动不会导致进一步的脊髓损伤。CT、MRI有助于确定脊髓内的碎片是否导致脊髓受压。如果受压存在,需进行神经外科解压手术。

五、诊断依据

主要包括:①创伤后或脊髓麻醉后;②低血压伴心动过缓;③无神经支配区域皮肤温暖及潮红;④静脉淤血。

六、鉴别诊断

外伤所致的脊髓损伤的患者拟转入ICU前,必须经过外科和神经外科的病情评价。必须排除并存的、未识别的腹部、胸部和四肢出血所致的低血容量性休克。单纯的头部损伤不会导致休克,相反,它可升高血压并降低心率。

七、急救措施

1. 保持呼吸道通畅和建立静脉通道 当脊髓麻醉过程中因阻滞的水平太高而出现神经源性休克时,因为呼吸肌受累所以有必要行气管插管。对于外伤患者,如果需要气管插管,必须确定颈髓损伤的稳定性。条件允许,最好经纤维支气管镜引导气管插管。必须进行细致的查体,以明确创伤患者其他脏器的损伤。根据损伤的水平不同,患者可能出现膀胱功能障碍,应留置导尿。
2. 液体复苏 因外周静脉池淤血,有效循环血量减少,需进行液体复苏。某些患者仅给予液体复苏血压即可升高。
3. 升压药物支持 如果输液不能恢复血压,可给予血管活性药物维持血压。通常选用多巴胺或间羟胺,维持MBP在60~80mmHg即可。

4. 外科治疗　如果存在完全性脊髓横断，外科治疗的作用仅仅是脊髓骨折部位的固定，以防止进一步的损伤。如果是外生物所导致，那么在脊髓完整的前提下摘除外生物可促进功能恢复。

5. 康复　急性期后，患者病情稳定，应制订长期康复计划。

（赵鲁新）

第六节　心源性休克

心源性休克（cardiogenic shock）是指心排血量减少而致的周围循环衰竭。由于心脏排血能力急剧下降，或是心室充盈突然受阻，引起心搏量减少，血压下降，造成生命器官血液灌注不足，以迅速发展的休克为其临床特征。

一、病因

绝大多数心源性休克既可以发生于心脏疾病进展恶化之后，也可以发生于急性心脏不良事件（如急性心肌梗死、心瓣膜或间隔破裂）之后。受累心肌的绝对数量是决定预后的重要因素。当左心室心肌坏死超过45%时，心源性休克的临床表现会非常明显。

心动过缓和心律失常可导致心源性休克的发生。少于每分钟50次的心率不足以维持正常的心排血量。同理，心律失常可显著地改变心脏充盈方式及阻碍心脏正常的足量泵出。

二、临床分期

可根据病程进展进一步分期（表3-3）。

表3-3　心源性休克的分期

期	名称	描述
Ⅰ期	代偿性低血压期	心排血量降低，低血压激发代偿机制，系统血管阻力增加
Ⅱ期	失代偿性低血压期	心排血量进一步下降，失代偿，血压和组织灌注下降
Ⅲ期	不可逆性休克期	血流量显著减少激活补体系统等缺血性介质，膜损伤进一步恶化，不可逆性心肌和外周组织损伤

三、临床特征

1. 症状和体征　当急性不良事件后发生心源性休克时，疼痛可成为明显的临床症状。当慢性病程急性恶化或另一疾病导致心源性休克时，症状可不明显。体检发现与低心排血量和绝对高血容量潜在的病理生理机制相符合的体征：血压低于90mmHg。心率可能极快，甚至超过最大有氧极限（230减去患者年龄）。至失代偿期时，常出现心动过缓、颈静脉怒张、肢端厥冷；腹部触诊可发现淤血肝；右心室功能正常的患者肺部可闻及湿啰音；当存在全心衰竭或肺动脉高压时，肺部听诊可无异常体征；心脏听诊可闻及典型的第三心音，也可能存在瓣膜病所特有的杂音。

2. 血流动力学效应　事实上所有心源性休克患者都需要应用肺动脉导管监测病情及评价患者对治疗的反应。监测通常提示CVP和PCWP增高，$CI < 1.8 L/(min \cdot m^2)$。

四、辅助检查

1. 实验室检查　如果心源性休克为急性心肌梗死所致，则有心肌酶谱增高。长期服药的患者，应监测血药浓度以明确是否存在药物中毒或药物不良反应。常规生化检查可明确血K^+和HCO_3^-水平。当休克持续时间长时，血乳酸水平增高。检测血细胞比容和血红蛋白水平，以决定是否需要输血。

2. 影像学检查　X线胸部X线片检查示常发现肺水肿。放射性核素心室造影有助于评价心室和瓣膜功能。怀疑心脏压塞，超声心动检查可明确诊断。

3. 心电图检查　心电图检查可以提示有价值的心脏疾病线索，必要时做动态心电图检查。

五、诊断依据

1. 病史　有急性心肌梗死、急性心肌炎、原发或继发性心肌病、严重的恶性心律失常、具有心肌毒性的药物中毒、急性心脏压塞及心脏手术等病史。慢性心脏疾病的患者，病情突然恶化常提示可能发生心源性休克。

2. 症状　早期患者烦躁不安、面色苍白，诉口干、出汗，但神志尚清；以后逐渐表情淡漠、意识模糊、神志不清直至昏迷。

3. 体征　心率逐渐增快，常大于每分钟120次。收缩压<80mmHg，脉压<20mmHg，后逐渐降低，严重时血压测不出。脉搏细弱，四肢厥冷，肢端发绀，皮肤出现花斑样改变。心音低钝，严重者呈单音律。尿量<17ml/h，甚至无尿。休克晚期出现广泛性皮肤、黏膜及内脏出血，即DIC表现，以及多器官功能障碍。

4. 血流动力学监测　提示CI降低、左室舒张末压升高等相应的血流动力学异常。

六、鉴别诊断

急性心肌梗死可以并发室间隔破裂、乳头肌断裂和乳头肌功能不全；缩窄性心包炎和室壁瘤破裂可导致心脏梗阻性休克；有冠心病的患者出现腹主动脉瘤破裂常使诊断困难，其疼痛症状与急性心肌梗死产生的疼痛类似。心电图可发现心肌缺血，无颈静脉扩张是具有鉴别意义的关键体征。钝性外伤所致的心肌挫伤可导致严重的心源性休克。

七、急救措施

1. 一般处理

（1）立即解除患者的紧张状态，绝对卧床休息，有效止痛，阿片类药物不仅可镇静和减轻疼痛，而且可抑制肾上腺素的释放，减轻心脏的应激状态。吗啡起始剂量为3~5mg，静注或皮下注射，并根据患者的主观反应和血压情况调整剂量。注意到吗啡是血管扩张药，可以降低右心室充盈量，对低容量休克患者的血压不利。动脉导管和肺动脉导管有助于对此有效处理。

（2）建立有效的静脉通道，必要时行深静脉插管。留置导尿管监测尿量。持续心电、血压、血氧饱和度监测。

（3）氧疗：持续吸氧，氧流量一般为4~6L/min，必要时气管插管或气管切开，人工呼吸机辅助呼吸。

2. 液体复苏　虽然心源性休克可发生于全身体液过量的患者，但有效血容量可能并不充足。补充血容量首选250~500ml右旋糖酐-40静脉滴注，或0.9%氯化钠液、平衡液500ml静脉滴注，最好在血流动力学监护下补液，前20min内快速补液100ml，如CVP上升不超过1.5mmHg，可继续补液直至休克改善，或输液总量达500~750ml。如PCWP<10~12mmHg，应输注平衡盐液。PCWP每变化2~3mmHg，应测心排血量1次。充盈压需达到20mmHg时，才有可能增加心排血量。

无血流动力学监护条件者可参照以下指标进行判断：诉口渴，外周静脉充盈不良，尿量<30ml/h，尿比重>1.02，CVP<6mmHg，则表明血容量不足。

3. 药物支持　容量状况被充分改善后，衰竭心肌的支持治疗常是必需的。应给予强心药、血管扩张药和利尿药。

（1）洋地黄制剂：一般在急性心肌梗死的最初24h，尤其是6h内应尽量避免使用洋地黄制剂，在经上述处理休克无改善时可酌情使用毛花苷C 0.2~0.4mg，静脉注射。

（2）拟交感胺类药物：对心排血量低，PCWP升高，SVR正常或低下，并发低血压时可选用多巴胺，用量同前；而对于心排血量低，PCWP高，SVR和动脉压在正常范围者，宜选用多巴酚丁胺5~10μg/(kg·min)。

（3）双氢吡啶类药物：常用氨力农0.5~2mg/kg，稀释后静脉注射或静脉滴注，或米力农2~8mg，静脉滴注。

(4) 血管活性药物的应用：首选多巴胺或与间羟胺（阿拉明）联用，从 2~5μg/（kg·min）开始逐渐增加剂量，在此基础上根据血流动力学资料选择血管扩张药。

1) 肺充血而心排血量正常，即 PCWP>18mmHg，CI>2.2L/（min·m²）时，宜选用静脉扩张药，如硝酸甘油 15~30μg/min 静脉滴注或泵入，并可适当利尿。

2) 无肺充血，心排血量低且周围灌注不足，即 PCWP<18mmHg，CI<2.2L/（min·m²），而肢端湿冷时，宜选用动脉扩张药，如酚妥拉明 100~300μg/min 静脉滴注或泵入，必要时增至 1 000~2 000μg/min。

3) 有肺充血及外周血管痉挛且心排血量低，即 PCWP>18mmHg，CI<2.2L/（min·m²），而肢端湿冷时，宜选用硝普钠，10μg/min 开始，每 5 分钟增加 5~10μg/min，常用量为 40~160μg/min，也有高达 430μg/min 才有效。

4. 其他疗法

(1) 纠正酸中毒：常用 5% 碳酸氢钠或克分子乳酸钠，根据血气结果计算补碱量。

(2) 激素应用：早期（休克 4~6h）可以尽早使用糖皮质激素，如地塞米松 10~20mg 或氢化可的松 100~200mg，必要时每 4~6 小时重复 1 次，共用 1~3d，病情改善后迅速停药。

(3) 机械性辅助循环：经上述处理后休克无法纠正者，可考虑主动脉内气囊反搏（IABP）体外反搏、左室辅助泵等机械性辅助循环。

(4) 原发疾病治疗：当心源性休克为急性心肌梗死所致，早期的治疗目的在于控制梗死的面积。心率、血压和心肌收缩力的改变加剧了心肌氧供和增加的心肌氧耗之间的不平衡，可进一步扩大梗死面积。如果治疗开始于心肌梗死后的 3h 内，心源性休克的发生率为 4%。如果治疗延迟，则 13% 的患者将出现心源性休克。急性心肌梗死患者应尽早进行再灌注治疗，溶栓失败或有禁忌证者应在 IABP 支持下进行急诊冠状动脉成形术。

对于急性心肌梗死患者，静脉滴注硝酸甘油和给予 β 受体拮抗药是主要的治疗措施。硝酸甘油可以降低右心室的前负荷和左心室的后负荷。后负荷的下降降低了舒张末压，同时降低了室壁张力和心肌氧耗。而且硝酸甘油可舒张心包脏层血管，并增加缺血区域的氧供。硝酸甘油的早期应用既可以减少梗死面积，还能降低病死率。应用硝酸甘油前必须排除右心室梗死和心脏压塞的可能性。β 受体拮抗药降低心肌的输氧量，拮抗血液循环中的儿茶酚胺，而且具有抗心律失常的作用。β 受体拮抗药和抗凝药合用可有特殊的益处，β 受体拮抗药最好在梗死后 2h 内应用。钙通道阻滞药也可以给予，但在急性期其有效性尚不确定。应用钙通道阻滞药可增加肺水肿患者的病死率。

急性心脏压塞者应立即心包穿刺减压；乳头肌断裂或室间隔穿孔者应尽早进行外科修补等。

(5) 心肌保护：可以选用 1,6-二磷酸果糖 5~10g/d，或磷酸肌酸（护心通）2~4g/d，酌情使用血管紧张素转化酶抑制药等。

5. 防治并发症　并发其他脏器功能障碍的患者，应采取相对应的脏器支持治疗。

（赵鲁新）

第七节　阻塞性休克

阻塞性休克（obstructive shock）的病理基础是心脏或大静脉受压等原因引起血流阻塞，阻碍血液回流，导致左室舒张期不能充分充盈，影响心脏泵血功能，从而降低心排血量。临床见于急性心脏压塞、缩窄性心包炎、肺动脉主干栓塞、原发性肺动脉高压、主动脉缩窄等。

心脏压塞是由于液体潴留于心包腔致使心腔受压，阻碍心腔正常的充盈。多在穿透性创伤所致的冠脉撕裂后突然发生，也可以是慢性疾病（如尿毒症和结缔组织病）进行性发展的结果。腹部膨隆致膈肌上抬压迫心脏可导致休克。机械通气应用高 PEEP 可明显增加胸腔压力，使上、下腔静脉受压，降低跨血管的压力梯度，从而降低心脏充盈量。同样，张力性气胸也因增加胸腔内压力，从而降低静脉回流量。

一、临床特征

1. **外周低灌注** 常见体征为低血压、心动过速、肢端厥冷、少尿和意识障碍。颈静脉怒张往往是诊断的关键体征，但也可因低血容量而无颈静脉怒张。

2. **张力性气胸** 胸部叩诊可发现患侧鼓音，呼吸音消失，纵隔向健侧移位。气管移位伴颈静脉怒张是张力性气胸特有的体征。患者自主呼吸时，吸气时颈静脉怒张程度增加，称为 Kussmaul 征。自主呼吸时可发生奇脉，为吸气时收缩压下降超过 10mmHg，伴有脉搏减弱或消失。

3. **胸壁穿透伤** 常发生阻塞性休克。钝性创伤后心脏压塞少见。可根据血压突然下降或休克、颈静脉显著怒张、心音低钝、遥远等，称为 Beck 三联征而做出心脏压塞的诊断。如患者阻塞性休克为慢性疾病进行性恶化所致，多数存在心包积液病史。

4. **机械通气** 出现以下情况时可导致心脏阻塞性休克：①膨胀的肺脏压迫上、下腔静脉；②膨胀的肺脏压迫肺血管，增加右心室射血阻力；③右心房和右心室受压。PEEP 的增加可能加重低血压和心动过速。

二、辅助检查

1. **血流动力学监测** 发生心脏压塞时，CVP、PAP、PCWP 均增高。

2. **影像学检查** 胸部右前斜位放射学检查可显示增大的心影，但无特异性。显示张力性气胸时，应尽早治疗。B 超可以明确诊断心包积液。

三、诊断依据

主要依据：①低血压伴心动过速；②少尿；③意识状态改变；④颈静脉充盈。

四、鉴别诊断

主要与无阻塞性的心源性休克相鉴别，两者均存在低心排血量和高静脉压。急性心肌梗死或急重病进行性恶化患者出现的休克多考虑心源性休克。大多数创伤后出现的气胸或心脏压塞者考虑阻塞性休克。被忽略的创伤偶尔会发生阻塞性休克，需要与创伤所致的冠状动脉气体栓塞相鉴别，后者通常会引起严重的心律失常和迅速恶化的病程。

五、急救措施

1. **液体复苏** 注意 CVP 通常在输液前已明显升高，不能指导输液治疗。快速的液体输注仅可暂时代偿心室充盈压的降低。

2. **手术治疗** 外科解除病变区域的阻塞是治疗的关键。疑为失代偿性创伤性心脏压塞的治疗不能等待影像学检查而延迟。对于张力性气胸，可立即用粗针头刺入患侧胸腔迅速排气缓解胸腔内压力，不要因无条件进行更有效的胸腔引流而延误置入较小的导管。如果心脏阻塞是胃膨胀所致，插入胃管常有助于缓解症状。如果是其他原因，则需要手术探查加以明确。心脏压塞时应进行心包减压术。根据病情适当降低机械通气压力并增加循环血量，纠正 PEEP 造成的阻塞。

（赵鲁新）

参考文献

[1] 曹小平，曹钰. 急诊医学. 北京：科学出版社，2014.
[2] 邢玉华，刘锦声. 急诊医学手册. 武汉：华中科技大学出版社，2014.

[3] 李春盛. 急诊医学高级教程. 北京：中华医学电子音像出版社, 2016.
[4] 孟昭泉, 孟靓靓. 新编临床急救手册. 北京：中国中医药出版社, 2014.
[5] 孙刚, 刘玉法, 高美. 院前急救概要. 北京：军事医学科学出版社, 2013.
[6] 张美齐, 郭丰, 洪玉才. 实用急危重症处理流程. 杭州：浙江大学出版社, 2017.

第四章

心肺脑复苏

第一节 心肺脑复苏发展史

一、古代心肺复苏

公元前3000年，玛雅文明和印加文明都推崇用"直肠烟熏法"对患者进行复苏。公元前896年，圣经中首次描述了成功复苏的案例。一对夫妇的儿子因为头痛而死亡，先知以利沙"祈祷后俯身向小孩，嘴巴对着小孩的嘴巴，眼睛看着小孩的眼睛，手放在小孩的手上。小孩的身体随后慢慢暖和起来。先知便在房中来回走动，然后再次俯身向小孩。小孩打了七个喷嚏后睁开了双眼"。这是最早的关于心肺复苏的文字记录，似乎有了口对口人工呼吸的雏形。

公元500—1500年，各种方法（包括鞭打法、体外加温法、马背颠簸法，以及木桶滚体法）在不同的地域应用。鞭打法即是通过鞭打的方式唤醒患者的意识。体外加温法的出现是由于当时人们意识到人死后体温会降低，因此将生命与温度联系在一起，为患者加温成了当时防止患者死亡的重要方法。加温的方法包括热炭灰、燃烧的排泄物或热水体表加温等。马背颠簸法是将患者置于马背上，然后让马在空旷的地方奔跑，以期通过颠簸使气体进出患者肺内。木桶滚体法是让患者俯卧在大木桶（如红酒桶）上，来回滚动木桶，以帮助挤压患者的胸部，使气体呼出；然后去除胸部压力让胸部扩张，使气体吸入。由于这项技术引入了通过胸部压力变化影响肺内气体呼出、吸入的理念，因而成为现代心肺复苏技术的前身技术之一。

实验性气管插管最初于公元1000年左右由穆斯林哲学家和医学家阿维森纳报道："必要时将一根金、银或其他材质的管子插入喉部。"安德雷亚斯·维萨里在其出版的书籍中也提到"向管中吹气使动物复苏"。这是气道管理最早的雏形。

16世纪初，人们开始使用风箱法对患者进行复苏，延续了近300年。由于壁炉风箱携带极不方便，不少制造业人员萌生了球囊面罩复苏器的创意。1829年，研究者发现用风箱使肺部过度膨胀，可能导致动物死亡，故停止使用风箱法。

18世纪初，烟草燃烧的烟雾灌入患者直肠——一种新的复苏方法悄然兴起，在北美印第安人中运用得非常广泛。1767年，被美国殖民者引入英国。1881年，本杰明·布罗迪的研究发现四盎司烟草可能使狗致死，一盎司烟草可能使猫致死，此法不再被使用。

18世纪，溺水者的数量呈上升趋势，溺水逐渐成为当时引起猝死的首要原因。为此，人们开始使用"倒挂法"抢救溺水。倒挂法是捆住溺水者的脚部将溺水者倒挂起来，并对其胸部间断加压以帮助溺水者吸气和呼气。18世纪40年代，法国巴黎科学院正式推荐对溺水的患者进行口对口吹气。1767年，荷兰溺水者复苏协会成立。1774年，英国皇家溺水者营救会成立。该协会推荐的溺水者救治方法包括：①将溺水者移近燃烧的火堆旁、埋在热沙中、浸入热水中或置入有1~2名志愿者供暖的被窝中，为患者保暖。②将溺水者置于头低脚高位，挤压其腹部，并用羽毛挠其咽喉壁催吐，清除患者吞入胃内或吸入肺内的水。③通过直肠内灌入烟草烟雾或其他强刺激性的气体刺激溺水者的双肺、胃和肠。④用风箱帮助患者恢复呼吸。⑤放血。

最早出现的低温治疗始于19世纪初，俄国人将患者的身体埋在雪和冰中，以降低机体的代谢。当时人们尚未认识到最重要的需要降低代谢的器官是大脑，只对身体进行降温。

19世纪50年代，人工通气并未得到足够的重视，人们把注意力主要集中在如何保持体温上。100年前荷兰人提出的保温方法仍在继续沿用，直到马歇尔·霍尔提出长时间转运的患者，如果不进行呼吸支持而仅仅是单纯保暖，对患者有害无益，保暖的方法才受到了挑战。新鲜空气对患者是最重要的，但患者仰卧、舌根后坠可能阻塞气道。由于风箱在当时已经不再使用，马歇尔·霍尔提出将患者从仰卧位到侧卧位来回滚动，每分钟16次，并且当患者处于俯卧位时，在患者的背部加压，以便患者呼气。通过这种方法，患者可以获得300~500mL的潮气量。该法很快被英国皇家溺水者营救会所采纳。后来，随着麻醉药物的使用，医院内发生呼吸骤停的患者数量增加，口对口人工呼吸的技术逐渐成熟。

19世纪后期，西尔维斯特复苏法开始出现。让患者仰卧，将双上肢举向头的两侧，再收回并按压胸部，每分钟重复16次。1892年，法国学者还提出了伸拉舌头复苏法，即打开患者口腔，有节奏的将其舌头向外拉，为开放气道奠定了基础。1932年，霍尔格和尼尔森对西尔维斯特复苏法进行了改进，改进后仍是让患者取仰卧位，其双手置于头后，通过按压胸部让气体呼出，抬高肘部使气体吸入。1954年，詹姆斯·埃兰首次提出了正常人呼出的气体足够维持患者的氧合的理论。1956年，与彼得·沙法共同研发了现代口对口人工呼吸技术。1957年，美国军方开始采用该技术复苏意识丧失的患者。同年，彼得·沙法教授撰写了《心肺复苏的基础》一书，提出口对口人工呼吸是复苏医学领域里一场革命性的进展。1960年，闭胸心脏按压技术出现，技术的关键在于产生一定的心脏搏出量和血液循环将氧气带到患者的大脑，减轻大脑的缺血缺氧，是复苏医学领域又一个标志性的里程碑。

二、电除颤技术的发展历程

电除颤技术的发展有赖于当代医学对心室纤颤的认识。18世纪末到19世纪初，人们逐渐认识到心脏电活动对心脏正常工作的重要性，电治疗也作为一种重要的治疗手段逐渐兴起。

1879年，一位德国医生研究了感应电和直流电对外科手术中的心脏的影响，提出直接电击心脏或者将直流电施加在胸壁上均可改变心脏的频率和节律。1887年，马克·威廉首次阐释了"心室肌纤维状收缩"的病理生理特点和临床意义，认为心室肌肉不规则、无节律、不协调的颤动时，不能产生前向血流，心室将充血扩大，动脉血压将显著下降。提出不规则的纤维状收缩是心室内发生了物质变化所导致的，与心脏结构和心外神经的活动无关。首次描述了室颤阈值的概念，同时发现某些物质（如高浓度的溴化钾）注射入血循环后更容易引起室颤。同年，马克·威廉提出对哺乳动物的心脏给予一系列适当强度的电击，可能重新恢复心脏搏动，并且首次提出将直接心脏按压和人工通气结合起来对心脏骤停的患者进行复苏。

1889年，马克·威廉将心脏骤停的原因分为心脏停搏和心室纤颤，各种心脏状态下发生的室颤是猝死的重要原因，并提出大部分心源性猝死都是在心肌缺血的基础上发生心室纤颤而引起的。1887年，奥古斯都·沃勒开始用毛细血管静电计记录人的心脏活动。1897年，威廉·埃因托芬开始用线性检流计记录人类心脏电活动，从而成为心电图发展的先驱。1911年，奥古斯都·霍夫曼发表了第一份室颤的心电图。同年，托马斯·刘易斯等人采用该方法记录心电图，发现室颤是氯仿麻醉时发生猝死的常见原因。

随着电力在社会大众中的广泛应用，意外触电身亡的危险明显增加。1882年，发现250V的交流电可以致命。1899年，日内瓦大学的生理学家普雷沃斯特和巴提丽观察发现室颤时可以通过心脏按压和人工通气来暂时维持血压，同时让比较强的电流经过颤动的心脏，可以使颤动的心肌恢复规则的节律，有助于成功救治触电身亡的患者。遗憾的是复苏所需的最佳电压和电流强度仍为未知数，且在现场和很短的时间内提供符合要求电压下的电流也实为不易。因此，该理论与技术难为临床所用。

20世纪初,英国、欧洲和美国的解剖学家、病理学家和生理学家开始应用连续的心电监护设备来研究心脏搏动形成和传导的异常。20世纪20年代,贝尔电话试验室开展了对于室颤和除颤非常有价值的研究。1933年,约翰·霍普金斯大学的威廉等报道狗诱发室颤后进行电除颤的研究结果,首次提出了对实验动物进行闭胸电除颤的可能性。但该研究并没有在霍普金斯大学继续进行下去,有幸的是克利夫兰市的Western Reserve大学的研究者们仍继续在进行相关研究,卡尔·维格尔发表了一系列关于采用氯化钾、氯化钙混合溶液血管内注射和心脏按压结合起来治疗狗室颤的文章,同时提出将人工心脏按压和电除颤相结合,可以增加除颤的成功率。1936年,在美国生理协会年会上,卡尔·维格尔阐释了这种方法可用于增加心脏手术中突发室颤后复苏成功的可能性。1937年,弗雷德里克·莫茨报道了在电除颤前静脉使用局麻药物普鲁卡因可以增加电除颤的成功率,首次对室颤时有效使用抗心律失常药物的报道。尽管如此,大家仍然对室颤患者的心脏复苏持怀疑态度。

1941年,Western Reserve大学的外科医生克劳德·贝克报道了2例术中发生室颤的患者,使用上述药物治疗和电除颤,但未成功。1947年,贝克医生为一位患有严重先天性漏斗胸的14岁小孩进行手术。关胸时,患儿发生心脏骤停,贝克医生再次为他开胸,进行心脏按压,发现患儿心室肌颤动,立即使用肾上腺素、洋地黄和普鲁卡因等药物。医务人员从贝克医生的实验室推来了一台除颤器,在患儿心脏骤停45min时进行了第一次电除颤。几次除颤后,患儿心脏恢复了窦性心律。3h后患儿神志恢复,能正确回答问题。最后患儿完全康复出院。该病例是人类首次除颤成功的病例,提出除颤器是挽救心脏骤停的有效工具。此后,贝克医生开设了一系列复苏培训课程,指导3 000余人参加课程学习和使用除颤器。至此,将人类心室颤动转复为窦性心律的电除颤技术诞生了。但是,贝克医生的除颤器大而笨重,必须使用交流电源和开胸直接电击心脏,极大地降低了临床应用的可行性。

1956年,保罗·卓尔成功进行了闭胸式电除颤。持续心电监护的出现提高了识别致命性心律失常的高危者的可能性,经过心肺复苏和电除颤技术培训的急救小组的组建提高了心脏骤停的复苏成功率,这两者都对电除颤技术至关重要。1962年,有研究者报道了直流电除颤,并发症更少、更为安全,可以用电池为除颤器供电。1969年,第一台可移动除颤器上市。1979年,第一台自动体外除颤器(automated external defibrillator,AEDs)投入临床使用。随着社会经济的发展和公众自救意识的提高,AEDs将逐渐从临床走向社区,从社区走向家庭,进入个人的生活。

三、现代心肺复苏的发展历程

1960年,口对口人工呼吸和闭胸式心脏按压两种技术结合,开启了心肺复苏的新纪元,标志着现代心肺复苏的诞生及现代心肺复苏体系和学说的建立。同期,口对口人工呼吸、闭胸式心脏按压和闭胸式电除颤共同成为现代心肺复苏的三大里程碑。

1974年,美国心脏学会(AHA)制定了第一个心肺复苏指南[Standards for Cardiopul-monary Resuscitation(CPR)and Emergency Cardiac Care(ECC)]。1980年,AHA对指南进行了第一次更新。1985年,第四届全美复苏会议对CPR标准进行了评价和修改,强调复苏的成功并非仅仅指心脏泵功能和呼吸功能的恢复,还包括神经系统功能的恢复,提出心肺脑复苏的概念。1986年和1992年,AHA又分别对指南进行了两次更新。1992年的指南中首次提出"生命链"的概念,指在心脏骤停患者抢救的过程中"早期识别""早期心肺复苏""早期电除颤""早期高级支持"是至关重要的四个环节,环环相扣,紧密相连,成为延续生命的链条,每一个环节的成功实施,有助于降低心脏骤停患者的死亡率。"生命链"的概念很快得到了推广和普及,成为众多急救医疗服务(emergency medical service,EMS)体系抢救院外心脏骤停患者的基石。

2000年,AHA和国际复苏联合会(ILCOR)联合推出《2000心肺复苏和心血管急救指南》,首次采用循证医学方法对世界范围内的复苏医学证据进行系统评价和分级,形成了基于证据的推荐指南。该指南很快成为全球复苏医学的纲领性文件。中国将心肺复苏技术总结成为A-I法:A(airway,开放气道)、B(breathing,人工呼吸)、C(circulation,胸部按压)、D(drug,药物治疗)、E(ECG,心电监护)、F(fibrillation,电击除颤/复律)、G(gauge,病情评估)、H(hypothermia,低温保护脑)、I(intensive care unit，重症监护）。此后，AHA 和 ILCOR 采用同样的评价方法每五年对指南进行一次更新。《2005 心肺复苏和心血管急救指南》重在简化心肺复苏的程序，增加每分钟按压次数和减少 CPR 期间对按压的中断。目前，最新的《2010 心肺复苏和心血管急救指南》则在既往四环生命链的基础上增加了"心脏骤停后综合治疗"的环节，将生命链拓展为五环，通过各种技术进一步强调了帮助脑功能恢复在复苏中的重要性。该版指南还对心肺脑复苏的技术细节进行了简化和修订。

四、2000—2010 心肺复苏和心血管急救指南的主要变化

心肺复苏技术从古至今、从原始到现代、从蒙昧到科学，其发展、变迁和革新都与人类的文明和进步密不可分。同时，心肺复苏技术有医学家、生物医学家和生理学家的通力合作，更有电力业、电器业和电话业的技术支撑，才让这项拯救成千上万生命的实践性技术日臻完善。然而，心肺复苏技术还远未达到完美的境地，它并不像其在电视或电影中被神化的那样，有那么高的抢救成功率。时至今日，院外发生的、无目击者的心脏骤停的存活入院率不过 6%，而存活出院率则更低。另一方面，即使现在指南中推荐的意见和建议，也有很多是源自专家共识、动物实验或临床观察性实验，并非大规模临床随机对照试验。因此，心肺复苏的未来还有很长的路要走，每一次指南的更新，其实都是人类集跬步至千里的一次实践。也许我们可以从历史的回顾中学习一些经验，加强多学科的合作、交叉和融合，让心肺复苏技术进步的每一步都迈得坚实而有力，让心肺复苏技术的每一个小小进步都转化为千千万万的生命和尊严。

（一）心肺复苏程序的变化

在现代心肺复苏学诞生之初，经典的心肺复苏一直以开放气道为起点，即通常说的"A-B-C"，也是 2000 指南和 2005 指南推荐的心肺复苏程序。近年来，越来越多的研究证实延误或中断胸外按压会降低存活率。因此，2010 年指南将心肺复苏程序从"A-B-C"改为了"C-A-B"（胸部按压-开放气道-人工呼吸），即先开始胸部按压，再开放患者气道和实施人工呼吸。

（二）成人胸部按压推荐意见的主要变化

按压产生的血流灌注能为大脑和心脏等重要脏器输送氧和养供。因此，心脏骤停后胸部按压尤为重要。指南在不断地更新中，对按压的要求越来越高（表 4-1）。

表 4-1 2000—2010 心肺复苏和心血管急救指南关于成人胸部按压推荐意见的主要变化

指南	按压深度（cm）	按压频率（次/min）	按压通气比	仅胸部按压的 CPR
2000 指南	4~5	100	15:2	未做推荐
2005 指南	4~5	100	30:2	施救者不愿或无法提供通气，则应进行单纯胸外按压
2010 指南	至少 5	至少 100	30:2	未经 CPR 培训的非专业人员，应进行单纯胸外按压的 CPR

（三）成人人工呼吸推荐意见的主要变化（表 4-2）

表 4-2 2000—2010 心肺复苏和心血管急救指南关于成人人工呼吸推荐意见的主要变化

指南	检查呼吸方法	吹气时间	吹气前准备	环状软骨加压
2000 指南	看、听、感觉检查呼吸	2s 左右	深吸气	2~3 名施救人员时可采用
2005 指南	看、听、感觉检查呼吸	大于 1s	平静呼吸	2~3 名施救人员时可采用
2010 指南	扫视患者呼吸状态，取消看、听、感觉检查方法	大于 1s	平静呼吸	不建议常规采用

(四) 电除颤推荐意见的主要变化（表4-3）

表4-3　2000—2010心肺复苏和心血管急救指南关于成人电除颤推荐意见的主要变化

指南	儿童使用AED	连续除颤方法	除颤能量
2000指南	仅推荐8岁以上患儿使用	3次（首次除颤后，检查心律，若不成功，立即进行第二次除颤，再检查心律，若仍不成功，进行第三次电除颤）	单相波： 首次：200J 再次：200~300J 第三次：360J 双相波： 未做推荐
2005指南	1至8岁的儿童，应使用儿科型剂量衰减AED。如果无此机型，可使用普通AED。是否为1岁以下的婴儿使用AED，尚无足够证据	1次（除颤后立即恢复胸外按压与人工通气，2min后检查心律，若仍需除颤心律，进行再次除颤）	单相波： 每次除颤均推荐360J 双相波： 首次：120~200J 再次：相同或更高的能量
2010指南	1至8岁儿童应使用儿科型剂量衰减AED。如果没有，应使用普通AED。对于1岁以下婴儿，建议使用手动除颤器。如果没有，需使用儿科型剂量衰减AED。如果也没有，可以使用普通AED	1次（除颤后立即恢复胸外按压与人工通气，2min后检查心律，若仍需除颤心律，进行再次除颤）	单相波： 每次除颤均推荐360J 双相波： 首次：制造商为其对应波形建议的能量剂量（120J至200J） 再次：相同或更高的能量

(五) 成人高级生命支持推荐意见的主要变化（表4-4）

表4-4　2000—2010心肺复苏和心血管急救指南关于成人高级生命支持推荐意见的主要变化

指南	二氧化碳波形图	用药方案		
		阿托品	腺苷	有症状的心动过缓用药
2000指南	建议使用呼出二氧化碳监测器确认气管插管位置。监测呼气末二氧化碳（$PETCO_2$）可以用于了解心肺复苏过程中产生的心输出量	PEA或心脏停搏时建议常规使用	用于稳定的、规则的、窄QRS心动过速	在阿托品或起搏无效时，可使用多巴胺和肾上腺素
2005指南	建议使用呼出二氧化碳监测器确认气管插管位置。监测$PETCO_2$可以用于了解心肺复苏过程中产生的心输出量	PEA或心脏停搏时建议常规使用	用于稳定的、规则的、窄QRS心动过速	在阿托品或起搏无效时，可使用多巴胺和肾上腺素
2010指南	使用二氧化碳波形图确认气管插管位置，根据$PETCO_2$值监测心肺复苏质量和检测自主循环是否恢复	不推荐PEA或心脏停搏时常规使用	用于稳定型、规则的、单型性、宽QRS心动过速	在阿托品无效或不适合使用阿托品时，可使用多巴胺、肾上腺素和异丙肾上腺素代替经皮起搏

(六) 成人复苏后治疗推荐意见的主要变化（表4-5）

表4-5　2000—2010心肺复苏和心血管急救指南关于成人复苏后治疗推荐意见的主要变化

指南	重要性	亚低温治疗	经皮冠脉介入治疗	脑电监测
2000指南	心脏骤停后治疗涵盖在高级生命支持中	心脏骤停后自助循环恢复，血流动力学稳定者，自发产生的轻度低温（>33℃）无需积极复温	对于复苏后的患者未做推荐	对于复苏后的患者未做推荐

续表

指南	重要性	亚低温治疗	经皮冠脉介入治疗	脑电监测
2005指南	心脏骤停后治疗涵盖在高级生命支持中	院外发生的室颤所致心脏骤停，复苏后仍昏迷但血流动力学稳定者，推荐诱导亚低温治疗	对于复苏后的患者未做推荐	对于复苏后的患者未做推荐
2010指南	形成综合的、多学科的心脏骤停后治疗体系	院外发生的室颤所致的心脏骤停，自主循环恢复后仍昏迷，但血流动力学稳定者，推荐诱导亚低温治疗	对于STEMI致心脏骤停的患者，无论复苏后意识如何，都推荐急诊冠脉造影和血管再通治疗	对于ROSC后仍昏迷的患者，应频繁或持续监测脑电情况，以诊断癫痫并及时处理

（张海钢）

第二节　心脏骤停

心脏骤停（cardiac arrest，CA）是指各种原因（心脏和非心脏原因）引起的心脏有效泵血功能突然丧失，导致血液循环停止，全身重要脏器严重缺血、缺氧的临床急症状态。发生 CA 的患者不一定有心脏基础疾病或全身其他的基础疾病，可能发生于任何人、任何时间、任何场合。发病后若不立即进行积极心肺复苏，患者可能在极短的时间内死亡。

心脏骤停与心脏性猝死（sudden cardiac death，SCD）的概念不尽相同。SCD 是指由于各种心脏原因引起的短时间内发生的（一般在症状出现后 1h 内）突然死亡。SCD 的患者绝大多数有心脏结构异常，主要包括冠心病、肥厚型心肌病、心脏瓣膜病、心肌炎、非粥样硬化性冠状动脉异常和结构性心电异常等。另外，尚有一些暂时的功能性因素（如心电活动不稳定、冠状动脉痉挛、心肌缺血及缺血后再灌注等），也可能使心脏发生不稳定的情况。其他如自主神经系统不稳定、电解质紊乱、过度劳累、情绪压抑及使用导致室性心律失常的药物等心外因素也可能诱发 SCD。

一、心脏骤停的常见原因

AHA 和 ILCOR 认为诱发心脏骤停最常见的原因归结为 5 "H" 和 5 "T"。5 "H" 是指低血容量（hypovolemia）、低氧血症（hypoxia）、氢离子（酸中毒）[hydrogen ion（acidosis）]、高/低钾血症（hyper-/hypokalemia）、低体温（hypothermy）。5 "T" 是指中毒（toxins）、填塞（心包）[tamponade（pericardiac）]、张力性气胸（tension pneumothorax）、心肌梗死（thrombosis of the coronary artery）、肺血管栓塞（thrombosis of the pulmonary vasculature）。

（一）低血容量

低血容量是指体内或血管内的体液、血液或血浆大量丢失，引起的有效血容量急剧减少。引起低血容量的常见原因包括：严重腹泻、剧烈呕吐、大量排尿或大面积烧伤时可导致体液、血浆的大量丢失；食管胃底静脉曲张破裂出血、胃肠道溃疡侵蚀血管出血时可导致血液的大量丢失；肌肉挫伤、骨折、肝脾破裂等创伤出血时也可导致血液的大量丢失。

（二）低氧血症

低氧血症是指血液中氧含量过低，主要表现为动脉血氧分压与血氧饱和度下降，是呼吸衰竭的重要临床表现之一。若未及时进行氧疗或呼吸支持，患者可因心、脑等全身重要脏器严重缺氧而发生心脏骤停。引起低氧血症的常见原因：①呼吸系统疾病：严重感染、呼吸道阻塞性病变的急性发作或急性加重、重症哮喘、各种原因引起的急性肺水肿、肺血管疾病和胸部创伤等引起通气和（或）换气功能障碍可导致缺氧的发生。②中枢神经系统疾病：脑卒中、颅内感染、颅内占位、颅脑外伤、高位脊髓病变或创伤、重症肌无力等呼吸中枢抑制或神经-肌肉传导系统障碍也可导致缺氧的发生。

(三) 酸中毒

酸中毒是指体内血液和组织中的酸性物质堆积，表现为血液中氢离子浓度上升、pH下降。引起酸中毒的常见原因：

1. 代谢性酸中毒　各种原因引起的休克导致的酸中毒、酮症酸中毒、乳酸酸中毒、肾小管酸中毒、尿毒症性酸中毒、药物或毒物引起的酸中毒。

2. 呼吸性酸中毒　①颅内病变或外伤引起的呼吸中枢活动抑制，使通气减少而二氧化碳蓄积。②催眠镇静药物（如吗啡、巴比妥钠等）引起的呼吸抑制所致通气不足。③各种原因导致的呼吸肌麻痹（如脊髓灰质炎、吉兰-巴雷综合征、重症肌无力等）引起的通气不足。④胸廓畸形（如脊柱侧弯、强直性脊柱炎等）引起的通气不足。⑤气道异物、喉头水肿和呕吐物误吸等引起的气道阻塞所致通气不足。⑥严重妨碍肺泡通气的肺部疾病，如阻塞性肺病、支气管哮喘、严重肺间质性病变等。⑦环境气体中二氧化碳浓度过高致过多二氧化碳吸入等。

(四) 高/低钾血症

高钾血症可通过影响自律细胞的自律性、心肌细胞静息电位、复极过程，以及通过间接影响动作电位的形成和传导速度，引发包括室速、室颤在内的各种心律失常，也可通过抑制心肌，使心肌收缩力减弱、心脏扩大并于舒张期发生停搏。引起高钾血症的主要原因有：①钾的摄入量过多。②排除减少。③组织破坏，主要见于严重组织损伤，如各种急性溶血反应、大量肌肉损伤等。

低钾血症可导致心肌细胞及其传导组织的功能障碍，引起心脏自律性细胞兴奋性下降，房室交界区的传导减慢，异位节律细胞的兴奋性增强，引发多种心动过缓或心动过速性心律失常，甚至室性心动过速和心室纤颤。严重的低钾血症还可导致的心肌功能和结构改变，直接诱发或加重心功能不全，特别是基础心功能较差的患者。低钾血症时，患者发生洋地黄中毒的可能性更高。引起低钾血症的常见原因：①摄入不足。②丢失增多。③药物使用不当：大量使用排钾利尿药物（如袢利尿剂和噻嗪类利尿剂及甘露醇、高渗葡萄糖等渗透性利尿剂）而补钾不足、使用泻药不当造成患者严重腹泻等。

(五) 低体温

低体温是指核心体温降至新陈代谢和生理功能所需温度以下的状态。严重低体温可能导致细胞新陈代谢显著减慢，甚至停止，患者可能出现呼吸显著减慢和致命性快速或缓慢心律失常。引起低体温的常见原因：①环境温度过低。②影响体温调节功能的躯体疾病：甲状腺功能减退、肾上腺功能低下、低血糖等。③药物使用不当：巴比妥类药物和吩噻嗪类药物可能影响患者下丘脑的体温调节功能，乙醇可以使血管扩张和中枢神经系统调节功能抑制，胰岛素、甲状腺药物或类固醇药物的使用也可能导致低体温。

(六) 中毒

中毒是指毒物进入体内，发生毒性作用，使组织细胞破坏、生理功能障碍，甚至引起死亡的现象。中毒后由于毒物种类的不同，可能导致损伤的重点脏器也不同，但最终都可能发生多器官功能障碍从而引发心脏骤停。

(七) 心包填塞

心包填塞是指外伤后心脏破裂或心包内血管损伤造成心包腔内的血液积存或者心包因炎症或肿瘤导致大量液体渗出造成心包腔内的液体积存。由于心包的弹力有限，急性心包大量积血或积液可限制心脏舒张功能，使回心血量急剧降低，心输出量也显著降低，引起急性循环衰竭，进而导致心脏骤停。

(八) 张力性气胸

张力性气胸可能造成：①患侧肺脏被完全压缩萎陷，丧失通气和换气功能。②纵隔被压力推向健侧，使与心脏连接的大血管发生扭曲和受压，影响回心血量进而影响心输出量。③健侧肺脏部分被压迫，影响健侧肺的通气和换气功能。若未立即进行排气减压，可造成严重气体交换障碍，静脉回流受阻，心输出量下降，严重者最终导致心脏骤停。

引起张力性气胸的常见原因：①胸部创伤导致的肺大泡破裂，或较大、较深的肺裂伤，或支气管破裂。②自发性气胸的胸膜破口形成上述单向活瓣。

（九）急性心肌梗死

急性心肌梗死患者未及时进行再灌注治疗，坏死的心肌将会导致心肌收缩力减弱、顺应性减低、心肌收缩不协调或严重心律失常，结果导致射血分数降低，心输出量减少，心源性休克，甚至心脏骤停。

（十）肺栓塞

肺栓塞是指各种栓子阻塞肺动脉系统，阻断血液供应所导致的严重临床状态。肺栓塞的直接机械阻塞作用和栓塞后化学性与反射性机制引起肺动脉收缩，肺动脉压开始升高，右心后负荷增高，进而引起右心功能不全。随着右心压力的增高，室间隔可能左移，使左心功能受损，心输出量降低，低血压休克，冠脉缺血，甚至心脏骤停。

引起肺血管栓塞的常见原因包括：①血栓栓塞。②脂肪栓塞。③羊水栓塞。④空气栓塞。

二、病理生理

（一）缺血缺氧

心脏骤停后短时间内即可出现动脉血氧分压降低，同时由于酸中毒的存在，血红蛋白氧离曲线右移，导致氧饱和度下降。即使立即给予有效的心肺复苏，患者在自主循环恢复（return of spontaneous circulation，ROSC）前仍然存在动脉血氧合不足和毛细血管内血流速度缓慢的状态，组织器官可发生严重缺氧。

不同器官对缺血缺氧的敏感性和耐受性不同，同一器官的不同部位也不一样。脑是人体中缺血、缺氧最敏感的重要器官，特别是大脑皮质、海马和小脑的神经元细胞最易在缺血、缺氧状态下发生损伤。此外，脑组织对缺血、缺氧的耐受性还受到环境温度、患者身体基础状态和原发疾病等的影响。如果体温正常，心脏骤停约4min后，大脑细胞就开始发生不可逆的缺血、缺氧损害。如果心脏骤停10min内未积极复苏，神经功能可能严重受损，很难恢复到发病前的水平。其次，心脏也是易受缺血、缺氧损伤的器官，可能发生起搏、传导、收缩和舒张等多方面的功能障碍。骨骼、肌肉、胃肠道和肾脏等组织器官对缺血缺氧的耐受能力可能比脑和心脏稍强一些。

（二）酸中毒

循环停止后，组织器官血流灌注受损，氧供显著减少，机体很快从有氧代谢向无氧代谢转变。无氧代谢产物——乳酸的堆积和二氧化碳的潴留会导致机体发生酸中毒。有研究检测患者外周静脉血标本发现，室颤发生后10min内，血液pH可以从正常迅速降低至6.8。而组织细胞酸中毒的发展可能更快，影响可能也更严重。循环停止4min后，脑组织的pH会显著降低，直接导致组织细胞不可逆损伤。心肌组织也会在循环停止早期发生酸中毒，引起心肌收缩力减退、窦房结自律性降低、心肌室颤阈值降低，以及对儿茶酚胺产生抵抗。

（三）神经内分泌及代谢改变

心脏骤停后，内源性儿茶酚胺、血管紧张素、精氨酸加压素、内皮素及心房利钠肽等血管活性物质的水平可发生显著的反应性变化。一方面是机体对血流动力学恶化和组织低灌注状态所产生的保护性反射，另一方面高浓度的这些物质也可能带来心肌、血管等器官内的细胞损害，造成组织器官功能的进一步恶化。

由于心脏骤停死亡率高，抢救机会稍纵即逝，抢救时间窗短暂，对施救者的抢救技能熟练程度和快速反应能力提出了极高的要求。因此，认识并掌握心脏骤停发病的病因和病理生理，有助于快速评估患者状况和推进心肺复苏的进程，提高心肺复苏的成功率。

三、引发心脏骤停的常见心律失常

(一) 心室纤颤

心室纤颤,又称室颤 (ventricular fibrillation, VF),是指心脏电活动的紊乱引起心室肌纤维不规则、不同步的收缩,导致心脏不能正常地将血液泵出的一种致命性临床状态。心肌纤维有机械活动,但不能协调一致的收缩,故不能产生前向血流。临床上,无法扪及患者的颈动脉或者股动脉搏动。根据室颤波幅的大小,可分为粗颤和细颤两种类型。心室纤颤常常发生于有基础性心脏疾病的患者,最多见于缺血性心脏病,也可见于心肌病、心肌炎和其他心脏病理情况及电解质紊乱和心脏毒性药物过量。VF 也可能发生于无确切心脏病理改变或其他明确原因的情况下,即"原发性室颤",院外心脏骤停患者中约 1% 为原发性室颤。

心室纤颤时心电图表现为心电波形、振幅与频率均极不规则,无法辨认 P 波、QRS 波群、ST 段与 T 波,频率达 150~300 次/min (图 4-1)。

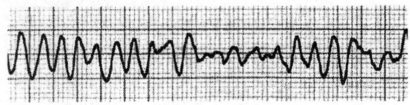

图 4-1 心室纤颤

(二) 无脉性室性心动过速

无脉性室性心动过速 (pulseless ventricular tachycardia, PVT) 是指心室极快速的电活动,心脏不能正常的机械收缩和舒张,心脏充盈极端不良,心输出量为零或接近零的一种致命性临床状态。心脏有活动,但不能有效泵血。临床上,无法扪及患者的颈动脉或者股动脉搏动,血压测不出,故称之为"无脉性室性心动过速"。若不及时救治,患者可在极短的时间内进展为心室纤颤。

心电图表现为连续、宽大畸形的 QRS 波群,节律较规则,频率 150~250 次/min (图 4-2)。因此,当临床上发现心电图显示为宽 QRS 波心动过速时,首先应摸脉搏并监测患者的血流动力学,以便明确患者的心律类型,尽早开始适当的抢救处理。

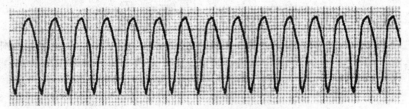

图 4-2 室性心动过速

(三) 无脉电活动

无脉电活动 (pulseless electric activity, PEA) 是指心脏有心电活动,能去极化,但不能同步产生有泵血功能的机械活动。临床上无法扪及颈动脉或股动脉搏动,是一种终末心律表现,死亡率极高。PEA 分为两种类型:①心脏的电活动完全不能引起机械活动,即"电机械分离"。②心脏的电活动可以引起非常微弱的心肌收缩,但无法产生足够的前向血流来形成脉搏和血压,只能在超声下看到心脏的微弱活动。

心电图表现为缓慢性心律 (图 4-3),如各类房室传导阻滞、室性自主心律和室性逸搏等。因此,当临床上发现心电图显示为缓慢性心律失常同时患者出现意识障碍时,应首先摸脉搏并监测患者的血流动力学,以明确患者是否为 PEA,以便尽早开始适当的抢救处理。

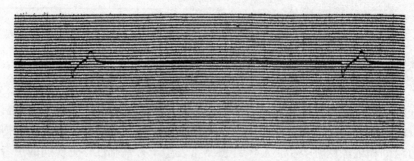

图 4-3 无脉电活动

(四) 心脏停搏

心脏停搏 (asystole) 是指心脏完全无电活动和机械活动的致命性心律,是一种严重的终末心律,复苏成功的可能性极低。心脏停搏在心电图上表现为一条直线 (图 4-4)。

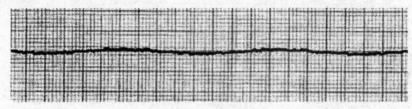

图 4-4 心脏停搏

四、临床表现

心脏骤停是临床常见的急危重症,救护人员必须掌握心脏骤停的临床表现,以便快速而准确的对其进行识别,并尽早开始抢救。临床表现:①突然意识丧失或抽搐。②大动脉(股动脉、颈动脉)搏动消失。③突发面色苍白或发绀。④叹气样呼吸,继之呼吸停止。⑤不能闻及心音。⑥不能测出血压。⑦瞳孔散大、固定。⑧肛门括约肌松弛。

(张海钢)

第三节 心肺脑复苏

心脏骤停发生后,尽早开始积极心肺复苏,建立人工循环、气道和人工通气,有利于终止心脏骤停后病理生理上的恶性循环,减轻缺血缺氧、酸中毒及内源性血管活性物质等对重要脏器的损害,真正实现心肺脑的复苏。

一、生命链

"生命链"(chain of survival) 是心肺复苏中贯穿始终的重要概念。AHA 和 ILCOR 设计了紧密相扣的五连环来表示针对心脏骤停患者的急救理念。成人"生命链"(图 4-5) 的五环包括:立即识别心脏骤停并启动急救系统 (immediate recognition of cardiac arrest and activation of the emergency response system),尽早心肺复苏,着重胸部按压 (early CPR that emphasizes chest compressions),快速电除颤 (rapid defibrillation),有效的高级生命支持 (effective advanced life support),心脏骤停后综合治疗 (integrated post-cardiac arrest care)。五个环节相互独立而又紧密关联,仅注重某一个环节或未注意实施某一个环节,都可能导致心肺复苏的存活率降低。因此,心脏骤停后有效的复苏取决于生命链中五个环节紧密地配合。

图4-5 成人生命链

二、成人基本生命支持

基本生命支持（basic life support，BLS）是心脏骤停后挽救生命的基本措施。成人BLS的基本内容包括：立即识别心脏骤停并启动急救系统、尽早心肺复苏，快速电除颤，即成人生命链的前三环。

有效的基本生命支持能够产生25%~33%的心输出量和60~80mmHg的收缩压，对于心脏和大脑的供血和供氧非常重要。它能延缓室颤转变为PEA或心脏停搏的时间，增加电击除颤终止室颤的成功率，使心脏恢复有效节律，产生有效灌注的全身循环。尽早识别和开始CPR是提供有效心肺复苏的前提，即刻的CPR能够使室颤所致心脏骤停患者的生存概率提高2~3倍，开始CPR的时间越晚，心脏的顺应性就越差，复苏成功的可能性就越小，预后也就越差。

（一）立即识别心脏骤停并启动急救系统

当发现成人无反应（无身体活动或对刺激无反应）时或者目击成人突然倒下时，首先需要确认环境安全，然后开始评估患者的情况。

1. 复苏体位　开始基本生命支持之前，尽量将患者置于复苏体位。理想的体位是让患者仰卧在坚硬的平面上（如地面、木板等）。如果患者躺在柔软的平面上（如弹簧床），应将木板或其他面积较大的坚硬平面且厚度较薄的物体放在患者和床之间或将患者小心地移到地面上。如果患者躺在充气床垫上，应该在复苏前将床垫放气。

确定或怀疑患者有头颈部创伤时，只有在环境不安全或患者处于俯卧位时才能移动患者，不恰当的移动可能会加重患者颈部的损伤。需要移动患者时，应采用"滚动"的方式来调整患者的体位。如果现场只有一名救护人员，术者应跪在患者一侧，一手固定患者的头颈部，另一只手固定患者的前胸部，两手协同将患者翻转过来。若现场有两名以上救护人员，可以一人固定患者的头颈部，另一人转动患者躯干，两人密切配合，使头、颈和躯干作为整体翻转，而避免相对转动带来的损伤。

2. 检查意识　检查意识实际上就是检查患者有无反应。检查时应拍患者肩部，并在患者双耳旁大声呼叫："××，你怎么了？"。应注意避免拍打患者头部、面部或颈部，尤其是对于怀疑或确定有颈椎损伤的患者更是如此，以免造成头、颈和躯干的相对移动，加重颈椎的损伤。

3. 呼救　对于非专业的救护人员，当发现患者无反应时，应立即拨打急救电话，启动当地的急救系统。拨打电话时应向派遣人员告知患者的地点、发生的事件、患者的数量和情况，以及已经采取的措施，同时还要做好准备回答派遣人员提出的问题，并接受派遣人员的指示。只有当派遣人员建议挂断电话时才能结束通话。

4. 检查呼吸　非专业的救护人员可以在派遣人员的指导下通过扫视患者检查患者有无呼吸。如果患者无呼吸，或者呼吸不正常（如只有叹气样呼吸），就应该考虑患者发生了心脏骤停，需要立即行心肺复苏。专业的救护人员可在检查意识后立即扫视患者检查呼吸，确认患者无反应、无呼吸或呼吸不正常时再拨打急救电话，启动急救系统。

5. 检查脉搏　非专业人员只要发现患者无反应、无呼吸或呼吸不正常就可以考虑患者发生了心脏骤停，无需检查脉搏。专业人员发现患者无反应、无呼吸或呼吸不正常后可以检查颈动脉搏动。检查脉搏的方法是：救护人员位于患者一侧，将示指和中指放于甲状软骨处，并轻轻向同侧移动至气管与胸锁乳突肌之间的纵沟内，感觉颈动脉搏动。需要注意的是，检查的时间应控制在10s以内，若仍不能扪及患者的脉搏，则应立即开始胸部按压。

(二) 尽早心肺复苏

1. 胸部按压（circulation） 胸部按压是指有节律的按压胸部（胸骨的上2/3与下1/3的交接处为按压点）以形成暂时的人工循环的方法。按压产生的血流可为脑和心肌提供至关重要的氧和营养物质，对室颤患者可以增加电击除颤成功的可能性。

（1）胸部按压的机制：目前尚不清楚，主要有"心泵机制"学说和"胸泵机制"学说。"心泵机制"学说认为心脏在胸骨和胸椎之间受到挤压，形成心室和大动脉之间的压力梯度，这种压力梯度驱使血液从心脏流向体循环和肺循环。放松胸部时，胸廓回弹恢复原形，心脏不再受到挤压，左、右心室的压力下降，血液从静脉回流到心脏，左右心室重新充盈。由于主动脉瓣防止血液倒流的作用，主动脉内血液不能逆流，形成一定的主动脉舒张压和冠脉灌注压。近年来，临床观察发现胸部按压建立的人工循环并不单是"心泵机制"发挥作用，还可能与胸腔内压力变化有关，即"胸泵机制"。该学说认为胸部按压时胸腔内压力增高，以致形成胸内压 - 颈动脉压 - 颅内动脉压 - 颈静脉压从高到低的压力梯度。血液会顺着压力梯度从胸内血管流向胸外血管。由于颈静脉瓣具有防止血液逆流的功能，胸部按压时血液难以逆流到脑静脉系统。同时，右心室和肺动脉均在胸腔内，两者间没有压力梯度，按压过程中仅作为血流的通道。

目前认为，胸部按压可能两种机制都在发挥作用。对于不同人群，两种机制发挥作用的比例不同。如儿童、体格瘦小和胸壁塌陷的患者，由于胸壁弹性差，按压时可能以"心泵机制"为主；成人和肥胖患者因为胸壁弹性较好，按压时则可能以"胸泵机制"为主。

（2）胸部按压方法：①救护人员的位置：进行按压的救护人员应位于患者一侧，并根据患者位置的高低分别可采取跪、站、垫踩脚凳等方式来调整救护人员的手臂与患者胸部的位置关系，以保证按压时救护人员的手臂能保持垂直于患者胸部。②按压的技术要点（A～I）：A. 按压部位——成人基本生命支持时，按压位置以胸骨的上2/3与下1/3的交接处为按压点，寻找的方法为剑突上4～5cm或双乳头连线与胸骨相交的中点。B. 按压手法——按压时将一手掌根部置于胸骨上选定的按压部位，另一手重叠其上，两手十指相扣，指尖向上翘，手指不要触及胸壁和肋骨。按压时，救护人员的两臂必须伸直，且与胸壁垂直，让肩关节始终位于患者胸骨的正上方。按压过程中，应避免肘关节屈曲（图4-6）。C. 按压深度——为了保证按压的有效性，按压胸骨的深度应为至少5cm。足够的按压深度是有效的CPR的关键因素之一。按压的深度与救护人员的按压力量和疲劳程度有关。D. 按压频率——胸部按压的频率至少应达到100次/min。E. 按压与放松的时间比例——目前推荐的胸部按压与放松的时间比例为1∶1。F. 放松的要求——放松时要让胸廓充分回弹。胸廓回弹不充分可能引起胸内压明显增高，导致冠脉压降低、心脏指数降低及心肌和脑血流灌注降低。G. 中断的要求——心肺复苏时，救护人员常常因为检查脉搏、分析心律、开放气道或人工呼吸等活动而中断胸部按压。中断胸部按压可能减少重要脏器的灌注，减少中断胸部按压的频次和时长可能改善心脏骤停患者的临床预后。因此，非专业人员和专业人员（<10秒）均应尽量减少为判断自主循环是否恢复而中断胸部按压。H. 按压人员的更换——救护人员的疲劳可能导致按压频率不够或按压深度不足。心肺复苏1min之后，救护人员就可能出现疲劳，导致按压深度变浅。因此，现场有2名或2名以上的救护人员时，应该每2min更换按压人员，以保证按压的质量。更换按压人员可以在使用自动体外除颤仪（AED）除颤等操作的同时进行，以减少对按压的中断。每次更换人员都应该在5s内完成。I. 按压过程中的转运——由于在移动患者时很难进行有效的胸部按压，推荐发现患者心脏骤停后，在原地进行心肺复苏。只有在环境不安全时，才考虑转移患者后再行心肺复苏。

（3）胸部按压有效的标志：①按压时可扪及颈动脉或股动脉搏动，可测得血压（收缩压 >60mmHg）。②患者皮肤、黏膜、甲床等色泽由发绀转红润。③散大的瞳孔变小。④$ETCO_2$升高，是判断复苏效果的可靠指标。⑤可出现自主呼吸。⑥神志逐渐恢复，可有眼球活动，睫毛反射与对光反射出现，甚至手足抽动，肌张力增加。

（4）并发症：胸部按压较常见的并发症是肋骨骨折。按压位置不正确或手指接触胸廓都可能导致胸骨、剑突及肋骨骨折，损伤心脏和（或）腹部脏器，导致内脏穿孔、破裂及出血。尤其是老年人骨质较脆而胸廓又缺乏弹性,更易发生肋骨骨折。

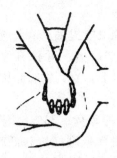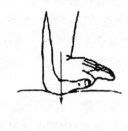

图 4-6 胸部按压的手法

2. 开放气道(airway) 心肺复苏以胸部按压开始,按压 30 次后开放气道。当患者出现神志障碍时,咽部肌肉群松弛可能导致舌根部后坠阻塞气道。舌及会厌均与下颚相连,将下颚向上推可以使舌与会厌抬起而远离咽后壁,从而使气道恢复通畅。

(1)仰头抬颏法:仰头抬颏法是最常用的开放气道的手法。"仰头"是指救护人员位于患者一侧,一手放于患者的前额,用手掌把额头用力向下压,使患者头后仰。"抬颏"是指救护人员另一只手的示指和中指放在下颌骨的一旁,将下颌向上抬,避免舌根后坠阻塞气道。

(2)托下颌法:如果怀疑患者有颈椎损伤,开放气道时为尽量避免头颈部的相对移动,以免加重颈椎损伤,可以使用托下颌法。救护人员位于患者头侧,双手分别托住患者的双侧下颌角,用力向上推下颌。

开放气道后应检查患者口腔内有无异物或呕吐物等,可用示指屈曲掏出法取出固体异物或用布包裹手指清除液体或半液体异物。如果患者有义齿或牙齿松动,应取出义齿或松动牙齿,以免脱落掉入气道内而阻塞气道。

3. 人工通气(breathing) 人工通气方法包括口对口人工呼吸、口对鼻人工呼吸、口对通气防护装置呼吸及球囊面罩通气。开放气道后应立即给予 2 次人工通气,但无论哪种人工通气方式,每次通气时间都应超过 1s,通气量以能引起患者胸廓起伏为准。

(1)口对口人工呼吸:在开放气道的前提下,救护人员用放在患者前额的手的拇指和示指捏闭患者鼻孔,然后平静吸一口气,再用嘴唇密闭患者的口周,避免漏气,接着向患者吹气。吹气时间在 1s 以上,吹气时应注意患者胸部有无起伏。吹气完毕后,应放松患者口鼻,让患者被动呼气。不推荐在每次吹气前深呼吸,因为深呼吸可能导致救护人员因过度换气而出现头晕症状,也可导致吹出的气量过大,以致患者过度通气。

(2)口对鼻人工呼吸:适应证:①无法进行口对口人工通气(如严重口部外伤)或无法打开患者口腔的患者。②患者在水中或救护人员难以用口封闭患者口腔(如救护人员的口小于患者的口)。口对鼻人工呼吸与口对口人工呼吸相似,只是救护人员应以托下颌的手使患者口腔封闭,同时救护人员以口完全封闭患者的鼻孔,然后吹气。每次吹气后应放松患者口鼻以便气体呼出。

(3)口对防护装置人工通气:在心肺复苏过程中,术者被传染疾病的可能性很低,但基于救护人员可能与患者血液或体液(如唾液)接触,都应当采用标准防护措施,包括使用防护装置,如面罩等。口对面罩通气时,救护人员应选择适当大小的面罩,位于患者一侧,以仰头抬颏法开放气道,然后用面罩密闭患者口鼻,分别用两手的示指和拇指压紧面罩。救护人员也可位于患者头侧,以托下颌法开放气道,用双手拇指和示指按住面罩边缘,其余手指托起下颌。平静吸气后向面罩吹气,吹气时间应大于 1s,吹气量以能引起胸廓起伏为宜。

(4)球囊面罩人工通气:球囊面罩人工通气可由单人操作或两人共同实施,通气量大小以胸廓起伏为宜。如果有条件使用氧源,应使氧流量达到 10~12L/min,保证氧浓度大于 40%。

1)单人使用球囊面罩通气的方法:救护人员位于患者头侧,选择适当大小的面罩,采用 E-C 手法开放气道和固定面罩,即用一只手的拇指和示指形成"C"形放在面罩上,将面罩压紧到患者面部,使面罩密闭患者的口鼻，其余3个手指形成"E"形提起下颌，开放气道。挤压气囊给予人工通气（每次挤压时间1s以上），通气时注意观察胸廓是否有起伏。

2）双人使用球囊面罩通气的方法：双人球囊面罩通气能提供比单人通气更好的通气效果。双人使用球囊面罩时，一名救护人员位于患者头侧，双手采用"E-C"手法开放气道和固定面罩；第二名救护人员位于患者左侧或右侧，缓慢挤压气囊（持续1s以上）直到胸廓起伏。通气时，两名救护人员均应观察胸廓起伏情况。

成人心肺复苏过程中，心输出量只有心功能正常时的25%~33%。因此，需要从肺部摄取的氧和输送到肺泡的二氧化碳都大幅减少，较低的分钟通气量（低潮气量和低呼吸频率）也能维持有效的V/Q比值。潮气量为6~7mL/kg足以引起患者胸廓起伏，即可满足患者通气需要。

过度通气有害无益。在未建立气管插管等人工气道的时候，过度通气可能导致胃胀气、胃内容物反流和误吸等并发症。同时，胃胀气可使膈肌抬高，降低呼吸顺应性。过度通气可增加胸内压，减少静脉回心血量，降低心输出量进而降低存活率。故心肺复苏时救护人员应该避免过度通气，每次人工通气的吹气均应超过1s，避免短时间内给予过大的潮气量和压力。

4. 按压与通气的比例 无论是单人心肺复苏或双人心肺复苏，按压与通气的比例为30:2，如果现场有两名救护人员，建立高级气道后，救护人员不必中断按压来进行人工通气，按压人员可以持续按照至少100次/min的频率来进行按压。通气人员可每6~8s提供一次通气，每分钟通气8~10次。

5. 仅做胸部按压的心肺复苏（Hands-only CPR） 目前，仅20%~30%成人院外心脏骤停患者获得了旁观者的心肺复苏，主要原因是非专业人员在事件现场的恐慌和部分人员不愿意为心脏骤停患者提供口对口人工呼吸。因此，将心肺复苏简化为仅做胸部按压可能有助于非专业人员克服惊慌和犹豫。2010年心肺复苏指南推荐鼓励非专业人员对怀疑心脏骤停的患者进行心肺复苏，无论是仅做胸部按压的心肺复苏还是传统的按压与通气配合的心肺复苏都是可行的方法。

对于非心脏原因（窒息）导致心脏骤停的儿童患者，传统心肺复苏的存活率优于仅做胸部按压的心肺复苏，因而抢救呼吸是复苏的重要环节。对于窒息所致心脏骤停的成人患者（如溺水、药物过量等）、长时间的心脏骤停患者也是如此。因此，目前推荐所有专业人员对于院内和院外发生的心脏骤停均采用胸部按压和人工通气配合的心肺复苏方法。

（三）快速电除颤

大部分成人心脏骤停患者存在冠状动脉病变和心肌缺血等基础疾病，可能因突然发生的室颤或无脉性室速而导致心脏骤停。电除颤是治疗室颤和无脉性室速的有效方法，尽早除颤可能为患者带来更高的存活率。

对于院外发生室颤所致心脏骤停的患者，如果旁观者能在第一时间提供心肺复苏，并在3~5min内除颤，患者的生存率可能非常高。对于院内监护状态下的患者，一旦发生室颤，快速电除颤也将最大限度地增加患者生存的希望。另一方面，未转复的室颤可能在数分钟内转变为PEA或心脏停搏，PEA或心脏停搏属不可除颤心律。研究发现，除颤每延迟一分钟，患者的存活率可降低10%。

1. 除颤和心肺复苏的顺序 当救护人员在院外目击患者心脏骤停，且智能化的计算机控制除颤装置（AED）就在附近时，应尽快开始心肺复苏及使用AED。如果医务人员在可立即取到AED的医疗机构内发现患者心脏骤停，应立即开始心肺复苏，一旦AED或除颤器准备就绪，应立即除颤。

对于院外心脏骤停患者，如果救护人员没有目击其心脏骤停的发生，应立即开始心肺复苏，并且同时检查心电图及准备除颤。若现场有两名或两名以上的救护人员，一人开始心肺复苏，其余的人启动急救系统并准备除颤。对于院内发生心脏骤停者，立即开始心肺复苏并争取3min内除颤。

2. 电击除颤与心肺复苏的衔接 电击除颤后，救护人员应继续进行胸部按压，而不是立即检测心律或脉搏。除颤后心脏需要一定时间恢复规则节律，胸部按压有助于保证重要脏器的灌注。心肺复苏5个循环（约2min）后，可再次使用AED分析心律，若仍为室颤或无脉性室速，应再次除颤。若为PEA或心脏停搏，AED将提示应该继续以胸部按压开始心肺复苏。

(四) 恢复体位

对于意识障碍但有正常呼吸和有效循环的成人或者经积极心肺复苏后自主循环和呼吸恢复的成人患者,应将其置于恢复体位。目前,国际上尚无统一的恢复体位摆放方法。但理想的恢复体位应该是稳定的侧卧位,头部有支撑,且胸部不受压,不影响呼吸,有利于保持患者气道通畅,减少气道梗阻和误吸。

(五) 成人基本生命支持流程图

根据 2010 年 AHA&ECC 心肺复苏指南,将成人基本生命支持的方法总结为如下流程图(图 4-7)。

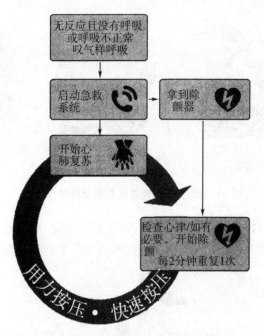

图 4-7 成人基本生命支持流程图

三、成人高级生命支持

高级生命支持贯穿生命链的多个环节,包括心脏骤停的预防、治疗和对自主循环恢复者预后的改善等,主要包括气道管理、通气支持、心脏骤停诱因的干预、快速心律失常和缓慢心律失常的药物治疗和其他治疗手段及各项生理学指标监测。

(一) 气道管理与通气

在室颤导致心脏骤停的最初几分钟,人工呼吸不如胸部按压重要。因此,现场只有一名救护人员的情况下,应该进行有力、快速的胸部按压,不应因为人工通气、建立高级气道而中断按压或延迟胸部按压和除颤。但是,几分钟后,血液中的氧耗竭,人工通气和氧疗的重要性随之上升。高级气道建立后,按压者以至少 100 次/min 的频率进行胸部按压,每分钟通气 8~10 次,无需因为通气而中断按压。

1. 氧疗 心肺复苏期间的最佳吸入氧浓度尚无定论。长时间吸入 100% 纯氧可能产生毒性,但在心肺复苏期间可短时间经验性使用纯氧。为保障动脉血液氧合及组织氧供需要,应根据动脉血气分析随时调整 FiO_2,维持 $SaO_2 \geq 94\%$。

2. 球囊面罩通气 球囊面罩通气可以在心肺复苏期间为患者提供通气和供氧。如果现场只有一名救护人员,应注重胸部按压,不建议使用球囊面罩通气。如果有两名或两名以上的救护人员,可以使用球囊面罩进行通气。

3. 通气辅助措施 分为下列两种。

(1) 口咽通气道:使用口咽通气道可以防止舌后坠阻塞气道,与球囊面罩通气配合使用时,有助于改善通气效果。口咽通气道适用于意识障碍、无咳嗽、无咽反射的患者。

(2) 鼻咽通气道：鼻咽通气道适用于有气道阻塞风险的患者，尤其适用于牙关紧闭无法安置口咽通气道的患者。也可用于昏迷程度较浅或清醒的患者。对严重头面部外伤、颅底骨折、凝血功能障碍的患者，慎用鼻咽通气管。

4. 高级气道　具体如下。

(1) 食管气管联合导管（图4-8）：与球囊面罩相比，食管气管联合导管通气更有效，且可保护气道，降低误吸的风险。使用食管气管联合导管最关键的是正确识别导管远端的位置，一旦判断错误就可能导致气道阻塞、胃胀气等并发症。

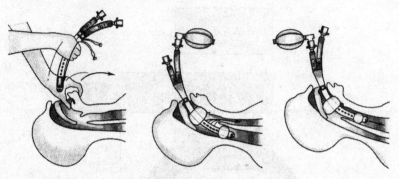

图4-8　食管气管联合导管

(2) 喉罩（图4-9）：与球囊面罩相比，使用喉罩通气更安全有效。安置喉罩无需使用喉镜和窥视声带，操作简单。患者并发不稳定颈椎损伤，使用喉罩比气管插管更具安全优势。

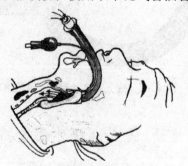

图4-9　喉罩

(3) 气管插管（图4-10）：紧急气管插管的适应证：①昏迷患者，使用球囊面罩无法充分通气时。②患者缺乏保护性反射。气管插管可以保证气道通畅，提供正压通气和高浓度的氧，有利于吸痰和防止误吸，也可作为复苏患者的给药通道。术者实施气管插管操作，一旦导管通过声门，立即继续开始胸部按压。

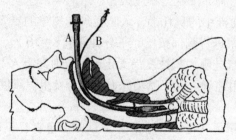

图4-10　气管插管

（二）心脏骤停的处理

救治心脏骤停患者有赖于基本生命支持、高级生命支持及心脏骤停后治疗。成功的高级生命支持的基础是高质量的心肺复苏和对VF和无脉性室速者的尽早电除颤。持续高质量的心肺复苏是处理心脏骤停的关键，减少对心肺复苏的中断对于保证心肺复苏的质量非常重要。推荐通过评估机械指标（按压频率、深度、胸廓回弹情况和中断按压的时间）或生理指标（呼气末二氧化碳、动脉压、中心静脉氧饱和度）来帮助提高心肺复苏的质量（图4-11）。其他高级生命支持的措施，如药物治疗、高级气道等可以提高自主循环恢复率，但未被证实能提高出院生存率。因此，患者自主循环恢复后应迅速开始心脏骤停后治疗，改善患者预后。

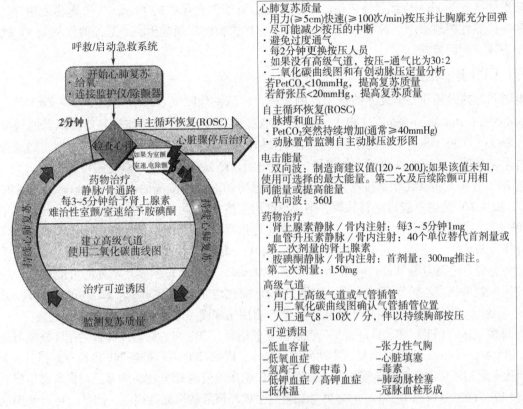

图4-11 环形成人高级生命支持流程图

(1) 室颤/无脉性室速

1) 电除颤：除院外高质量的心肺复苏，电除颤是能够改善出院生存率唯一的心律特异性治疗方法。VF和无脉性室速是可除颤心律，治疗后存活出院率可达50%；PEA和心脏停搏属不可除颤心律，患者自主循环恢复的可能性较小，存活率仅为3%左右。因此，心脏骤停发生后，第一救护人员应尽快开始胸部按压，其他救护人员应尽快取得除颤器，检查节律，若为可除颤心律则立即除颤，否则应持续高质量的胸部按压并治疗可逆性病因和伴发因素。复苏过程中，患者心律的可除颤性可能发生变化，治疗方案也应随之而改变，尤其是当心律由不可除颤心律转为可除颤心律时，应及时电除颤。

2) 药物治疗：电除颤和心肺复苏2min后，如果室颤/无脉性室速仍无改善，应在不中断胸部按压的情况下使用血管加压药物（肾上腺素或血管加压素），增加心肺复苏期间的心肌血流灌注，为下次除颤做好准备。

胺碘酮是心脏骤停期间抗心律失常的一线药物，可以增加患者自主循环恢复率和院外或急诊科难治性室颤/无脉性室速患者的存活入院率。当室颤/室速对心肺复苏、电除颤和血管加压药物治疗等无反应时，应考虑使用胺碘酮或二线药物利多卡因。对于QT间期延长的尖端扭转室速患者，应使用硫酸镁。

3) 可逆诱因的治疗：诊断和治疗室颤/无脉性室速的可逆诱因对于心脏骤停的复苏非常重要。对于难治性室颤/无脉性室速，急性冠脉缺血或心肌梗死是常见的病因，一旦怀疑心脏骤停由以上病因引起时，应及时行冠脉造影，一旦诊断明确应立即进行介入治疗。

(2) PEA/心脏停搏：PEA/心脏停搏为不可除颤心律，无需除颤，应进行心肺复苏，每2min检查节律。如果除颤器或监护仪显示患者为规则的心律，应检查脉搏。若患者有脉搏，立即开始复苏后治疗；若患者无脉搏，即患者心律为 PEA，应继续心肺复苏，2min 后再检查。如果心律转为 VF 或无脉性室速，应及时电除颤。

1) 药物治疗：使用血管加压药物（肾上腺素或血管加压素）有助于增加心肌和大脑血流。

2) 可逆诱因的治疗：PEA 往往是由可逆性诱因引起，如果能尽快确认诱因，并及时处理，有可能使心脏恢复灌注节律。低氧血症引起的 PEA，应充分供氧和人工通气，及早建立高级气道。严重容量丢失或脓毒症导致的 PEA 应经验性使用晶体液扩容。对于失血导致的 PEA，应考虑输血治疗。若为肺栓塞，则应经验性溶栓治疗。若考虑张力性气胸，应尽快胸腔穿刺减压。心脏停搏往往是 VF 或 PEA 后的终末期心律，预后极差。

（三）CPR 期间的监测

心电图和脉搏是指导心肺复苏的常用监测指标。目前发现呼气末二氧化碳浓度（$EtCO_2$）、冠脉灌注压（coronary perfusion pressure，CPP）和中心静脉氧饱和度（$ScvO_2$）能较好反映患者的情况和治疗的效果。$EtCO_2$、CPP、$ScvO_2$ 与复苏期间患者的心输出量和心肌血流灌注有明显相关性，如果指标低于阈值，自主循环恢复的可能性极低，如果指标显著增加，则提示自主循环恢复的可能性大。

1. 脉搏 救护人员常在胸部按压期间扪诊颈动脉搏动以评估按压的有效性。检查脉搏的时间不应超过10s，如果10s之内不能肯定有脉搏，则应继续胸部按压。

2. 呼气末二氧化碳浓度 呼气末二氧化碳浓度是指呼气末呼出气体中的二氧化碳浓度，通常用二氧化碳分压（$PetCO_2$）表示，正常范围为 35～40mmHg，临床常用 $PetCO_2$ 来判断心肺复苏的质量。对于气管插管患者，心肺复苏期间持续低 $PetCO_2$（<10mmHg）提示自主循环恢复的可能性小，应考虑通过调整按压参数来提高心肺复苏的质量。如果 $PetCO_2$ 突然增加到正常水平（35～40mmHg），提示自主循环恢复。因此，监测 $PetCO_2$ 有助于优化心肺复苏的按压深度、频率和了解按压人员的疲劳。

3. 冠脉灌注压（CPP）和动脉舒张压 在心肺复苏期间，CPP 与心肌血流和自主循环恢复可能性有明显关系，CPP≥15mmHg，患者有恢复自主循环的可能性，增加 CPP 可能提高 24h 生存率。但是，获得 CPP 需要主动脉穿刺和放置中心静脉导管，在心肺复苏期间临床上监测 CPP 比较困难，可以考虑使用动脉舒张压来代替 CPP。动脉舒张压小于 17mmHg 时，患者自主循环恢复的可能性很低。因此，可以使用动脉舒张压来监测心肺复苏的质量，调整按压参数，指导血管加压药物的使用，也可用于判断自主循环是否恢复。

4. 中心静脉氧饱和度（$ScvO_2$） $ScvO_2$ 可以通过中心静脉导管尖端的血氧监测仪持续监测，$ScvO_2$ 的正常范围为 60%～80%。监测 $ScvO_2$ 可了解心肺复苏质量，调整胸部按压参数和判断自主循环是否恢复。心脏骤停和心肺复苏期间 $ScvO_2$ 为 25%～35%，提示血流量不足，甚至有研究报道 $ScvO_2$ 若低于 30%，自主循环恢复的可能性极低。

5. 脉搏氧饱和度和血气分析 心脏骤停期间，脉搏氧饱和度往往不能可靠反映患者情况，但脉搏氧合波形图对于判断自主循环恢复有一定价值。CPR 期间，血气分析不能准确反映组织缺血、高碳酸血症或组织酸中毒的严重性，但复苏后的动态监测有助于评估患者的治疗效果和预后。

6. 超声心动图 复苏期间经胸和经食管超声心动图可用于寻找心脏骤停的诱因，例如心包填塞、肺栓塞和主动脉夹层。

（四）肠外用药的通道

1. 静脉通道 在心脏复苏中，最重要的是高质量的心肺复苏和快速除颤，药物的重要性次之。心肺复苏及确认室颤/无脉性室速并电除颤后，可以建立静脉通道，给予药物治疗，但不能中断胸部按压。外周静脉用药时应进行弹丸式注射，继以 20mL 液体推注或抬高肢体，促进药物从肢体静脉进入中心循环。

中心静脉与外周静脉通道相比，最大的优势是药物峰浓度更高、药物循环时间更短。此外，中心静脉通道直接进入患者的上腔静脉，可用于监测 CVP、$ScvO_2$，估算 CPP，预测自主循环恢复的可能性。但是，进行中心静脉置管操作时，可能中断胸部按压，故主张若患者在复苏前已建立中心静脉通道则可通过中心静脉用药；否则，不能为了建立中心静脉通道而中断胸部按压。

2. 骨通道 骨通道是不塌陷的静脉丛，用药后的药效与外周静脉用药相同。在外周静脉塌陷，难以建立外周静脉通道的时候可以建立骨通道，有助于安全有效地进行液体复苏、使用药物、采血样等。

3. 气管内用药　某些药物，如肾上腺素、血管加压素、利多卡因、阿托品和纳洛酮都能经过气管黏膜吸收，进入血液循环。与静脉用药相比，同等剂量药物在气管内使用时血药浓度更低，故应按静脉用药剂量的 2~2.5 倍给药。

（五）药物治疗

心脏骤停期间，药物治疗的主要目的是帮助恢复和维持自主灌注节律。药物治疗可能增加自主循环恢复率和入院率，但不能改善神经系统的预后和长期生存率。

1. 血管加压药物

（1）肾上腺素：盐酸肾上腺素在复苏时的使用有利有弊。其 α 受体兴奋作用，可以收缩血管，增加血压，增加 CPP 和大脑灌注压。但其 β 受体兴奋作用可能增加心脏做功，增加心肌氧耗，减少心内膜下心肌的灌注。使用方法：盐酸肾上腺素 1mg 静脉推注/骨通道推注，每 3~5min 一次。若未能建立静脉通道/骨通道，可采用 2~2.5mg 气管内注射。

（2）血管加压素：血管加压素是非肾上腺素能外周缩血管药物，可能引起冠脉和肾动脉收缩而影响心、肾灌注。使用方法：血管加压素 40U 静脉推注/骨通道推注，代替第一次或第二次肾上腺素。

2. 抗心律失常药物

（1）胺碘酮：胺碘酮通过影响钠、钾、钙离子通道和阻断 α 受体和 β 受体而发挥作用。可用于治疗对除颤和血管加压药物无反应的室颤/无脉性室速。其主要不良反应是导致低血压。使用方法：胺碘酮首次剂量 300mg IV/IO，第二次剂量 150mg IV/IO。

（2）利多卡因：利多卡因的不良反应较小，但有效性不确切，在无法取得胺碘酮时可考虑使用。首次剂量为 1~1.5mg/kg IV，如果室颤/室速持续存在，可使用 0.5~0.75mg/kg IV，每 5~10min 重复一次，总量不超过 3mg/kg。

（3）硫酸镁：硫酸镁可终止尖端扭转型室速，但对于正常 QT 间期的室速效果不佳。使用方法为 1~2g $MgSO_4$ 加入 5% 葡萄糖注射液 10mL 后静脉缓慢推注。

3. 复苏过程中不推荐常规使用的药物

（1）阿托品：阿托品可对抗胆碱能介导的心律降低和房室结传导降低，但尚无前瞻性对照研究显示阿托品对心脏停搏和 PEA 有效。目前认为在心脏停搏和 PEA 时，常规使用阿托品无显著治疗作用，不推荐常规使用。

（2）碳酸氢钠：心脏骤停和心肺复苏期间的组织酸中毒和酸血症是无血流和低血流所致，受心脏骤停时间长短、血流量和动脉血氧含量影响。适当的机械通气、提高心肺复苏质量、增加组织灌注和心输出量、尽快恢复自主循环是恢复酸碱平衡的首要措施。碳酸氢钠可降低全身血管阻力导致 CPP 降低，还可引起细胞外碱中毒，致使氧离曲线左移，抑制氧的释放。同时，碳酸氢钠与血中的酸作用产生较多的二氧化碳，二氧化碳弥散入心肌细胞和脑细胞引起细胞内酸中毒。因此，只有在某些特殊的情况下，如心脏骤停前即存在代谢性酸中毒、高钾血症或三环类抗抑郁药物过量等，才考虑使用碳酸氢钠。

（3）钙剂：不推荐在心脏骤停过程中常规使用钙剂。

4. 静脉补液　由于血容量的大量丢失引起心脏骤停，往往在心脏骤停（通常为 PEA）前即可出现循环休克的征象，需要积极的抗休克治疗。

（六）缓慢心律失常和快速心律失常的处理

在判读心电图和心脏节律时应与患者的全身情况结合起来评估。如果救护人员进行高级生命支持时仅以节律判读为依据，而忽略患者的临床状况（包括通气、氧合、心率、血压、意识状态和器官灌注不足等），往往可能导致诊断和治疗错误。

1. 心动过缓　若患者不稳定（可表现为急性意识状态改变、缺血性胸痛、急性心力衰竭、低血压等），可使用阿托品。如果阿托品效果不佳，可静脉使用 β 受体兴奋剂，如多巴胺、肾上腺素等加快心率。若需要安置临时起搏器，在等待过程中可使用经皮起搏（图 4-12）。

2. 心动过速　若患者不稳定（可表现为急性意识状态改变、缺血性胸痛、急性心力衰竭、低血压及其他休克征象等），评估后怀疑是由于快速性心律失常所致，应立即进行电复律。若患者情况稳定，应仔细判读心电图，明确心动过速的类型，判读步骤如下：①QRS波的宽窄，即患者是窄QRS心动过速还是宽QRS心动过速。②QRS波的节律是否整齐。③若为宽QRS心动过速，应明确QRS波是单形性还是多形性。判读后，根据结果进行处理（图4-13）。

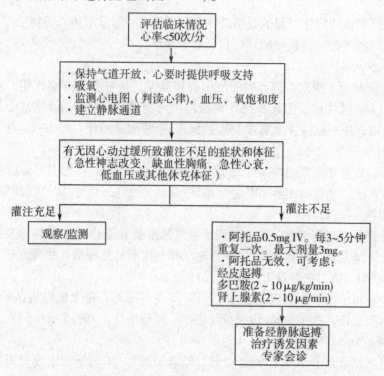

图4-12　成人有症状的心动过缓抢救流程图

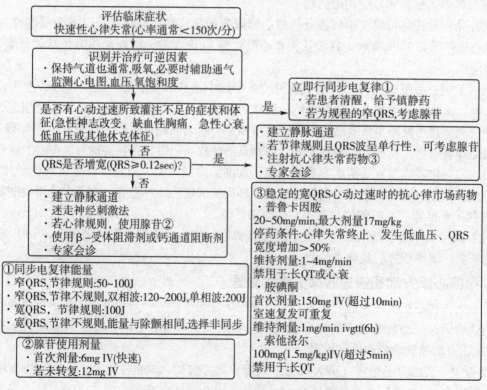

图4-13　成人有脉搏的心动过速抢救流程图

四、心脏骤停后综合治疗

随着现代心肺复苏技术和急诊医务人员技术水平的不断提高,呼吸心脏骤停患者若能得到及时有效的救治,自主循环恢复(ROSC)的成功率可达40%~60%。但ROSC并非治疗的终点,而是复杂的心肺复苏后(post resuscitation)阶段的开始。ROSC后患者常出现神经系统损害和其他器官功能衰竭,导致相当高的死亡率,只有极少数复苏成功患者存活并重返社会。对心肺复苏后病理生理过程的进一步了解,对心肺、大脑与其他器官的监测和功能维护,有助于降低MOF和脑损害导致的死亡。

(一) ROSC后的病理生理变化

在心肺复苏过程中,机体缺血和再灌注均可引起组织细胞不同程度的功能损害。心脏骤停期间,全身组织发生严重缺血缺氧,并持续存在于整个复苏过程中,直至自主循环恢复才有可能逆转。低氧血症是造成组织损伤的主要原因,无氧酵解途径成为三磷酸腺苷(ATP)的唯一来源,造成细胞内ATP含量下降,全身所有脏器均受到损害。脑组织对缺氧的耐受最差,复苏后患者的神经系统功能是否恢复成为心肺脑复苏中的关键。

心肺复苏患者ROSC后,组织器官产生再灌流,导致再灌注损伤。各组织器官发生代谢紊乱,功能障碍及结构损伤,严重者可造成多器官功能衰竭。目前认为,再灌注损伤主要与自由基的作用、细胞内钙超载和白细胞的激活三方面因素有关。大量的自由基引起细胞膜脂质过氧化、蛋白功能抑制、核酸及染色体破坏,进而细胞死亡。再灌注期钙离子内流增加,促进氧自由基生成,加重酸中毒,破坏细胞膜,干扰线粒体功能,激活其他酶的活性,加重组织的损伤。缺血-再灌注时白细胞尤其是中性粒细胞聚集、激活,中性粒细胞与血管内皮细胞相互作用,造成微血管损伤,同时释放大量炎性物质,造成周围组织细胞损伤。

国际心肺复苏指南指出,ROSC后可能出现复苏后的不同变化:①大约50%的复苏后患者于发病后24h内死亡。主要是因为ROSC后,心血管功能处于不稳定状态,12~24h后才可逐渐趋向稳定。同时,由于多部位缺氧造成的微循环功能障碍,使有害的酶和自由基快速释放至脑脊液和血液中,导致脑和其他重要脏器功能障碍。②1~3d后,心功能和全身情况有所改善,但由于胃肠道的渗透性增加,全身炎症反应的出现,导致多个器官进行性功能不全,特别是肝脏、胰腺和肾脏的损害,可能产生多器官功能障碍综合征(multiorgan dysfunction syndrome,MODS)。③心脏骤停数日后,严重的感染使患者发展为多器官衰竭(multiorgan failure,MOF)。

(二) 复苏后管理

复苏后的治疗是高级生命支持的重要组成部分,对减少由血流动力学不稳定、多脏器衰竭引起的早期死亡及由脑损伤引起的晚期死亡具有重要意义。主要治疗目标是重建有效的器官和组织灌注,以期患者存活且神经功能完整。治疗原则:①积极寻找和治疗导致呼吸心脏骤停的可逆性原因。②加强重要脏器功能的监测和维护。③亚低温治疗。

1. 寻找和治疗心脏骤停的可逆性原因 无论在高级生命支持还是在复苏后治疗,5"H"和5"T"的搜索和处理必须贯穿复苏始终。急性冠脉血栓事件是非创伤性突发心脏骤停的重要诱发因素,而再灌注治疗对这类心脏骤停患者的预后有重要影响,直接PCI治疗使ST段抬高性心肌梗死(STEMI)致院外心脏骤停患者的短期和长期生存率均有提高。对STEMI致心脏骤停的患者,无论自主循环恢复后意识如何,都应考虑急诊冠脉造影和血管再通治疗,特别是紧急冠脉造影和PCI治疗联合亚低温治疗更有助于神经系统功能恢复。

高度怀疑肺栓塞引起的心脏骤停时,可考虑使用溶栓治疗,如组织型纤溶酶原复合物、链激酶或尿激酶等。对心包填塞、张力性气胸的患者应及早明确诊断,积极行穿刺或置管引流。对中毒的患者应尽早明确具体的中毒毒物,有针对性地进行解毒或血液净化治疗。积极发现和纠正各种原因引起的血糖、电解质和酸碱的异常。明确创伤患者的受伤部位和严重程度,必要时尽早安排手术治疗。

2. 加强重要脏器功能的监测和维护

（1）呼吸系统：自主循环恢复后，患者可能仍存在不同程度的呼吸功能障碍，如肺水肿、肺炎或胸廓创伤所致的呼吸功增加等，部分患者尚需要机械通气或高浓度吸氧来维持机体氧合。临床医师应：①在全面体格检查的同时，安排胸部影像学检查确认气管插管的位置和深度，了解有无复苏并发症（如气胸、肋骨骨折等）发生。②检查呼吸频率、呼吸动度及血气分析，进行综合评估，并以此调节呼吸机的通气参数。

调节通气量时，除了要考虑呼吸功能，满足全身组织器官供氧、二氧化碳排出的需要，还要考虑通气对脑部供血的影响。既往有研究者提出高通气可以增加氧供，降低二氧化碳。但目前研究证实高通气不但不能保护脑组织和其他重要组织器官免受缺血的损害，反而还会恶化神经系统功能的预后。一方面，高通气可能使气道压力增加，呼气末胸内压增加，导致脑静脉压增加从而使颅内压增高，脑灌注压降低，脑血流量减少，加重脑缺血。另一方面，持续性低碳酸血症将引起脑血管收缩，减少脑血流量。因此，目前认为自主循环恢复后，机械通气应避免通气量过高，宜将患者的 $PaCO_2$ 维持于正常水平，以免加重脑损伤。一旦患者的自主呼吸增强，就应逐渐降低机械通气辅助程度，直到自主呼吸完全恢复而停机。

对于无肺部原发或继发病变的患者，吸氧浓度宜控制在 60% 以下。如果患者需要持续吸入较高浓度的氧，应判断低氧血症是肺功能障碍或心功能障碍所致。对于既往有呼吸功能受损的患者，复苏成功后可能需要采取增加呼气末正压或提高吸呼比等措施来提高氧合功能。但过高的呼气末正压可能导致心输出量降低和低血压，因此增加呼气末正压时应注意监测患者的心输出量和动脉血压等血流动力学参数。如果并发心功能不全，应同时进行心脏支持治疗。

（2）心血管系统：心脏骤停后的冠脉缺血、心肺复苏过程中电除颤和肾上腺素的使用，及自主循环恢复后的缺血-再灌注损伤可导致心肌顿抑和复苏后心功能不全，甚至引起致命性的急性血流动力学紊乱（继发性心脏骤停）或者心源性休克，进一步加重脑和其他器官的缺血性损伤。复苏后最初 24h 的持续低心输出量与多器官功能衰竭所致的早期死亡相关，故自主循环恢复后应尽力支持衰竭的心肌直到心脏恢复有效的泵功能。

1）心功能评估：复苏后对患者心功能的评估应包括重要的病史、体格检查、心电图、血电解质、心肌标志物和超声心动图等。①重要的病史：包括典型和不典型的症状，既往病史和药物使用情况。②体格检查：需要搜寻有无肺血管充血、体循环淤血和心输出量减少的体征。③动态 12 导联心电图检查：应将心电图与心脏骤停前的心电图进行对比，及时发现心电图的变化和心律失常，有助于判断血流动力学不稳定是否与冠脉缺血和心律失常有关。④血清电解质：包括钾离子、钙离子和镁离子等。心脏病患者的血钾水平在一个很窄的范围，因为低钾血症与室颤的发生关系密切，而高钾血症（血钾高于 5.5~6.0mmol/L）也可增加室颤的发生率，可导致缓慢性心律失常、无脉性电活动或心脏停搏。只有维持血钾浓度在 4.5~5.5mmol/L 之间时，才可降低室颤的发生率。此外，钙镁离子的紊乱对心脏传导系统的影响与钾离子类似，彼此之间还可能存在协同效应。⑤心肌标志物：心肌标志物增高，可能是由于心脏骤停和 CPR 期间的冠状动脉血流减少或停止，导致全心普遍性缺血缺氧、心肌细胞破坏所致，同时也提示心脏骤停可能是急性心肌梗死所致。⑥超声心动图：能评价心脏形态、室壁活动情况、心脏收缩和舒张功能，诊断心功能不全并量化其严重程度，以及识别心包填塞、乳头肌断裂、室壁瘤、胸主动脉破裂和夹层动脉瘤等情况。⑦有创性血流动力学监测：可以帮助制定最合理的补液和药物联合治疗方案，使组织灌注达到最佳状态。

2）液体治疗和正性肌力药物的使用：如果心输出量和肺动脉楔压低，需加强补液。如果充盈压正常，但低血压和低血流灌注持续存在，需给予正性肌力药物，改善心脏泵功能。常用药物：①多巴胺：具有 α 受体、β 受体及多巴胺受体激动作用。复苏过程中，心动过缓和恢复自主循环后造成的低血压状态，常常选用多巴胺治疗。多巴胺的推荐剂量为 5~20μg/（kg·min）。②去甲肾上腺素：是一种强效的 α 肾上腺素能激动剂，同时激动 $α_1$ 和 $α_2$ 受体，对 $β_1$ 受体有一定激动作用。适用于严重低血压（收缩压 <70mmHg）和周围血管阻力低的患者。去甲肾上腺素的起始剂量为 0.5~1.0μg/min，逐渐调节至

有效剂量。由于去甲肾上腺素可引起心肌耗氧量增加，在缺血性心脏病患者中使用应慎重。③多巴酚丁胺：主要作用于 $β_1$ 受体、$β_2$ 受体和 α 受体，可以增强心肌收缩力，增加心输出量和心脏指数，降低体循环和肺循环阻力。常用剂量下周围动脉收缩作用较微弱，不显著增加心肌耗氧量。使用多巴酚丁胺可以有效地纠正复苏后心脏收缩和舒张功能不全。④磷酸二酯酶抑制剂（如米力农、氨力农）：选择性抑制心肌磷酸二酯酶而增加心肌细胞内环磷酸腺苷（cAIMP）浓度，促使 Ca^{2+} 调节蛋白磷酸化，从而增加细胞内 Ca^{2+} 循环，具有正性肌力和血管扩张的作用，可以改善复苏后心功能不全。⑤新型的正性肌力药物：左西孟旦是一种 Ca^{2+} 增敏剂，以 Ca^{2+} 依赖性的模式结合到 TnC 的 N 末端的结构域起作用，增强心肌细胞内收缩结构对 Ca^{2+} 的敏感性，在不增加 cAIMP 和细胞内 Ca^{2+} 浓度的前提下达到正性变力作用。具有增加心肌收缩力而不增加心率和心肌耗氧量等优点，被认为是很有临床应用前景的新药。

3）抗心律失常药物和其他治疗：对于各种原因引起的心脏骤停存活者是否预防性使用抗心律失常药物目前尚无定论。对于室颤的患者除颤成功后，可短期给予抗心律失常治疗，如注射胺碘酮、利多卡因或其他抗心律失常药物。β 受体阻滞剂对缺血性心脏病有保护作用，在复苏后阶段，如无禁忌证，可谨慎使用。对复苏后存活且左室射血分数低于 0.35、有室性心律失常病史的患者应考虑使用植入式心脏除颤器（ICD）。

（3）中枢神经系统：大脑的氧合和灌注对于中枢神经系统功能的恢复非常重要。血液循环停止 10s 便可因大脑缺氧而出现意识障碍，2～4min 后大脑储备的葡萄糖和糖原耗尽，4～5min 后 ATP 耗竭，10～15min 后脑组织乳酸含量持续升高。随着低氧血症和（或）高碳酸血症的发展，大脑血流的自动调节能力明显下降。通常情况下，脑血流量由脑灌注压决定。脑灌注压等于平均动脉压与颅内压之差。但在复苏的状态下，情况却有所不同。随着自主循环的恢复，脑组织会出现一过性充血，随后由于微血管功能不良，将出现脑血流的减少。此时，即使脑灌注压正常，脑血流也可能减少。

为维持一定的脑灌注压，复苏后应当将平均动脉压维持在 80～100mmHg，必要时可应用正性肌力药物或血管活性药物。另一方面，控制脑水肿、降低颅内压也是保证脑灌注压的重要措施，方法包括：①避免头颈部过度扭曲，排除低血容量的情况下抬高床头 30°。②适当使用脱水药物，目前最常用的是 20% 甘露醇，静脉快速滴注。并发心、肾功能不全的患者，可考虑使用呋塞米。③有条件情况下给予亚低温治疗。④防治引起颅内压增高的其他因素，如情绪激动、用力、发热、癫痫、呼吸道不通畅和咳嗽等。出现高热的患者予以积极降温的同时，还需搜寻发热原因，进行病因治疗。对于并发抽搐的患者，应立即控制抽搐，适当使用镇静及抗惊厥药物，如地西泮、苯巴比妥等。

除维持脑灌注压以外，保证大脑的氧合非常关键。在高压氧的条件下，血氧含量明显增加，脑和脑脊液氧含量也相应增加，在复苏早期，脑组织仍处于低灌注状态，高压氧治疗效果明显，可收缩脑血管，阻断脑缺氧、脑水肿恶性循环，改善全身缺氧状态，促使脑细胞功能恢复。但高压氧治疗可能引起氧中毒和肺部感染。总之，密切注意复苏后大脑血液灌注和氧合，可以极大地减少继发性脑损伤的发生，最大限度地增加神经系统康复的概率。治疗过程中还应动态观察患者的格拉斯哥评分，瞳孔对光反射、角膜反射及对外界刺激的运动反应等，评估患者的神经功能损伤程度及预后。

（4）肾脏功能：心脏骤停及心肺复苏过程中肾脏的有效灌注不足，甚至在自主循环恢复后，肾脏仍然处于低灌注状态。由于肾脏有良好的自我保护机制，可以耐受短时间的缺血缺氧，多数复苏成功的患者并不出现肾功能受损。但存在高龄、使用肾毒性药物、长时间的心肺复苏、肾上腺素用量过大、既往有肾功能不全、慢性心功能不全及高血压等高危因素时，患者可能出现双肾排泄功能减低，肾小球滤过功能下降，血尿素氮和肌酐升高，伴有水、电解质和酸碱平衡失调及急性肾功能衰竭症状。一般复苏后血肌酐超过 123.7μmol/L 或肌酐清除率小于 70mL/min，称为复苏后急性肾功能衰竭。

1）监测：对于自主循环恢复的患者，应精确计算出入量。出量包括胃液引流液、腹泻、呕吐物、出汗、呼吸道水分丢失和尿量；入量包括胃肠道及静脉输注液体量。对于复苏后肾功能衰竭的高危患者还应监测中心静脉压、肺动脉楔压、血压、血尿素氮、肌酐、电解质、动脉血气和尿常规等指标。

2）治疗：①尽量避免使用具有明确肾毒性的药物，如氨基苷类抗生素、造影剂和两性霉素 B 等。②积极控制容量负荷，防止电解质紊乱和酸碱失衡。③积极扩容，纠正休克后，若出现尿量减少，及时使用呋塞米等袢利尿剂以增加尿量，减少肾小管阻塞，增加肾小球滤过率。④小剂量多巴胺并不能降低急性肾功能衰竭的患病率和整体死亡率，不推荐在复苏后肾功能衰竭时常规使用。⑤如果患者出现下列情况，可考虑进行肾脏替代治疗：a. 对药物治疗无反应的严重高钾血症。b. 容量过多，肺水肿。c. 严重的代谢性酸中毒（pH＜7.1）。d. 严重氮质血症，并发脑部及心脏等损害。

（5）胃肠道消化功能：对肠鸣音消失和行机械通气并伴有意识障碍的患者，应该留置胃管，有腹胀表现者可考虑行胃肠减压。心肺复苏后机体发生应激反应，易产生应激性溃疡，导致消化道出血。应密切观察患者大便及胃管引流液的颜色和量，适当使用质子泵抑制剂、H_2受体阻滞剂或铝剂。同时考虑尽早开始胃肠内营养，促进肠道功能恢复，避免肠道菌群移位。

（6）凝血功能：心脏骤停后凝血功能可能发生显著变化，凝血机制异常的严重程度与死亡率相关。对于自主循环恢复的患者，应加强凝血功能的监测，密切观察患者有无栓塞或出血倾向，定期复查PLT、PT、APTT、FIB、D-二聚体等指标，发现异常，及时纠正。心脏骤停后几分钟即可发生超过纤溶系统代偿范围的血液凝固反应激活过程，纤维蛋白、凝血酶/抗凝血酶复合物生成增加，血液处于高凝状态。高凝状态常常导致广泛的微血管内血栓形成，从而引起多器官功能衰竭和继发的出血，凝血变化过程类似于弥散性血管内凝血（DIC）。

（7）内分泌及代谢紊乱：心肺复苏后可并发下丘脑-垂体-肾上腺轴的损伤，导致肾上腺组织广泛受损出现肾上腺皮质功能不全，凝血功能异常的患者更为显著。大量的炎性介质可直接抑制肾上腺皮质激素的分泌。肾上腺素和生理应激反应均会导致血糖浓度升高。复苏后高血糖与不良的神经功能预后有密切相关性。用胰岛素严格控制血糖、防止高血糖发生，可降低需要通气支持的危重患者的病死率和感染的发生率。因此，应密切注意监测血糖，根据患者的血糖水平，调整胰岛素剂量，避免高血糖和低血糖的发生。

心脏骤停后常存在酸碱失衡尤其是酸中毒。复苏后机体可能出现严重的酸中毒，乳酸的产生在其中发挥最主要的作用。乳酸的升高间接反映了休克低灌注状态对机体的损伤，往往提示预后不良。足量的肺泡通气和组织血流的恢复是纠正酸中毒的关键，补碱治疗并不能有效改善预后。只有在心脏骤停前即有代谢性酸中毒、高钾血症、三环类或苯巴比妥类药物过量的情况下，应用碳酸氢钠才有效。心脏骤停后也常常存在电解质紊乱，应严密监测复苏后血电解质的动态变化并及时加以纠正。

（8）全身炎性反应综合征（systemic inflammatory response syndrome，SIRS）和脓毒性休克：SIRS是一个复杂的疾病发展过程，可以启动自身持久的免疫反应，造成局部组织损伤和多脏器功能衰竭。如果SIRS为感染所诱发，患者可表现为脓毒血症。脓毒性休克患者发生的多器官功能障碍综合征（MODS）常伴有血管扩张，导致相对的和绝对的血容量不足。

复苏后的最初12h，有近40%的患者出现菌血症。复苏后48h内患者常常会出现发热，可能与抢救过程中各项操作的污染（如动、静脉置管）、气道管理中出现误吸、肠系膜缺血后肠道菌群移位及复苏后血清中内毒素和各种细胞因子升高等因素有关。复苏后的感染以肺部感染最为常见，其次是菌血症。严重感染的发生和发展与死亡有直接关系。

临床上怀疑脓毒性休克时，应尽早获取相关标本进行病原学检查，并静脉使用抗生素。最初进行经验性抗感染治疗可选用对抗所有可疑病原微生物（细菌和/或真菌）的强有力的一种或多种药物。在抗生素使用48～72h后，应结合临床与病原学检查结果调整抗感染药物，原则是尽量使用非广谱的抗生素，以期达到减少耐药菌产生、降低药物毒性和降低费用的目的。

早期的液体复苏可使用晶体或胶体液补充循环容量。液体复苏的初始治疗目标是使中心静脉压（CVP）至少达到8mmHg（机械通气患者要求达到12mmHg），之后通常还需要进一步的液体治疗。补液过程中应密切观察血压、尿量及各器官的容量负荷情况。心脏充盈压（CVP或肺动脉楔压）增加而血流动力学无改善时，应降低补液速度。纠正低血容量的同时，可考虑使用血管活性药物（去甲肾上腺素或多巴胺）来维持平均动脉压。对大量补液后心输出量仍低的患者，可使用正性肌力药物（如多巴酚丁胺）来增加心输出量，或联合应用正性肌力药物和血管活性药物。充分补液后仍需要血管活性药物来维持血压时可考虑给予糖皮质激素，每日糖皮质激素用量应小于300mg氢化可的松。当患者不再需要血管活性药物时，可停用糖皮质激素治疗。

总之，复苏后的监测和处理涉及各个器官系统，复苏后的检查、监测与治疗见表4-6，表4-7。

表4-6　复苏后的检查

检查类型	具体检查项目
血液检查	血气分析、血生化检查（肝肾功、电解质、血糖）、血常规、凝血功能（PT、APTT、FIB）、心肌标志物、血清NSE/S-100*
影像学检查	胸部X线/CT、超声心动图、头颅CT*、脑电图及体感诱发电位*
血流动力学检查	中心静脉压、肺动脉楔压*
其他	心电图、尿常规

注：*：为选择性检查项目。

表4-7　复苏后重症监护与处理

器官系统	监护与处理
呼吸系统	呼吸功能评估（胸部X线/CT、动脉血气，呼吸频率及动度）
	调节呼吸机通气参数及吸入氧浓度，以保证正常$PaCO_2$和氧供
	防治肺部感染和肺水肿
	肺栓塞的治疗：溶栓
心血管系统	心功能评估（重要病史、体格检查、心电图、心肌标志物和超声心动图，必要时监测有创血压和肺动脉楔压）
	维持平均动脉压，必要时应用正性肌力药物和血管活性药物
	抗心律失常治疗（药物治疗、ICD）
	急性冠脉综合征的诊治：紧急冠状动脉造影和PCI
中枢神经系统	动态评估神经功能、判断预后（GCS评分、体征、EEG等）
	头颅影像学检查明确颅内原发或继发性病变
	亚低温治疗
	维持较高的平均动脉压
	控制脑水肿，降低颅内压
肾脏	监测尿量、肾功、血气、电解质等
	避免使用肾毒性药物
	维持充足的肾脏灌注
	肾脏替代治疗
胃肠道	防治消化道出血
	尽早开始胃肠道营养
血液系统	密切观察患者有无栓塞或出血倾向
	定期复查凝血功能
	发现异常，及时纠正
内分泌、代谢	慎用皮质激素
	控制血糖于正常范围
	纠正酸中毒及电解质紊乱
脓毒症	监测体温
	病原学检查
	强有力的抗感染治疗
	液体复苏

3. 亚低温治疗　低温治疗对大脑具有多重保护效应，可以同时作用于脑缺血级联损伤反应的多个靶点，其主要保护机制包括保持脂质膜流动性、抑制破坏性酶反应、降低再灌注期间脑低灌注区的氧需、抑制脂质过氧化、减轻脑水肿和细胞内酸中毒、减少脑缺血后神经元细胞凋亡和脑白质损伤、抑制星形胶质细胞增殖等。

对于心脏骤停复苏后自主循环恢复的患者，如血流动力学稳定，自发产生的轻度低体温（>33℃）

无需积极复温治疗。因为轻度低体温对患者的神经功能恢复有益，易于耐受，且无严重的并发症。

对于无自发低温而需要主动诱导低温的患者，需要关注的问题包括开始低温治疗的时间、诱导低温的方法、最佳的温度范围、低温维持的时间和复温的方法。

（1）降温时机：对院外发生的室颤所致的心脏骤停，自主循环恢复后仍昏迷的患者，如果血流动力学稳定，主动诱导亚低温将改善患者的生存率和神经系统功能。对院外、院内非室颤引起的心脏骤停患者，自主循环恢复后开始诱导低温，也可能对患者有益。开始亚低温治疗的时间越早越好，但究竟早到何时能使患者受益最大还有待进一步研究。

（2）降温方法：包括使用冰袋、装有循环冷却剂的冰毯、颈动脉冷却液体灌注、一侧颈动脉体外冷却血液灌注、具有化学冷却作用的头盔、含 -30℃溶液的冰帽及冰水鼻腔灌洗等。研究发现，静脉快速输注 2L 左右 4℃ 生理盐水或乳酸林格氏液能有效降低体温，且不会对生命体征、电解质、凝血功能和呼吸功能等产生显著影响。此法简便、有效、安全，有可能成为院前心脏骤停复苏成功后仍昏迷患者"冷链"治疗的非常重要的第一环。但需要注意的是该技术要求大量快速补液，对于患有肾功能不全或严重肺水肿的患者中使用应慎重。

目前推荐的降温方法为首先使用体表降温和静脉输注低温液体（肾功能不全及肺水肿患者除外）以快速诱导亚低温，随后继续使用体表降温来进一步维持亚低温状态，若患者出现寒战可适当使用镇静剂和肌松剂。

（3）降温范围：亚低温（32～34℃）最为简单有效，推荐低温治疗的降温范围控制在 32～34℃。深度低温（28～32℃）可导致包括室颤等的各种心律失常，增加凝血功能障碍和感染的发生率。为避免过度降温导致的严重并发症，降温过程中，医务人员应连续监测体温。

（4）低温维持时间和复温方法：推荐复苏后亚低温治疗 12～24h，持续低温 24h 后，考虑开始复温。复温方法：①自然复温：对热调节机制和内分泌功能已恢复正常的亚低温患者可仅使用自然复温的方法，即停止降温措施，将患者放置在 25～26℃ 房间内，湿化空气，可用毛毯保温，并保护头部和颈部，减少热量的散失。其缺点在于内部温度回升较慢。②主动复温：主动复温包括体外复温和体内复温。体外复温是指直接温暖皮肤，通过已恢复正常的循环系统将体表温暖的血液转运至内部。主要通过加盖被子、温水袋、暖风系统等实现，加温过程中应注意皮肤的保护，小心烫伤。体内复温由于其有创性和潜在的并发症，一般在自然复温和体外复温失败后才使用，可采用 40℃ 的湿暖氧气进行呼吸道升温，静脉快速输注 40℃ 葡萄糖/0.9% 氯化钠注射液或将血液体外复温后回输。不管采用何种方式，均要求缓慢复温，温度上升速率不应超过 0.25～0.5℃/h。体温高于 35℃ 时，可停用镇静剂及肌松剂。复温后应努力维持患者体温 <37.5℃，同时严密监测有无并发症的发生。

（5）低温治疗的并发症：①容量变化：人工降温可引起外周血管收缩，外周血容量明显减少，此时中心静脉压升高，继而多尿；复温时与之相反，外周血管扩张，中心静脉压下降，出现相对低血容量。②电解质异常：降温初期的利尿作用及伴随的细胞内外体液转移，可能导致低钾血症、低磷血症和低镁血症。反之，在随后的复温过程中会出现高钾血症。③凝血功能障碍：低温时血小板黏附聚集，同时外周血小板进入肝、脾增多，导致血小板数量减少，而且低温时血小板的功能减弱，凝血酶活性受抑制，可能出现凝血功能障碍，PT、APTT 延长，纤维蛋白原减少，严重时可出现 DIC。④心律失常：心律失常的发生多与体温过低（32℃ 以下），降温速度过快有关。心电图常常表现为 P-R 间期延长、QRS 波增宽、Q-T 间期延长、S-T 段抬高和 QRS 波后出现圆顶状或驼峰状波型，即所谓 Osborn 波或驼峰波。随着体温的降低，还可能出现窦性心动过缓、房颤、房扑、房室传导阻滞等，严重者可致心室异位心律和室颤。⑤血糖变化：低温时胰岛素分泌减少，组织对胰岛素的敏感性降低，容易发生高血糖。⑥感染：低温期间免疫功能受抑制，容易发生全身感染，尤其是呼吸道感染，严重者可致脓毒症。⑦压疮和冻伤：亚低温治疗时局部抵抗力减弱，压疮和冻伤发生的危险性增加。

（三）预后的判断

循环停止超过 2～3min 的患者在自主循环和呼吸恢复后可能仍表现为昏迷状态。其中部分患者可逐渐康复，神志恢复。但也有相当多的患者最终不能完全清醒，持续处于植物状态，甚至逐渐发展至死亡。对复苏后患者最终预后的判断已成为目前医护人员和患者家属最关心的问题，相关的研究层出不穷。下列指标可能有助于复苏后最终预后的判断：①如果心脏骤停患者的瞳孔对光反射、角膜反射和对疼痛刺激的回缩反射和伸肌运动反射消失超过24h，往往提示预后差。若运动反射消失超过72h，则高度提示预后极差，死亡可能性大。②如果患者在心脏骤停后24h内出现癫痫持续状态，也往往提示预后不良。③自主循环恢复后每日检查血清神经元特异性烯醇化酶（neuron-specific enolase, NSE）水平，若有1~3次检测结果超过33μg/L，可提示预后不良，动态观察血NSE浓度更具有临床意义。④神经胶质标志蛋白S-100与NSE相似，脑损伤后高水平的S-100也同样提示预后不良。⑤诱发电位可监测脑皮质功能和脑干功能，且不受睡眠、意识和镇静药物的影响。监测复苏后患者的躯体感觉诱发电位有助于对神经功能预后的判断。复苏后1~3d内双侧皮质躯体感觉诱发电位缺失提示预后不良。⑥脑电图检查有助于对原发病损部位、复苏后脑损伤严重程度的判断，以协助预测预后。脑电图全面抑制或癫痫样活动可提示预后不良。⑦脑部影像学检查（如CT、MRI、PET等）有助于明确患者发生意外时是否存在因跌倒引起的颅脑损伤或者心脏骤停本身是否就是由颅内病变所引起。部分拟行抗凝或溶栓治疗的昏迷患者在治疗前也必须行头颅CT排除脑出血。但是脑部影像学检查对复苏后神经功能预后的判定无太大价值。⑧与CPR相关的影响因素，如缺氧时间、CPR持续时间、心脏骤停原因（心源性或非心源性）及心律失常类型等对预测预后有帮助。但治疗过程中使用镇静剂、神经肌肉阻滞剂、低温治疗等因素可能影响上述临床检查与辅助检查的可靠性，判断复苏后预后时应综合考虑各相关因素。

复苏后阶段以血流动力学不稳定、神经系统功能损害和实验室检查异常为突出表现，患者可能发生多器官功能衰竭。复苏后治疗的目的是进一步稳定生命体征，纠正实验室检查指标的异常，支持器官功能，增加神经系统完全恢复的可能性。对于提高患者的远期生存率、改善患者的神经系统功能、提高患者的生活质量非常关键。由于治疗可能涉及全身各个器官系统，需要从整体着眼来实现患者内环境的平稳与稳定。亚低温治疗、冠脉介入治疗等手段可能改善患者的预后，但还有许多细节问题需要进一步研究。

（张海钢）

第四节　婴儿和儿童生命支持

婴儿的主要死因为先天性畸形、早产并发症和婴儿猝死综合征。一岁以上儿童的主要死因是创伤（如车祸伤），创伤后心脏骤停的存活率低。因此，儿童心肺复苏更强调围骤停期的预防，减少创伤导致的心脏骤停。儿童生命链与成人生命链略有不同（图4-14），儿童生命链的五环分别为预防（Prevention），早期心肺复苏（early CPR），快速启动急救系统（prompt access to the emergency response system），尽快高级生命支持（rapid pediatric advanced life support, PALS），心脏骤停后综合治疗（integrated post-cardiac arrest care）。

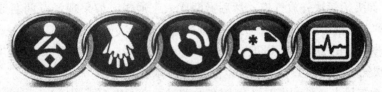

图4-14　儿童生命链

（一）婴儿和儿童基本生命支持

与成人基本生命支持相似，儿童基本生命支持也需要判断患儿的反应和呼吸。如果患儿无反应、无呼吸或仅有叹气样呼吸，提示患儿发生心脏骤停。

1. 检查反应和呼吸　救护人员在确认环境安全后，应轻拍患儿并在患儿双侧耳边大声呼叫患儿的名字。患儿如果有回答或有肢体活动或发出声音都提示患儿有反应。如果患儿无反应，应检查患儿呼吸。对于非专业人员而言，如果患儿无呼吸或只有叹气样呼吸，应该立即开始心肺复苏。

2. 检查脉搏　　如果专业人员在现场，发现患儿无反应、无呼吸或只有叹气样呼吸时，应检查脉搏。对于一岁以下的婴儿，推荐检查肱动脉搏动，一岁以上的儿童则可以检查颈动脉或股动脉搏动。如果10s内不能确认患儿有脉搏，应该立即开始心肺复苏。

检查发现患儿有脉搏，且>60次/min，但有明显呼吸障碍，应立即以12~20次/min的频率进行人工通气，直到自主呼吸恢复。在这一过程中，应每2min检查一次患儿的脉搏，每次检查时间不超过10s。如果患儿有脉搏，但脉搏<60次/min，且在吸氧和辅助通气的条件下仍有灌注不良的征象（如苍白、皮肤花斑、发绀等），也应立即开始胸部按压。由于婴儿和儿童的心输出量在很大程度有赖于心率，显著的心动过缓伴灌注不良提示患儿心输出量极低，即将发生心脏骤停，此时开始心脏按压比等到完全心脏骤停再开始按压患儿的生存率更高。

3. 胸部按压　　与成人基本生命支持相同，儿童和婴儿的基本生命支持仍以胸部按压开始。按压要求快速而有力，按压频率至少100次/min，按压深度至少为患儿胸廓前后径的1/3或1岁以下的婴儿按压深度4cm，1岁以上的儿童按压深度5cm。放松时应让患儿胸廓完全回弹。尽量减少对胸部按压的中断。对于婴儿，如果现场只有一名救护人员（无论是专业人员还是非专业人员），应采用两指按压法进行胸部按压（图4-15）。按压的位置在两乳头连线的下方。不要按压剑突或是肋骨。如果现场有两名或两名以上救护人员，其中一人可以采用两拇指环绕法进行胸部按压（图4-16）。使用该法时，救护人员两手环抱患儿胸廓，并将两手的大拇指放在胸骨的三分之一，按压时两拇指将胸骨压下。

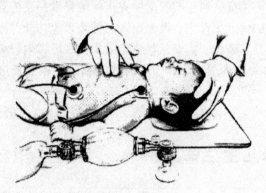

图4-15　两指按压法

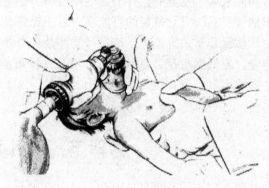

图4-16　两拇指环绕法

对于儿童，非专业人员和专业人员应该根据患儿体型采用单手或者双手的掌根按压在胸骨下半段。无论采用哪种方法，都应该保证足够的按压深度和放松时的胸廓完全回弹。如果现场有两名或两名以上的救护人员，应该每2min更换一次按压者。

4. 开放气道和人工通气　　如果现场只有一名救护人员，推荐按照30∶2的比例进行按压和通气，按压30次之后，以仰头抬颏法开放气道，然后做两次人工通气。如果现场有两名或两名以上的救护人员，可以由一名救护人员进行胸部按压，另一名救护人员开放气道并进行人工通气，按压和通气的比例为15∶2。对于一岁以下的婴儿，可以进行口对口鼻人工呼吸。对于一岁以上的儿童，可以采用口对口人工呼吸。每次吹气时间约为1s，吹气量以能引起胸廓起伏为宜。

5. 电除颤　　儿童被目击心脏骤停时（例如在运动过程中发生心脏骤停），很可能是发生室颤或无脉性室性心动过速，需要立即心肺复苏和电除颤。很多AED对于识别儿童的可除颤心律具有较高的特异性，部分AED还配备了递减型能量的功能，以便适合婴儿和8岁以下的儿童使用。对于婴儿，推荐在专业人员确认可除颤心律后使用手动除颤器除颤。除颤能量推荐为2J/kg。如果首次除颤不成功，可以将能量增加至4J/kg。如果没有手动除颤器，也可以使用带有儿童衰减能量的AED除颤。如果既没有手动除颤器，也没有带有儿童衰减能量的AED，可以选用普通AED除颤。无论选用哪种除颤器，除颤之后都应该立即恢复胸部按压和人工通气，2min后再重新评估心律。

6. 单纯胸部按压的心肺复苏　　对于婴儿和儿童，最佳的心肺复苏方法应该把胸部按压和人工通气结合起来。在婴儿和儿童中，窒息导致的心脏骤停比心源性原因（如室颤或无脉性室速）所致的心脏骤停更为常见，通气对于窒息所致心脏骤停尤为重要。即使是窒息性心脏骤停，也应注意避免过度通气。总的来说，联合按压和通气的心肺复苏对于婴儿和儿童是最佳的复苏方法，但是在无法完成通气的情况下，仅做胸部按压也比不复苏的结果好。

（二）婴儿和儿童高级生命支持

窒息性心脏骤停是婴儿和儿童发生心脏骤停的常见原因，往往以全身低氧血症、高碳酸血症、酸中毒开始，逐渐进展到严重心动过缓和低血压，最终发展为心脏骤停。室颤和无脉性室速在院内外儿童心脏骤停中仅占5%~15%，随着年龄的增长，室颤和无脉性室速的发生比例逐渐增加。

婴儿和儿童的高级生命支持往往是在医疗机构内完成，故推荐成立复苏小组，多人协作，共同完成包括侵入性监测在内的高级生命支持措施。高级生命支持过程中应注意：①一名救护人员立即开始胸部按压，另一名人员尽快开始球囊面罩通气。②有效的儿童高级生命支持有赖于高质量的基本生命支持，在高级生命支持的同时一定要注意基本生命支持的所有细节。③在两名救护人员进行按压和通气的同时，其他救护人员应该完成心电监护、获得除颤器、建立静脉通道、计算好用药量并准备好药物。

1. 呼吸衰竭的识别 呼吸衰竭表现为通气不足和（或）氧合障碍。出现下列征象时应考虑呼吸衰竭：①呼吸频率增加，出现呼吸窘迫的征象，如鼻翼煽动、反常腹式呼吸等。②呼吸频率过慢，呼吸音减弱，或出现叹气样呼吸，尤其是伴有意识障碍时。③充分给氧后仍发绀。

2. 休克的识别 儿童常见的休克类型是低血容量休克。分布性休克、心源性休克和梗阻性休克都较少见。休克代偿期的典型征象包括：①心动过速。②肢端冰凉、苍白。③环境温暖时，毛细血管充盈时间大于2s。④外周动脉搏动弱。⑤收缩压正常。如果进入失代偿期，除了上述征象外，还会出现：①意识障碍。②小便量减少。③代谢性酸中毒。④呼吸急促。⑤中心动脉搏动弱。⑥皮肤出现花斑样改变。

3. 气道管理 口咽通气道和鼻咽通气道也可用于儿童，但应注意根据儿童的年龄和体型选择合适的型号。如果球囊面罩通气效果不佳，且无法进行气管插管，儿童也可以使用喉罩来开放气道并支持通气。一旦气管插管或其他高级气道建立，按压人员持续以至少100次/min的频率进行按压，通气人员以8~10次/min的频率进行人工通气，注意避免过度通气。

4. 氧疗 儿童心肺复苏期间，可使用100%纯氧进行通气。一旦循环恢复，应监测氧饱和度，并将吸入氧浓度调至能使氧饱和度维持在94%以上的最低值。值得注意的是，要维持足够的氧输送，不单需要足够的氧饱和度，还需要足够的血红蛋白浓度和心输出量。

5. 监测 分为下列三种。

（1）心电监护：持续心电监护有助于评估心律变化，明确治疗的效果。

（2）超声心动图：超声心动图有助于了解心脏骤停的原因，帮助发现心包填塞、心室充盈不良等。但需注意，应尽量减少因为做超声心动图而中断胸部按压。

（3）呼气末二氧化碳（$PetCO_2$）：$PetCO_2$的监测有助于判断心肺复苏的质量和了解自主循环是否恢复。

6. 用药途径 如下所示。

（1）外周静脉通道（IV）：年龄和体型越小的患儿，外周静脉通道的建立就越具有挑战性。对于危重症患者，不要为建立外周静脉通道而耽误太多时间。

（2）骨通道（IO）：对于心脏骤停的患儿，用药途径可以首选骨通道。因为骨通道的建立快速、安全、有效，所有静脉使用药物都可以通过骨通道使用，也可以通过骨通道采血标本。

（3）中心静脉通道：中心静脉通道的建立比较耗时，不推荐作为急救时建立的首选通道。但如果心脏骤停前中心静脉通道和外周静脉通道均已建立，复苏时应优先选择中心静脉通道用药。

（4）气管内给药（ET）：如果复苏时血管通道和骨通道难以建立，脂溶性的复苏药物可以通过气管导管内给药，如利多卡因、肾上腺素、阿托品和纳洛酮等。利多卡因、阿托品、纳洛酮的气管内使用剂量为静脉剂量的2~3倍，而肾上腺素的气管内使用剂量则为静脉剂量的10倍。碳酸氢钠、钙剂等非脂溶性药物会损伤气道，不推荐气道内使用。

7. **药物使用** 婴儿和儿童高级生命支持中的常用药物及剂量见表4-8。

表4-8 婴儿和儿童高级生命支持中的常用药物及剂量

药物	剂量	备注
腺苷	首剂：0.1mg/kg（最大剂量6mg）	监测心电图
	第二剂：0.2mg/kg（最大剂量12mg）	IV/IO 快速推注
胺碘酮	5mg/kg；重复使用时剂量可增加至15mg/kg，最大单剂量300mg	监测心电图和血压，根据心律调节给药速度。使用时应结合专科医师意见
阿托品	0.02mg/kg IV/IO	有机磷中毒时可提高使用剂量
	0.04~0.06mg/kg ET	
	可重复使用	
肾上腺素	0.01mg/kg IV/IO	每3~5min重复一次
	0.1mg/kg ET	
	最大剂量1mg IV/IO 或 2.5mg ET	
葡萄糖注射液	0.5g/kg IV/IO	新生儿：5~10mL/kg（10%GS）
		婴儿和儿童：2~4mL/kg（25%GS）
		青少年：1~2mL/kg（50%GS）
利多卡因	1mg/kg IV/IO	
	20~50μg/kg/min	
硫酸镁	25~50mg/kg IV/IO（推注10~20min，尖端扭转室速时可加快速度）	
	最大剂量2g	
纳洛酮	年龄<5岁或体重≤20kg：0.1mg/kg IV/IO/ET	对抗阿片类药引起的呼吸抑制时可减小剂量（1~5μg/kg逐渐加量）
	年龄≥5岁或体重>20kg：2mg/kg IV/IO/ET	

（闫百灵）

第五节　特殊情况下的心肺复苏

在某些特殊的情况下，如过敏、妊娠、中毒、创伤、溺水、电击和自缢等，围心脏骤停期的病理生理可能与常规情况下不同。因此，围骤停期的处理和/或基本生命支持、高级生命支持的方法也随之而有所调整，需要特别关注。

一、过敏

过敏是涉及皮肤、呼吸、消化和循环等多系统的高免疫应答反应，严重过敏可导致气道完全梗阻，并因血管源性休克而引发循环衰竭。如果未及时处理，过敏导致的血管扩张和毛细血管通透性增加可能引起显著的前负荷降低和相对的循环血量不足，进而导致心脏骤停。过敏性休克时出现的心肌缺血、急性心肌梗死、恶性心律失常和心血管抑制也是导致血流动力学恶化和心脏骤停的原因。

过敏患者发生心脏骤停后应按照标准基本生命支持和高级生命支持流程进行心肺复苏。过敏患者重在防止心脏骤停发生，在发现过敏征象时及时进行干预，快速进行气道、呼吸和循环支持是至关重要的。

（一）气道管理

发现患者出现过敏征象时，应尽早评估患者的气道通畅情况，及时进行干预。一旦发现患者有口咽部或喉部水肿的风险，应早期快速建立高级气道。严重过敏时，患者可出现声嘶、舌水肿、喉喘鸣及口咽部水肿等困难气道的表现，此时应立即通过环甲膜切开、气管切开等方法建立高级气道。

（二）循环管理

1. **早期循环支持** 一旦发现患者有全身性过敏反应的征象，尤其是低血压、气道水肿或呼吸困难，应尽快肌内注射肾上腺素。肌内注射肾上腺素的推荐剂量为每次 0.2～0.5mg，肌内注射的最佳部位为大腿中段前外侧。

2. **液体复苏** 过敏所致的血管源性休克往往需要积极的液体复苏，如果血管活性药物不能快速改善患者低血压休克状态，应快速静脉输注 1 000mL 等张晶体液（如生理盐水）。

3. **血管活性药物** 过敏性休克时应建立静脉通道，静脉注射肾上腺素缓解休克状态。对于未发生心脏骤停的过敏性休克患者，可静脉推注肾上腺素 0.05～0.1mg，也可考虑在输注晶体液的同时静脉输注肾上腺素 5～15μg/min。由于肾上腺素过量可能致命，在未发生心脏骤停患者静脉使用肾上腺素时，应严密监测患者的生命体征，尤其是血流动力学指标。其他血管活性药物包括血管加压素、去甲肾上腺素和甲氧胺和间羟胺，主要用于对肾上腺素治疗无反应的过敏所致心脏骤停患者。

4. **其他** 对于过敏所致心脏骤停患者，还可以考虑使用体外循环等高级技术进行循环支持。抗组胺药（H_1 和 H_2 受体拮抗剂）、吸入性β激动剂及激素也可考虑用于过敏所致的心脏骤停。

二、妊娠

妊娠状态下心脏骤停的发生率为 1∶200 000 尽管发生心脏骤停的孕妇往往比其他心脏骤停患者更年轻，但存活率却更低。

对孕妇进行心肺复苏时，救护人员会同时面对两个患者即母亲和胎儿。只有母亲存活时，胎儿存活的可能性才较大。

（一）孕妇心脏骤停的预防

对于高危孕妇应使用以下措施预防心脏骤停的发生：

（1）让患者完全左侧卧位以减轻子宫对下腔静脉的压迫，避免因下腔静脉回流减少而导致的低血压。

（2）吸入纯氧。

（3）建立能回流至上腔静脉的静脉通道。

（4）如果孕妇的收缩压低于 100mmHg 或低于未发病水平的 80% 就应该进行治疗。可以静脉输注晶体液和胶体液以增加前负荷，避免胎盘灌注不足的发生。

（5）积极寻找和处理原发病。

（二）孕妇心脏骤停后的心肺复苏

1. **患者心肺复苏时的体位** 由于妊娠子宫可能压迫下腔静脉，导致静脉回流受阻，引起每搏量和心输出量的减少。左侧倾斜位时可减轻下腔静脉的压迫，进而改善血压、心输出量和搏出量等血流动力学指标，也可改善胎儿氧合、心率等参数。

临产孕妇发生心脏骤停时，可首先在患者仰卧位下将子宫推向左侧。如果不能改善心肺复苏的质量，可以将患者的右侧垫高 27°～30°，使患者保持左侧卧位。如果将子宫推向左侧或左侧卧位均不能获得好的胸部按压效果，应考虑进行紧急剖宫产。

2. **气道** 妊娠时，气道黏膜会发生一系列变化，包括水肿、脆性增加、分泌物增加及充血等。孕晚期时，上气道的直径可能比未妊娠时或产后的上气道直径更小。因此，妊娠状态下的气道管理比非妊娠状态更困难。左侧卧位时气道管理的难度进一步增加。对于心脏骤停的孕妇，球囊面罩通气应使用 100% 的纯氧，及时吸痰，同时做好建立高级气道的准备。

3. **呼吸** 由于孕妇的膈肌上抬，通气量减少、功能残气量减少，且肺内分流量增加，氧需明显增加，可能在短时间内发生低氧血症。救护人员应积极进行氧疗和通气支持，并严密监测氧饱和度。

4. **循环** 由于孕妇的膈肌升高，发生心脏骤停后，胸部按压的部位应略高于常规推荐部位。孕妇的肾小球滤过率和血容量都增加，但心脏骤停后复苏时的药物和使用剂量均与前述成人心肺复苏的药物使用相同。

5. 除颤　孕妇心脏骤停时，可以使用 AED 进行除颤。使用手动除颤仪除颤时，除颤能量与成人心肺复苏时的除颤能量相同。

（三）可逆性诱因的治疗

除 5 "H" 与 5 "T" 因素外，孕妇还有一些特殊的妊娠相关的疾病或并发症可能引起心脏骤停。

1. 心脏疾病　引起孕妇死亡的最常见心脏疾病是心肌梗死，其次是主动脉夹层、先天性心脏病和肺动脉高压。随着妇女妊娠年龄的增大，动脉粥样硬化性心脏疾病的发生率增加。妊娠妇女发生心肌梗死的风险是非妊娠妇女的 3~4 倍，且发病率有逐年增加的趋势。妊娠是使用溶栓剂的相对禁忌证，故 ST 段抬高性心肌梗死应选择 PCI 进行再灌注治疗。

2. 硫酸镁中毒　轻者表现为心电图 PR 间期延长、QRS 波宽度增加、QT 间期延长，严重者表现为房室结传导阻滞、心动过缓、低血压和心脏骤停。神经系统表现为腱反射消失、肌力显著下降、呼吸抑制等。其他的表现包括恶心呕吐、皮肤潮红和水电解质失衡等。肾功能衰竭和代谢紊乱的患者可能在较低剂量时即发生硫酸镁中毒。医源性的药物过量也是引起硫酸镁中毒的原因。临床上，经验性使用钙剂可能挽救硫酸镁中毒患者的生命。

3. 子痫和先兆子痫　子痫和先兆子痫往往发生在孕 20 周以后，可能引起严重高血压和广泛的器官、系统功能衰竭，如果不及时处理，可能导致孕妇和胎儿的死亡。

4. 致命性肺栓塞　尽管妊娠是使用溶栓剂的相对禁忌证，但文献报道对于怀疑由致命性大面积肺栓塞引起心脏骤停的孕妇，心肺复苏期间使用溶栓治疗可能提高患者的出院生存率和远期神经系统预后。有条件时，也可以考虑进行经皮机械血栓切除术和外科栓子切除术。

5. 羊水栓塞　对于分娩时发生致命性羊水栓塞的患者，可以在有条件的情况下使用体外循环抢救心脏骤停。围骤停期剖宫产也有助于这类孕妇和胎儿的存活。

（四）紧急剖宫产

对于子宫明显增大的孕妇，发生心脏骤停时，如果认为心脏骤停与子宫对主动脉和下腔静脉的压迫造成的血流动力学改变有关，无论胎儿是否成熟，都应考虑紧急行剖宫产术。一旦救护人员做好接生婴儿的准备，就应该启动高级生命支持流程，并积极寻找和治疗可逆性诱因。

三、中毒

中毒是指各种类型毒物进入人体，对机体的组织器官生理功能及结构等产生损伤的过程。其损伤的靶位往往在细胞水平，严重时可以造成细胞受体、离子通道、细胞器和化学途径的功能损伤，最终导致重要脏器衰竭。损伤的程度受毒物的理化性质、接触量、接触时间、毒物进入机体的途径、个体敏感性等多方面因素的综合影响。针对中毒所致心脏骤停或严重心血管功能不稳定（包括呼吸抑制、低血压、致命性心脏传导功能异常等）的患者，围心脏骤停期如何处理值得高度重视。

（一）严重中毒患者的早期处理

严重中毒患者的早期处理往往始于气道保护、呼吸和循环支持，再进行快速评估。患者有可能无法提供毒物暴露的准确病史，救护人员采集病史时应注意询问患者的陪伴人员，关注可能存放毒物的容器，了解患者的用药史及既往的医疗情况。

胃肠道脱毒（洗胃、全肠道灌洗和使用吐根糖浆等）是口服中毒治疗的主要方法之一。对于无特效解毒剂的致命毒物中毒，推荐在中毒 1h 内口服活性炭吸附消化道摄入的毒物。活性炭的使用必须在气道受到保护的前提下进行，避免误吸风险。

（二）中毒综合征

中毒综合征是指由一系列症状、体征和实验室检查结果组成的、能提示特异性毒物中毒的临床综合征。通过临床表现的识别，救护人员可能做出诊断并开始初步治疗。需要注意的是，中毒引起的各种症状和体征并不具有特异性,其他疾病也可能出现同样的表现,在毒物暴露史不明确的情况下应仔细鉴别诊断。

(三) 中毒所致心脏骤停的心肺复苏

对于严重中毒患者,保护好气道、进行呼吸和循环支持非常重要。一旦患者发生心脏骤停,基本生命支持和高级生命支持的方法与标准成人心肺复苏一致。

四、创伤

创伤所致心脏骤停患者的基本生命支持和高级生命支持与非创伤心脏骤停患者基本一致,仍然强调气道、呼吸和循环的支持。创伤导致心脏骤停的复苏效果并不好,如果能及时发现可逆性诱因并积极处理和纠正,仍有可能挽救患者生命的可能。常见的诱因包括低氧血症、低血容量、气胸或心包填塞导致的心输出量降低及低体温。

(一) 创伤患者围心脏骤停期的处理

对于多发伤或头颈外伤患者,应进行颈椎固定。手法开放气道时,首选方法为托下颌法。患者呼吸状态不佳或面部出血多,在保证颈椎稳定性的前提下使用面罩通气,如果球囊面罩通气不能提供有效的呼吸支持,应积极建立高级气道。如果无法建立高级气道,可考虑进行环甲膜切开。正压通气时单侧呼吸音降低,应考虑气胸、血胸或膈肌破裂的可能性并进行积极处理。

充分保护气道、充分氧合和通气后,应进行循环的评估和支持。对外出血进行积极止血,显著容量不足时应进行液体复苏。心包填塞是创伤后心脏骤停的重要原因之一,快速诊断和超声引导下的心包穿刺引流是缓解心包填塞安全而有效的方法。在现场紧急情况下,即使无法进行超声引导,如考虑心包填塞也应该进行急诊心包穿刺。对创伤引起的心包填塞尤其是心包内大量血凝块形成的患者,开胸手术治疗可能比穿刺引流效果更好。部分创伤患者,尤其是胸部开放性损伤患者可能需要开胸心肺复苏。

创伤时最容易发生的骤停心律是无脉电活动,往往发生于严重低血容量、低体温、心包填塞或张力性气胸等情况。此外,缓慢性心律失常也是创伤时常见的心律失常,主要见于严重低血容量、低氧血症或呼吸循环衰竭。

(二) 心脏震荡伤

心脏震荡伤是在心脏复极期对前胸部的钝性打击导致钝性心脏损伤而触发的室颤或猝死事件。心脏震荡伤主要发生于儿童和18岁以下的青少年,多是在娱乐性或竞技性运动过程中发生,发病过程短暂,病死率高。钝性心脏损伤可能导致心肌挫伤,发生心电图改变和心律失常。在心脏复极期,即使是小范围的击打,也可能引发室颤,快速电除颤、及时的基本生命支持和高级生命支持能有效挽救患者生命。

五、溺水

溺水是指人淹没入水中或其他液体中,呼吸道堵塞或喉、气管发生反射性痉挛,引起窒息和缺氧,肺泡失去通气、换气功能,从而导致一系列病理生理改变(缺氧和二氧化碳潴留)。患者溺水后被救而致溺水过程中断,称为"非致命性溺水",如果患者因于溺水而死,则为"致命性溺水"。

溺水后若能及时救治,极有可能挽救生命。尽管长时间淹溺的患者在长时间心肺复苏后存活率并不高,但仍有长时间淹溺后复苏成功,且无神经系统损伤的成功案例。因此,对所有溺水者除非出现尸僵、尸斑、尸体腐烂、头颅离断伤、躯体横断伤等明确的死亡征象,否则都应进行积极现场复苏,并在适当的时候转运回医院。

(一) 心肺复苏的顺序

溺水致死的主要原因低氧血症。在溺水致心脏骤停时,与常规心肺复苏的C-A-B顺序不同,心肺复苏应采用A-B-C的顺序,就是以开放气道为心肺复苏的开始,接着进行两次人工呼吸,然后再进行胸部按压。

（二）水中救援

溺水患者颈椎损伤的发生率极小，且水中固定颈椎时可能阻碍开放气道和人工呼吸，只有高度怀疑头部和颈椎损伤时才需要在水中固定颈椎。不推荐水中检查脉搏和胸部按压。抢救溺水者最重要的措施就是快速进行人工通气，对于意识丧失的患者，在浅水区或浮出水面时即可开始通气支持。由于救护人员难于在水中同时完成捏闭鼻孔、支撑头部和开放气道等动作，可采用口对鼻人工呼吸代替口对口人工呼吸。

（三）岸上救援

一旦溺水者被救上岸，如果仍无意识和呼吸，就应该进行人工呼吸和胸部按压，并尽快使用 AED 或除颤器，确认可除颤心律后立即除颤。

溺水时，部分患者由于喉痉挛或屏气并没有将水误吸入肺内。另一部分有误吸的患者，吸入的水也会很快在肺泡内被吸收进入循环，无需考虑清除气道内的水。任何清除气道内的水的措施（如腹部冲击法或倒水）都有可能因为延误人工通气的时机和增加呕吐的风险而显著增加死亡率，不推荐使用。

在岸上进行人工呼吸或胸部按压时，患者有可能呕吐。此时应让患者侧卧，用手指、布类或负压吸引将呕吐物清除。如果怀疑有颈椎损伤，翻转患者时应注意将患者的头、颈、躯干作为一个整体来转动，以保护颈椎。

六、电击伤

电击伤分为普通电击伤和闪电击伤，均可通过电流直接作用于心、脑、细胞膜和血管平滑肌而引起致命性后果。电击伤也可以导致多发伤，包括脊柱损伤、肌肉拉伤、电击后坠落所致的内脏损伤、骨骼肌痉挛导致的骨折等。电流经过身体时电能转化为热能还可以导致身体的热烧伤。

（一）普通电击伤

高压电击伤容易产生致命后果。交流电击伤可能导致骨骼肌痉挛性收缩使患者难以与电源分离，导致电流长时间作用于身体。交流电击伤时，电流在心脏的相对不应期经过心脏的可能性更大，电流作用容易诱发室颤，类似于在非同步电复律时产生的 R–on–T 现象。

（二）闪电击伤

闪电击伤致命的首要原因是室颤或心脏停搏所致的心脏骤停。闪电击伤时，强大的直流电瞬间通过心脏，使整个心脏同时除极。大部分情况下，心脏固有的自律性能自发恢复规则的心脏灌注节律。但是，闪电击伤后的呼吸中枢抑制和胸廓肌肉痉挛所致的呼吸骤停可能不会因为自主循环的恢复而恢复呼吸，若不及时进行有效的呼吸支持，恢复自主心脏节律的患者可能由于低氧血症而再次发生心脏骤停。

闪电可能引起大量儿茶酚胺释放或自律性改变，导致患者出现高血压、心动过速，QT 间期延长和一过性 T 波倒置等非特异性心电图改变，以及心肌坏死等。闪电也可能导致脑出血、水肿、小血管损伤和神经元损伤等对外周神经系统和中枢神经系统损伤，由此诱发心脏骤停。

（三）心肺复苏时的注意要点

救护人员在现场急救时应注意保护自己免遭电击。急救前应确认现场环境安全，电源已关闭或电源已与患者分离。电击伤致心脏骤停患者的心肺复苏，按照前述标准进行基本生命支持和高级生命支持。

（1）因为闪电击伤后未发生呼吸心脏骤停的患者和发生骤停后得到及时救治的患者存活率较高，即使心脏骤停至开始心肺复苏的时间较长，复苏仍可能有效。所以，如果闪电同时击伤多人，救护人员应首先救治发生心跳呼吸骤停的患者。对于仅发生呼吸骤停的患者，只需进行通气支持和氧疗即可避免继发性低氧性心脏骤停的发生。

（2）无论哪种电击伤，患者均存在头颈部创伤的可能性，抢救时应注意保护脊柱的稳定性。

（3）急救时应去除高温的衣物、鞋袜和皮带等，防止进一步热烧伤。

（4）对于面部、口部、颈前部电烧伤的患者，建立气道可能比较困难。进行性加重的广泛软组织水肿可能进一步加大气道管理的难度。因此，大面积电烧伤的患者，即使其存在自主呼吸，应尽早气管插管。

（5）对于组织破坏严重的电击伤致心脏骤停患者，自主循环恢复后应快速静脉补液，以对抗分布性/低血容量性休克，纠正第三间隙的持续液体丢失，保证患者的尿量，促进肌红蛋白、钾离子和其他组织破坏产物的排出。

七、自缢

自缢是指喉、气管及颈部大血管被绳索等压闭，空气不能入肺，脑供血丧失，引起脑及重要生命脏器急性缺血、缺氧的一系列病理改变，严重者可直接致死。扼死、绞死致死原因与之相似。

（一）自缢致心脏骤停的原因

（1）颈部气管和大血管被压闭，导致机械性窒息和脑及重要生命脏器缺血、缺氧，最后出现呼吸、心跳停止。

（2）绳索压迫颈动脉窦压力感受器，导致反射性心脏骤停。

（3）自缢的着力点急骤作用于颈部，导致颈椎（尤其是寰、枢椎）脱位、骨折、高位脊髓损伤，进而引起呼吸麻痹而致瞬间死亡。

（二）自缢的急救处理

1. 院前急救　立即抱住患者，剪断绳索。可以立即解除绳索对颈部的压迫，又能避免剪断绳索时患者坠地摔伤或加重原有的颈椎和脊髓损伤。救下患者后，将其平卧，检查意识、呼吸、脉搏。如果呼吸、心跳停止应立即开始心肺复苏，复苏的方法与标准基本生命支持和高级生命支持方法相同。由于自缢可能伴有颈椎和颈髓的损伤，在开放气道时要注意保护颈椎的稳定性，必要时进行气管插管或环甲膜切开。转运过程中更应注意对颈部的保护，可使用颈托固定。

2. 院内急救　患者进入急诊科后，首要的处理仍是气道、呼吸和循环的评估和稳定。保持患者颈部稳定，开放气道和控制呼吸循环后应进行如下检查，以便发现问题尽快处理，避免心脏骤停的再次发生。

（1）动脉血气分析，了解呼吸情况。

（2）颈部影像学检查，以了解颈椎、舌骨、喉软骨、颈部软组织的损伤情况。

（3）胸部影像学检查特别是进行气管插管的患者还可以了解插管位置是否正确。

（4）头部CT扫描和（或）血管造影，以发现脑组织改变和深部血管血栓形成。

（闫百灵）

参考文献

[1] 闫丽影，黄景利．心肺复苏技术与猝死急救成功率的相关性研究．吉林医学，2013，34(28)：5872-6873.

[2] 北京儿童医院．急诊与危重症诊疗常规．北京：人民军医出版社，2016.

[3] 王敬东，李长江．急危重症医学诊疗．上海：同济大学出版社，2014.

[4] 刘旭平．重症监护技术．第2版．北京：人民卫生出版社，2015.

[5] 刘大为．实用重症医学．第2版．北京：人民卫生出版社，2017.

[6] 邢玉华，刘锦声．急诊医学手册．武汉：华中科技大学出版社，2014.

第五章

院内急救

第一节 脓毒症

一、基本概念

脓毒症（Sepsis）是机体受到明确的病原微生物（如细菌、病毒、真菌、寄生虫）感染引起的全身炎症反应综合征（systemic inflammatory response syndrome，SIRS），近20年来受到广泛重视。脓毒症常与其他器官感染重叠，由于有的感染很易找到病灶，就以常用感染灶部位命名而不用脓毒症，如肺炎、疖肿而不用脓毒症。但是有40%左右患者的血培养阳性，却找不到感染灶；或血培养阴性，但有明确的感染临床表现，故而统称之为脓毒症。脓毒症是严重感染、重症创伤、大手术后、重症胰腺炎和休克等常见的并发症，进一步发展可导致脓毒性休克（septic shock）、急性呼吸窘迫综合征（ARDS）和多脏器功能障碍综合征（MODS）。在美国每年至少有75万例严重脓毒症新发病例，在疾病死亡原因中占第11位，仅次于心血管疾病，脓毒症患者最终死亡原因大多是多器官功能衰竭。

二、常见病因

脓毒症是机体内一系列病理生理变化的动态过程，实际上是SIRS不断加剧、恶化的结果。脓毒症主要由革兰阴性菌和革兰阳性菌引起，常见的有产ESBL的肠杆菌科、多耐药的葡萄糖非发酵菌，以及耐甲氧西林的金黄色葡萄球菌（MRSA），亦可由病毒或真菌引起。

三、发病机制

脓毒症发病机制非常复杂，涉及感染、炎症、免疫、凝血及组织损害等一系列问题，并与机体多系统、多器官病理生理改变密切相关。脓毒症发病机制见图5-1。

炎症介质的介导是脓毒症发生机制中的重要环节。单核－巨噬细胞系统受内毒素脂多糖（LPS）的刺激，释放肿瘤坏死因子（TNF）和白介素（IL）-1、IL-8等炎症介质，促进了炎症反应，且TNF和IL-1两者有协同作用，IL-8对组织炎症的持久损害有重要影响。花生四烯酸的代谢产物血栓素-2（血管收缩剂）、前列腺环素（血管扩张剂）及前列腺素E_2均参与发热、心动过速、呼吸急促、心室灌注异常和乳酸酸中毒的发生。这些炎症介质的产生也会导致内皮细胞的功能障碍，从而启动了局部反应，包括促进白细胞的黏附和迁移，凝血酶的生成和纤维蛋白的形成，局部血管活性的改变、通透性增加，导致细胞凋亡。再加之宿主的免疫放大反应，促进了异位炎性反应的循环、凝血系统激活以及细胞间的相互作用，最终导致微血管内血栓形成、低氧血症和器官功能障碍。在脓毒症中，炎症反应途径、凝血途径以及其他细胞反应相互交织和相互影响，共同发挥作用。由于细胞因子在脓毒症中有重要的诱导促凝作用，因此发生脓毒症时凝血功能紊乱很常见，其中30%~50%的患者会发生弥散性血管内凝血（DIC）。

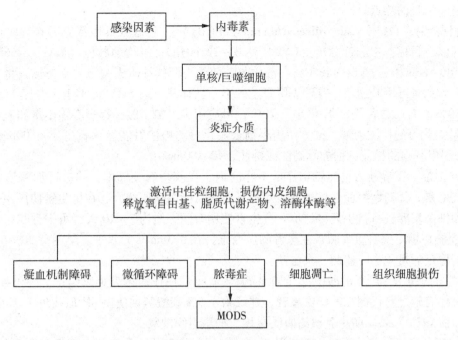

图 5-1 脓毒症发病机制

四、诊断思路

2001 年美国华盛顿召开的"国际脓毒症联席会议"提出了脓毒症和严重脓毒症的诊断标准。

1. 感染　证实或疑似存在感染,同时含有下列某些征象:①体温大于 38.3℃ 或小于 36℃;②心率每分钟大于 90 次或大于不同年龄段正常心率 2 个标准差;③每分钟超过 30 次;④意识改变;⑤明显水肿或液体正平衡每千克体重大于 20ml 超过 24 小时;⑥高血糖:血糖大于 7mmol/L(无糖尿病史)。

2. 炎症反应参数　①外周血白细胞计数 $>12.0\times10^9/L$,或 $<4.0\times10^9/L$,或计数正常,但不成熟白细胞 $>10\%$;②C 反应蛋白(CRP)>正常 2 个标准差;③前降钙素(PCT)>正常(<0.5ng/ml)2 个标准差。

3. 血流动力学参数　①低血压:收缩压(SBP)<90mmHg;平均动脉压(MAP)<70mmHg,或成人 SBP 下降 >40mmHg;②混合静脉血氧饱和度(SvO_2):<70%;③心脏指数 $<3.5L/(min\cdot m^2)$。

4. 器官功能障碍参数　①低氧血症:$PaO_2/FiO_2<300$mmHg;②急性少尿:尿量 <0.5ml/(kg·h)至少 2 小时;③肌酐增加 $\geq44.2\mu mol/L$;④凝血异常:国际标准化比值(INR)>1.5 或部分凝血活酶时间(APTT)>60s;⑤血小板 $<100\times10^9/L$;⑥肠梗阻:肠鸣音减弱或消失;⑦高胆红素血症:总胆红素 $>70\mu mol/L$。

5. 组织灌注参数　①高乳酸血症:血乳酸(BLA)>3mmol/L;②毛细血管充盈时间延长或皮肤出现花斑。

符合感染参数中的两项以上和炎症反应参数中的一项以上指标即可诊断为脓毒症。在脓毒症的基础上出现血流动力学参数、器官功能障碍参数、组织灌注参数中的任何一项以上指标者诊断为严重脓毒症(包括 MODS)。

五、救治方法

脓毒症治疗主要是综合治疗,集束化治疗(surviving sepsis campaign bundle,SSCB)是综合治疗的体现,免疫调理治疗对炎症介质平衡、调整起到积极的作用。2003 年召开了由 11 个国际组织参加的"拯救脓毒症战役(SSC)",会议制定了脓毒症治疗指南。研究表明,机体的免疫状态在脓毒症的发生、发展过程中处于一种免疫细胞过度激活和淋巴细胞受抑制的双相性异常或紊乱状态,对免疫抑制状态的调整已成为当前治疗的热点。

1. 早期目标治疗（early goal-directed therapy，EGDT） 确诊脓毒性休克后6小时内进行液体复苏，且要达到以下目标：中心静脉压（CVP）达8~12cmH$_2$O；平均动脉压（MAP）≥65mmHg；中心静脉血氧饱和度（ScvO$_2$）或SvO$_2$≥70%。液体复苏效果与液体性质无关，主要与输液量有关。液体复苏后血压仍不满意者可用升压药，首选去甲肾上腺素。液体复苏后SvO$_2$仍小于70%者可输血，维持红细胞压积在30%左右。之后若SvO$_2$仍小于70%，可应用多巴酚丁胺，提高心输出量和氧输送。

2. 小剂量氢化可的松注射液 推荐使用小剂量氢化可的松注射液静脉滴注，<300mg/d，持续5~7天。亦可采用甲基强的松龙针剂静脉滴注或推注，40~80mg/d。

3. 抗生素治疗 ①诊断为重症脓毒症后1小时内，在获得有关标本，并进行细菌培养后，应该立即静脉使用抗生素；②初始经验性抗感染治疗尽量覆盖可能的病原体；③在抗生素使用48~72小时后，应结合临床和细菌培养进行抗生素再评价。抗生素使用时间一般为7~10天，可根据临床反应调整。

4. 严格控制血糖 要将重症脓毒症患者的血糖维持在8.3mmol/L水平。早期每30~60分钟监测一次血糖，血糖稳定后每4小时监测一次血糖。

5. 碳酸氢盐的使用 严重的酸中毒（如血pH<7.15）往往使休克难以纠正，并可导致脏器损伤，故应纠正。对伴有较严重代谢性酸中毒患者，建议给予5%碳酸氢钠使血pH值接近7.35左右，应杜绝矫枉过正，如血pH>7.45。防止氧解离曲线左移，加重组织缺氧。

6. 预防深静脉血栓 应该通过小剂量肝素或低分子肝素来预防重症脓毒症患者深静脉血栓的形成。对于使用肝素有禁忌的感染者（如血小板减少、严重的凝血机制障碍、活动性出血、近期的颅内出血），推荐使用机械预防措施，如逐渐加压袜（GCS）或间歇压迫器（ICD）。

7. 免疫调理 分为下列四种。

（1）胸腺肽：可以诱导和促进T淋巴细胞、NK细胞分化和成熟，提高IL-2的产生和受体表达水平，增强巨噬细胞的吞噬功能。

（2）免疫球蛋白：合理补充免疫球蛋白，不仅可清除病原体内持续存在的病毒与细菌毒素，对病毒和细菌感染引起的免疫缺陷状态也有调节作用，能迅速控制病毒与细菌所致的感染。

（3）干扰素（IFN-γ）及其诱导物：IFN-γ可使血浆中IL-6、TNF-α水平及单核细胞HLA-DR的表达增加，从而改善脓毒症患者的免疫状态，提高患者存活率。

（4）乌司他丁：乌司他丁是从人尿液中分离纯化的一种广谱的、典型的Kuniz型蛋白酶抑制剂，可以抑制体内广泛分布的丝氨酸蛋白酶活性，具有减少炎症细胞浸润、抑制多种炎症因子和介质释放、消除氧自由基的功能，起到抗炎、减少细胞与组织损伤、改善微循环与组织灌注等作用。

8. 床边血液净化（CRRT）治疗 CRRT是利用物理学原理通过对流、吸附作用达到清除血液中特定物质的方法。一般在发病后48~72小时进行CRRT治疗，有利于减轻过度炎症反应。高流量的CRRT能够明显改善脓毒性休克时的血管阻力、减少血管活性药物的剂量，并能够迅速改善高热、呼吸急促、心动过速等全身炎症反应。

六、最新进展

（一）脓毒症集束化治疗的更新

随着新的循证医学证据的发现，SSC指南于2008年、2012年两次更新，集束化治疗的内容也略有不同，2012年最新的集束化治疗删除了原有的24小时集束化治疗，并将过去的6小时集束化治疗更改为3小时和6小时集束化治疗。3小时集束化治疗包括：①动脉血乳酸测定；②应用抗生素前留取血培养；③使用广谱抗生素；④在低血压和（或）乳酸≥4mmol/L时，启动晶体液30ml/kg进行复苏。6小时集束治疗包括：①经初始液体复苏低血压无法纠正时，应用升压药物维持平均动脉压（MAP）≥65mmHg。②经初始液体复苏血压仍低或初始乳酸水平≥4mmol/L时，测定中心静脉压（CVP）及中心静脉血氧饱和度（ScvO$_2$）。6小时复苏治疗的定量目标为CVP≥8cmH$_2$O，ScvO$_2$≥70%。③如果初始乳酸水平升高，应重复测定乳酸，复苏治疗的定量目标为乳酸恢复正常。

集束化治疗引发的争议主要是：①一些作为液体复苏终点的指标，如CVP、ScvO$_2$、动脉血乳酸等，不能准确一致地反映患者容量状态或容量反应性；②一些集束化治疗的复苏措施，如多巴酚丁胺、浓缩红细胞输注等，不能明确改善患者预后。对这些措施，临床依从性较低。有研究发现：单项措施的不依从并未影响患者预后。发表在2012年Lancet上的前瞻性队列研究中比较了欧洲与美国2005—2010年间200个医疗单位对集束化治疗的依从性显示：美国对复苏目标CVP≥8cmH$_2$O和ScvO$_2$≥70%的依从性不足30%，欧洲亦不足50%。2010年Levy等的研究中也发现集束化治疗推广前CVP和ScvO$_2$达标率为26.3%和13.3%，集束化治疗推广后的依从性也均未达50%，该研究同时显示CVP和ScvO$_2$复苏目标的不依从并未对脓毒症的住院病死率产生显著影响。Chung等发表在2012年Shock上的研究也显示：ScvO$_2$是否达标对脓毒症患者的28天死亡率及住院病死率不产生影响。2010年Levy等的研究显示：乳酸测定、小剂量糖皮质激素以及CVP和ScvO$_2$是否达标对脓毒症住院病死率无影响。

既然某些措施的不依从不影响生存，而整体的不依从增加死亡率，是否去掉集束化治疗中的一些依从性差的指标会使集束化治疗更完美？其中CVP是临床依从性较差且争议较大的指标之一，因其容易受胸腔压、腹腔压和呼气末正压（PEEP）的影响，所以CVP不一定能反映血管内压力；其次受不同血管张力的影响，CVP也不一定能反映容量；再者，患者是否对液体复苏有反应还取决于心功能，CVP也不能决定是否需要复苏。然而另外一个观点认为：一个低或生理范围内的CVP能够预示液体治疗的安全性，而一个高的CVP往往提示我们液体治疗需要谨慎。因此通过测量CVP指导液体复苏，比不监测CVP而盲目复苏更为安全，而且CVP测量相对简单易行，对有低血压或灌注不足患者来说，液体复苏使CVP≥8cmH$_2$O这一生理范围也是安全可行且必要的。另一依从性较差的指标为ScvO$_2$或SvO$_2$，其局限性一方面因为ScvO$_2$或SvO$_2$的测量需要中心静脉置管等复杂性操作，在一些患者及医疗单位实施较困难。另一方面，严重休克微循环氧摄取障碍或短路时，ScvO$_2$或SvO$_2$不一定偏低，SvO$_2$偏高也可能提示组织氧利用障碍。Textoris等发现：休克晚期ScvO$_2$偏高时病死率更高。但是，如果ScvO$_2$或SvO$_2$低，仍可以提示氧代谢障碍的存在，意味着这些患者需要通过复苏或其他措施改善氧代谢。

（二）其他治疗措施的更新

1. **复苏液体和血液制品的输注** 对脓毒症导致低血容量、组织低灌注患者，推荐初始液体复苏首选晶体液，晶体液复苏量至少30ml/kg，输注大量的晶体溶液时可加用白蛋白、羟乙基淀粉。在肾功能恶化、需要透析的风险升高和凝血功能障碍时，不推荐使用分子量>200kDa和/或取代级>0.4的羟乙基淀粉进行液体复苏。在严重脓毒症患者血小板计数<10×10^9/L、无明显出血的情况下可预防性输注血小板；血小板计数<20×10^9/L，伴有显著性出血风险的患者可预防性输注血小板；活动性出血、手术或侵入性操作的患者建议使血小板计数≥50×10^9/L。不建议严重脓毒症、感染性休克的成人患者静脉使用丙种球蛋白。

2. **血管活性药物** 推荐首选的血管活性药物是去甲肾上腺素（Norepinephrine，NE）。如果NE效果不明显，可联合或选择肾上腺素，或者NE联合0.03U/min的血管加压素（Vasopressin）以升高至目标的平均动脉压或下调NE的用量。最近Torgersen等研究显示：使用较大剂量的血管加压素（0.067U/min）对改善进展性休克的疗效优于小剂量的血管加压素（0.033U/min）；伴有急性肾衰竭的脓毒性休克患者，应用小剂量血管加压素较单纯应用NE更具优势，可使患者更多受益。多巴胺仅限用于心律失常风险极低、心输出量低下，或心动过缓的患者，不推荐用低剂量的多巴胺保护肾功能。有充足的血容量和平均动脉压，而仍存在持续的组织低灌注，或合并心功能障碍（心脏充盈压升高、心输出量降低）时，应静脉泵入多巴酚丁胺，最高剂量达20μg/(kg·min)。因组织灌注不足引起的乳酸血症、血pH值≥7.15的患者，不建议使用碳酸氢钠改善血流动力学，或减少升压药的使用。

3. **病原学诊断、抗生素使用及停用** 不推荐使用降钙素原作为严重脓毒症的诊断指标。中性粒细胞减少、多重耐药菌感染（如不动杆菌，假单胞菌属）、严重脓毒症伴有呼吸衰竭和感染性休克时应联合用药，如广谱β-内酰胺类联合氨基糖苷类或氟喹诺酮类治疗铜绿假单胞菌血流感染，β-内酰胺类联合大环内酯类治疗肺炎链球菌感染的感染性休克。抗病毒治疗越早越好，并要留取标本，通过实时聚合酶链反应（PCR）或病毒培养获得证据。经验性联合治疗一般不超过3~5天，每日评估抗感染治疗效果，一旦获得病原菌的药敏结果，立即降阶梯或恰当的单药治疗，以降低细菌耐药、药物毒性、治疗费用。疗程一般 7~10 天。

4. 糖皮质激素的应用　Annane 报告认为：对脓毒症休克，静脉使用小剂量氢化可的松有助于治疗肾上腺皮质功能不全，提高脓毒性休克存活率。如果液体复苏或/和血管活性药物能够恢复成人脓毒性休克患者的血流动力学稳定性，则不建议使用糖皮质激素；如果上述治疗不能恢复血流动力学稳定性时，可使用氢化可的松 300mg/d 连续静脉滴注。不建议用 ACTH 刺激试验来判断感染性休克患者是否需使用氢化可的松；当血管活性药物撤离时，停用激素；糖皮质激素不使用于无休克的严重脓毒症患者。

（杜长虹）

第二节　血流感染

一、基本概念

败血症（septicemia）是由各种病原微生物（细菌或真菌）和毒素侵入血流所引起的血液感染，主要临床表现：骤发寒战、高热、心动过速、呼吸急促、皮疹、肝脾肿大以及精神、神志改变等，严重者可引起休克、弥散性血管内凝血（DIC）和多脏器功能障碍综合征（MODS）。菌血症（bacteremia）只是细菌一过性侵入血循环，不久即被机体防御功能抑制或清除，虽可获阳性血培养结果，却并没有相应的临床症状。目前把败血症和菌血症统称为血流感染（bloodstream infection）。近年来，随着广谱抗生素、激素的广泛应用以及创伤性诊疗技术的广泛开展，血流感染的发病率有逐年增高的趋势，同时随着静脉导管技术的广泛应用，导管相关性血流感染（CRBSI）的发病率也随之上升。

二、常见病因

1. 危险因素　①机体屏障功能的完整性受到破坏，如手术、创伤、动静脉置管、气管插管等；②引起机体免疫力下降的原因，如激素、化疗、免疫抑制剂等的使用，人类免疫缺陷病毒（HIV）感染；③昏迷、营养不良、高龄等也是血流感染的危险因素。

2. 病原学　血流感染的病原菌随着各种操作技术的开展及抗感染药物的应用而不断变化，近 20 年来，革兰阳性菌如凝固酶阴性葡萄球菌（CNS）、金黄色葡萄球菌（金葡菌）、肠球菌、真菌引起的血流感染发病率增加，而革兰阴性菌引起的血流感染相应减少。许多大宗的研究结果显示，位居血流感染前几位的病原菌为金葡菌、CNS、念珠菌属、大肠埃希菌、肺炎克雷伯菌、肠球菌属和肠杆菌属。念珠菌属占医院血流感染的第 4 位，与 20 世纪 80 年代相比，发病率增加了 2~5 倍。我国文献报道，血流感染中革兰阳性菌占 57.19%，革兰阴性菌占 35.96%。革兰阳性菌中以 CNS 分离率最高（40.75%），已成为医院血流感染的第 1~3 位病原菌，并认为 CNS 是 CRBSI 的重要病原菌。引起血流感染病原菌的耐药性亦逐渐增加，甲氧西林耐药的金黄色葡萄球菌（MRSA）、产 ESBLs 的革兰阴性菌以及其他耐药菌株不断出现。据报道，在血流感染中 MRSA 约占 30%，耐碳青霉烯类的铜绿假单胞菌约占 12%。

三、发病机制

各种病原微生物（细菌或真菌）侵入血流，然后大量繁殖、释放毒素及代谢产物，或毒素直接侵入血流，引起血流感染，出现一系列临床表现。

四、临床特征

血流感染并无特征性临床表现，主要有发热、寒战、皮疹、肝脾肿大、呼吸急促，或过度通气、意识障碍，外周血白细胞总数增加、核左移、血小板减少等。病情严重者可有脏器灌注不足的表现，如低氧血症、高乳酸血症、少尿、低血压，甚至休克、DIC、MODS。不同病原菌的血流感染临床表现各有特点，而不同群体，如老年人、婴幼儿、孕妇，以及烧伤、AIDS患者等的血流感染也各有临床差异。

1. CNS血流感染　CNS为医院感染的首位，在ICU中最为多见。CNS血流感染常为异物如人工瓣膜、人工关节、各种导管及起搏器等留置体内而致。中性粒细胞减少者尤易发生表皮葡萄球菌血流感染，常由静脉输液导管带入感染。通常CNS由于毒力较低，症状相对较轻，预后也较好。有时除发热外没有其他症状，诊断只能依赖血培养结果。但CNS又是血培养最可能污染的病原菌，故CNS血流感染的诊断应包括：①血培养至少有多次不同部位的阳性结果；②数次分离到的CNS的耐药菌应相同；③临床排除其他原因所致发热或病情恶化。

2. 金葡菌血流感染　社区获得性金葡菌血流感染多为青壮年和体力劳动者，原发病灶常为疖、痈、伤口感染；医院获得性金葡菌血流感染多为机体防御功能低下者，常通过口腔黏膜及呼吸道入侵所致。临床表现较典型：急性发病，寒战高热，皮疹可有瘀点、荨麻疹、猩红热样皮疹及脓疱疹等；关节症状较明显，大关节疼痛，有时红肿。金葡菌血流感染的另一特点是迁徙性损害，常见多发性肺部浸润，甚至形成脓肿；其次有肝脓肿、骨髓炎、关节炎、皮下脓肿等。

3. 肠球菌属血流感染　近年来肠球菌属血流感染日益增多，是医院感染常见的机会感染病原菌。引起血流感染的肠球菌属中55.2%为粪肠球菌，28%为屎肠球菌。肠球菌属血流感染原发病灶以尿路感染居多，其次是褥疮、外科切口感染、腹腔感染、消化道肿瘤；但有40%的患者并无明显的原发病灶。肠球菌属血流感染继发于呼吸道感染者较少见。医院肠球菌属血流感染常为复数菌所致，多合并其他革兰阴性杆菌血流感染，常常症状较重，预后较差。

4. 革兰阴性菌血流感染　以铜绿假单胞菌、大肠埃希菌和肺炎克雷白菌为多见。近年发现一些居于肠道内过去很少致病的不动杆菌、沙雷菌、产碱杆菌、肠杆菌亦可引起血流感染。革兰阴性菌血流感染以医院感染为多，起病多有发热，发热可能是唯一症状，缺乏感染定位症状。临床过程凶险，40%左右的患者可发生脓毒性休克，有低蛋白血症者更易发生休克，严重者出现MODS、DIC等。铜绿假单胞菌血流感染占医院血流感染的13.6%，是血流感染的第4~7位病原菌，常见于免疫功能低下人群。危险因素有血液系统恶性肿瘤、粒细胞减少、糖尿病、器官移植、严重烧伤、大面积皮肤破损、应用肾上腺皮质激素、AIDS、化疗、泌尿道溃疡、静脉导管、尿道装置或导尿管、手术及早产儿等。大肠埃希菌血流感染占医院血流感染的10%左右，常见的有创性检查治疗及原发病灶为静脉导管、气管插管、泌尿生殖道、胃肠道、胆道或呼吸道感染，以尿路感染，尤其是有尿路梗阻者最为常见。肺炎克雷白菌血流感染占医院血流感染的8%左右，常见的有创性检查治疗及原发病灶为静脉导管、尿道、下呼吸道、胆道、手术创面和气管插管。

5. 厌氧菌血流感染　厌氧菌感染中，80%~90%为脆弱类杆菌，其他有厌氧链球菌、产气荚膜梭菌等。厌氧菌血流感染常为复数菌感染，原发病灶以肠道最为多见，约占50%，其次为女性生殖道、下呼吸道、头颈部以及皮肤软组织感染。厌氧菌血流感染临床特征有：①病变组织分泌物腐臭，可含有气体，并可有荚膜形成；②产生外毒素（如产气荚膜梭菌的α毒素）可导致溶血，脆弱类杆菌内毒素可直接作用于肝脏而造成肝损害和黄疸。黄疸发生率可高达10%~40%；③厌氧菌所产生的肝素酶可使肝素降解，易引起脓毒性血栓性静脉炎；脓栓脱落而致迁徙性病灶；④产气荚膜梭菌血流感染患者可发生严重的溶血性贫血、黄疸和肾衰竭；⑤对血流感染一般常使用β-内酰胺类和氨基糖苷类抗生素，但长期应用反而症状加重，因为需氧菌减少致厌氧菌感染加剧。

6. 念珠菌属血流感染　真菌血流感染病原菌以念珠菌属占绝大多数，念珠菌属血流感染中以白念珠菌最多，占50%左右，非白念珠菌主要有光滑念珠菌、克柔念珠菌、近平滑念珠菌和热带念珠菌。近年来念珠菌属血流感染发病率明显增多，已占血流感染的第4位，而且非白念珠菌血流感染逐渐多于白念珠菌血流感染，光滑念珠菌已成为引发成年人念珠菌感染的第二大病原体，仅次于白念珠菌。虽然光滑念珠菌的致病性与毒性均不及白念珠菌，但由于它对唑类抗真菌药物存在先天性或获得性耐药，因此其危害性不亚于白念珠菌感染。念珠菌属血流感染大多数病例都是免疫功能低下的患者（肿瘤、白血病、慢性肝或肾病、AIDS等），且多数发生在医院内，如长期接受皮质激素或（和）广谱抗生素治疗、静脉置管、透析疗法、肿瘤化疗、高能营养等。亦可伴有细菌性血流感染。一般发生在严重原发病的病程后期，病情进展缓慢，毒血症状可较轻，临床并无特征性表现，易被原发病和同时存在的细菌感染所掩盖。

五、辅助检查

1. 病原学检查　血流感染中血培养最为重要，宜在抗生素应用前及寒战、高热时采血，应在不同部位采血2次以上送检，每次间隔约1小时。每次抽血量至少5~10ml，总血量需要20~30ml，增加采血量有助于提高血培养的阳性率。必要时可同时做需氧菌、厌氧菌和真菌培养，也可做L型（细菌胞壁缺陷型）培养。骨髓培养阳性率较高，还应以脓液、脑脊液、胸腹腔积液、瘀点（斑）做细菌培养，以增加检出病原菌的机会。

2. 血常规　外周血白细胞总数明显升高，中性粒细胞增高，出现核左移及细胞内中毒性颗粒，甚至有类白血病表现。机体免疫力差和少数革兰阴性菌血流感染的白细胞总数可降低，但中性粒细胞多数增高；部分血流感染患者可有血小板减少及凝血机制异常。

3. 内毒素　革兰阴性菌感染者，内毒素水平升高。细菌内毒素检测是诊断和监测细菌性感染的一个重要参数。

六、诊断思路

（一）诊断标准

1. 血流感染

（1）血流感染临床诊断：发热，体温超过38℃或低热，体温低于36℃，可伴有寒战，并合并下列情况之一：①有入侵门户或迁徙病灶；②有全身中毒症状而无明显感染灶；③有皮疹或出血点、肝脾肿大、外周血中性粒细胞增多伴核左移，而无其他原因可解释；④收缩压低于90mmHg，或较原收缩压下降超过40mmHg。

（2）血流感染病原学诊断：在临床诊断的基础上，符合下述两条之一即可诊断。①血培养分离出病原微生物。若为常见皮肤寄植菌，如类白喉棒状杆菌、肠杆菌、CNS、丙酸杆菌等，需在不同时间采血两次或多次培养阳性；②血液中检测到病原体的抗原物质。

2. CRBSI　①有中心静脉置管史，插管超过24小时出现发热，体温超过38.5℃，除外其他部位的感染，导管细菌培养阳性，拔管后体温恢复正常。②导管和血或成对血培养（即分别从导管和其他外周血管采血）均培养出同种细菌。

（二）鉴别诊断

1. 成人斯蒂尔病　也称成人Still病，属变态反应性疾病，临床可见发热、皮疹、关节痛和白细胞增多。病程较长，且有缓解期，无毒血症状，皮疹呈短暂反复出现，血培养阴性，抗生素治疗无效，应用肾上腺皮质激素及吲哚美辛等可使体温下降、临床症状缓解。

2. 恶性组织细胞增多症　多见于青壮年，起病急，有不规则发热伴畏寒、消瘦、贫血、进行性衰竭等。肝、脾淋巴结肿大较显著，有出血倾向，全血细胞减少。骨髓涂片及淋巴结活检可找到异常组织细胞，抗生素治疗无效。

七、救治方法

1. 抗菌药物应用　抗菌药物根据药代动力学（PK）和临床药效学（PD）分为浓度依赖性和时间依赖性抗菌药物。①浓度依赖性抗菌药物（如氨基糖苷类和氟喹诺酮类）要保证每次药量达到足够的血浓度，氨基糖苷类药物的血药浓度：峰值/MIC值为8~10，则有效率>90%；氟喹诺酮类药物的AUC/MIC>100时疗效好；②时间依赖性抗菌药物（如β-内酰胺类）要注意药量与给药间隔时间，能让病原菌接触到超过MIC浓度的药物即可，但此药物必须维持足够长的时间才能取得临床疗效。应用β-内酰胺类药物务必使其给药间隔时间的百分数（T-MIC%）达到40%以上，因为即使使用了敏感的β-内酰胺类药物，如果T-MIC%不足40%，那么临床就不会有效。

选择联合用药的理由：①扩大抗菌谱，覆盖各种可能的病原菌；②复数菌血流感染逐渐增多，联合用药可能获得最适当的抗菌范围；③单一抗菌药物较易诱导细菌产生耐药性，联合用药可获得"低诱导"和"低选择"的效果。

抗菌药物治疗后无迁徙性病灶，可在退热后4~5天考虑停药，若病原菌在难以清除的病灶（心瓣膜、骨关节）中，抗生素使用期必需适当延长，至少3周以上；或在体温下降正常、临床症状基本消失后继续用药7~10天。

（1）CNS血流感染：若血培养CNS阳性或怀疑为CRBSI时，应立即拔除静脉导管，并使用有效的抗感染药物。CNS感染常为医院感染，因而甲氧西林耐药CNS（MRCNS）约占80%。治疗MRCNS所致血流感染，首选万古霉素或去甲万古霉素，并常需联合磷霉素或利福平，也可选用奎奴普丁、达福普汀等新抗生素。

（2）金葡菌血流感染：研究表明：社区获得性金葡菌血流感染中MRSA占25%，医院获得性金葡菌血流感染中MRSA占40%，在血液透析和腹膜透析患者中MRSA更为多见。金葡菌血流感染的治疗首选苯唑西林或氯唑西林，青霉素过敏的患者可选用头孢拉定、头孢唑林等第一代头孢菌素，若怀疑病原菌为MRSA，则首选万古霉素、去甲万古霉素，亦可选用替考拉宁、利奈唑胺。

（3）肠球菌属血流感染：药敏结果显示：屎肠球菌比粪肠球菌更为耐药，粪肠球菌对氨苄西林和万古霉素耐药率分别为27%和3.35%，而屎肠球菌对氨苄西林和万古霉素耐药率约为81%和50.5%。肠球菌属血流感染可选用青霉素或氨苄西林联合庆大霉素；氨苄西林耐药肠球菌属可选用万古霉素或利奈唑胺，对万古霉素耐药肠球菌属目前尚无有效药物。体外敏感显示奎奴普丁、达福普汀对所有屎肠球菌敏感。

（4）革兰阴性菌血流感染：产ESBLs的革兰阴性菌主要是大肠埃希菌和肺炎克雷伯菌，约占42.53%。第一、第二、第三代头孢菌素、庆大霉素、环丙沙星对大肠埃希菌均有良好的抗菌作用，但中国大肠埃希菌对喹诺酮类药物的耐药率高达50%以上。耐药率较高的大肠埃希菌引起的血流感染应选用β-内酰胺/β-内酰胺酶抑制剂或头孢吡肟，若产ESBLs的菌株感染应选用碳青霉烯类如亚胺培南、美罗培南等。肺炎克雷伯菌血流感染的治疗应根据药敏结果选用第三代头孢菌素、氟喹诺酮类、氨基糖苷类或β-内酰胺/β-内酰胺酶抑制剂。若产ESBLs的肺炎克雷伯菌引起的血流感染，可选用碳青霉烯类药物。铜绿假单胞菌常为泛耐药菌株，近年来耐药率呈上升趋势。铜绿假单胞菌引起的血流感染，可选用头孢他啶或头孢哌酮/舒巴坦、氨曲南联合阿米卡星，也可选用碳青霉烯类。

（5）厌氧菌血流感染：厌氧菌血流感染首选治疗药物为甲硝唑、替硝唑；厌氧球菌感染也可选用克林霉素、红霉素；革兰阴性菌及厌氧菌混合感染可选用哌拉西林/三唑巴坦、美罗培南或亚胺培南。

（6）念珠菌属血流感染：白念珠菌血流感染首选氟康唑，若无效或非白念珠菌血流感染可选用伊曲康唑、伏立康唑、两性霉素B或两性霉素B脂质体。光滑念珠菌在暴露于氟康唑4天以后，对氟康唑、伊曲康唑、伏立康唑均产生稳定的耐药性。还有研究发现，如果仅针对光滑念珠菌感染，则只有38%的患者对伏立康唑有效。因此，根据目前的临床用药指南推荐，对于病情不稳定、先前接受过唑类抗真菌药治疗，尤其是对氟康唑耐药的念珠菌血流感染（如光滑念珠菌）的患者，最好选用除氟康唑、伏立康唑之外的其他药物进行治疗。

2. CRBSI的处理　在决定CRBSI的治疗时，是否需要拔除导管是最重要的决策，先要根据病原菌的毒力（CNS属低度毒力，而金葡菌及念珠菌属中、高度毒力）及并发症（如低血压、静脉脓毒性血栓及栓塞性疾病、心内膜炎、放置导管局部感染等）将CRBSI的危险性分为低、中、高3类，再来决定是否需要拔管。由低度毒力病原菌引起的无并发症的CRBSI常不引起深部感染，属低危险性，对抗菌药物治疗有效者暂可不拔除导管；由中、高度毒力病原菌引起的CRBSI，且有严重基础疾病或免疫障碍者伴有导管相关并发症者都属高危患者，均应拔除导管，并且要及时使用敏感的抗菌药物治疗，病情需要时可在适当时候，在另一部位重新放置血管导管。

3. 肾上腺皮质激素应用　血流感染伴有明显的毒血症状，如重要器官心、脑、肺、肝、肾出现中毒性病变及脓毒性休克时,在有效抗生素治疗下,可静脉滴注地塞米松 5~10mg/d 或氢化可的松 200~400mg/d,治疗 2~3 天,毒血症状缓解或休克纠正后即可停用。

八、最新进展

(一)血培养假阴性、分离菌属非致病性

血培养假阴性原因包括:采血时机不合理,未能在寒战和发热初起时采血,采血前已经给予经验性抗菌治疗,或常规分离方法难以分离的少见病原菌侵入血流。CNS 是人类皮肤黏膜的正常菌群,血培养污染病例以 CNS 多见。据称,血培养结果中可能有 40% 是污染细菌,大多为血培养采集消毒不规范所致。因此,必须严格执行血培养标本采集和送检规范要求,避免出现因采血时机、方法和送检条件不当而出现的假阴性或污染菌等情况。当出现条件致病菌 CNS、肠球菌等时建议临床采用双侧双瓶血培养或增加培养次数以排除污染可能。此外,临床具有血流感染的症状、体征,而连续血培养结果阴性时,亦需考虑可能为常规方法难以分离的少见微生物感染,需采用特殊培养基或结合特殊染色镜检方法。此外,应用 PCR 和 DNA 探针荧光原位杂交(FISH)等检测技术可提高血流感染病原菌检出率。

(二)鲍曼不动杆菌血流感染

近年鲍曼不动杆菌的检出率呈增高趋势,一旦并发血流感染,则严重威胁患者生命。国外报道,鲍曼不动杆菌占血流感染病原体的 7.5%,仅次于 CNS、MRSA、铜绿假单胞菌和肠球菌;我国鲍曼不动杆菌占血流感染病原体的 3.4%,仅次于肺部感染。据报道,鲍曼不动杆菌血流感染的病死率为 11.3%~22.1%。现已发现的不动杆菌属基因型有 40 多个,与临床关系最为密切的基因型为鲍曼不动杆菌、不动杆菌基因型 3 和不动杆菌基因型 13TU,这三者生化表型十分接近,很难被传统的微生物实验室鉴别,所以将三者统称为"鲍曼不动杆菌群"。近年的研究显示,鲍曼不动杆菌群耐药率在逐步增高,其中鲍曼不动杆菌的耐药性最高,所引起的感染病死率也高,但是目前大多数抗菌药物对不动杆菌基因型 3 和不动杆菌基因型 13TU 仍有良好的作用,这也就解释了药敏结果提示全耐药,而临床治疗尚有效的矛盾。另外,相关鲍曼不动杆菌的基因学研究提示,鲍曼不动杆菌中存在特异性的碳青霉烯酶基因 OXA-51,而在不动杆菌属的其他种属中尚未检测到 OXA-51。Chuang 等研究显示:死亡组 1 天、2 天、3 天的 OXA-51 明显高于存活组,故早期 OXA-51 增高,提示患者死亡的风险增加。这给我们提供了一个新的、可能的临床思路,即在进行细菌药敏试验的同时,应该进行基因检测。

Jung 等研究了韩国一家医院 ICU 中 200 例多重耐药鲍曼不动杆菌感染患者的皮肤、黏膜、分泌物、伤口等不同部位定植情况,结果显示,108 例发生了多重耐药鲍曼不动杆菌的血流感染。因此,对高危患者,尤其是已经检出鲍曼不动杆菌定植者,应尽可能减少侵入性操作,已经有侵入性操作的患者应及早移除侵入物,将高度疑似或确诊为鲍曼不动杆菌定植的患者应安排在最后进行诊疗护理,持续引流气管插管气囊上液可以降低感染的机会。

(杜长虹)

第三节 急性弥散性血管内凝血

一、基本概念

弥散性血管内凝血(Disseminated Intravascular Coagulation,DIC)是在许多疾病基础上,致病因素损伤微血管体系,导致凝血活化、全身微血管血栓形成、凝血因子大量消耗并继发纤溶亢进,引起以出血及微循环衰竭为特征的临床综合征。

DIC 不是一个独立的疾病,而是众多疾病复杂病理过程中的中间环节。急性 DIC 起病急骤,病情进展迅速,预后极差,死亡率高达 31%~86%,血流感染为其主要诱因,并以出血症状为主,病理生理的特征以凝血因子消耗占优势,是血液系统的危急重症。

二、常见病因

1. 严重感染　各种感染性疾病是 DIC 发病的主要病因之一，占 DIC 的 30%~40%。严重感染可造成白细胞被大量破坏，释放的溶酶体激活内、外源性凝血系统，其中以革兰阴性细菌血流感染、肾综合征出血热和急性重症肝炎最为常见。据报道，暴发型流脑 DIC 发生率为 18.5%，肾综合征出血热 DIC 发生率为 30.3%~76.8%，急性重症肝炎 DIC 发生率约 23%。引起 DIC 的常见感染性疾病有以下几种。

(1) 细菌感染：①革兰阴性菌感染：如脑膜炎球菌、伤寒杆菌、大肠埃希菌、铜绿假单胞菌、变形杆菌、流感杆菌、痢疾杆菌等引起的感染；②革兰阳性菌感染：如金黄色葡萄球菌、肺炎球菌、链球菌、炭疽杆菌等引起的感染。革兰阴性杆菌产生的内毒素和革兰阳性菌产生的外毒素为促凝物质，具有组织因子的活性，可启动外源性凝血系统。

(2) 病毒感染：肾综合征出血热、重症肝炎、麻疹、风疹、恶性水痘、乙型脑炎、登革热、重症流感、传染性单核细胞增多症等。

(3) 立克次体感染：斑疹伤寒、恙虫病。

(4) 支原体感染：小儿支原体肺炎。

(5) 真菌感染：曲霉菌、毛霉菌、白色念珠菌血流感染等。

(6) 寄生虫感染：恶性疟疾、钩端螺旋体病、回归热等。

2. 恶性肿瘤　占 DIC 的 25%~35%，近年来有上升趋势。恶性肿瘤并发 DIC 常见于一些消化道的黏液腺瘤（如胰腺癌、肠癌等），大多伴广泛转移；急性白血病中以急性早幼粒细胞白血病最为常见；其他肿瘤如淋巴瘤、前列腺癌等也有发生。肿瘤及白血病细胞破坏时所释放的病理产物可启动外源性凝血系统。

3. 病理产科　占 DIC 的 5%~10%。常见病因有羊水栓塞、前置胎盘、死胎滞留、胎盘早剥、感染性流产、重症妊娠高血压综合征（先兆子痫）、药物引产等，以羊水栓塞最常见。这些病理产科释放的组织因子可启动外源性凝血系统。

4. 手术及创伤　占 DIC 的 5% 左右。可见于胃、肺、胰腺、脑、前列腺、子宫等手术，亦可见于体外循环、器官移植、门静脉高压分流术等大手术。广泛骨折、大面积烧伤、挤压综合征、蛇咬伤、脑组织创伤、冻伤、电击伤时，亦常发生 DIC。原因是受损的器官释放组织因子，诱发 DIC。

5. 严重中毒或免疫反应　毒蛇咬伤、输血反应、移植排斥等也易致 DIC。

6. 其他　如恶性高血压、巨大血管瘤、急性胰腺炎、溶血性贫血、急进型肾炎、糖尿病酮症酸中毒、系统性红斑狼疮、中暑等都可诱发 DIC。

三、发病机制

正常情况下，人体的凝血、抗凝、纤溶系统保持动态平衡。如果血管内皮细胞受到损伤、过多的促凝物质进入血液，血液淤滞、酸度增加、网状内皮系统功能受损等都可破坏上述平衡，导致血管内凝血。各种病因引起 DIC 的发病机制不尽相同，主要有以下几方面：

1. 组织和血管内皮损伤　上述各种致病因素均可导致血管内皮损伤，激活凝血因子Ⅻ，从而启动内源性凝血系统；同时损伤的血管内皮可释放组织因子，激活外源性凝血系统；感染、肿瘤溶解、手术创伤等因素可导致组织因子或组织因子类物质释放入血，直接激活外源性凝血系统，蛇毒等外源性物质亦可激活此途径，或直接激活凝血因子Ⅹ、凝血酶原。内、外源性凝血系统激活的共同后果是生成凝血酶，使纤维蛋白原变为纤维蛋白，即红色血栓，造成血管内凝血；血管内皮损伤导致前列环素 I_2 (PGI_2) 合成减少，血小板聚集形成白色血栓。

2. 血小板活化　各种炎症反应、药物、缺氧等可诱发血小板聚集及释放反应，通过多种途径激活凝血系统。

3. 纤溶系统激活　大量凝血因子、血小板在 DIC 过程中的消耗，使血液由高凝状态逐渐转为低凝状态。上述致病因素同时通过直接或间接方式激活纤溶系统，使纤溶酶原变为纤溶酶，溶解纤维蛋白原、凝血因子Ⅴ和Ⅷ。纤维蛋白及纤维蛋白原经纤溶酶消化先后形成碎片X、Y、D和E，称之为纤维蛋白（原）降解产物（FDP）。FDP具有强烈的抗凝作用，能干扰纤维蛋白单体的聚合和血小板聚集，对抗凝血酶及影响凝血活酶的生成，致凝血-纤溶平衡进一步失调。

研究表明，由炎症等导致的单核细胞、血管内皮组织因子过度表达及释放，某些病态细胞（如恶性肿瘤细胞）及受损伤组织的组织因子的异常表达及释放，是DIC最重要的始动机制。凝血酶与纤溶酶的形成是DIC发生过程中导致血管内微血栓、凝血因子减少及纤溶亢进的两个关键机制。在此过程中，炎症和凝血系统相互作用，炎症反应可损伤自身组织、器官，导致器官功能障碍，并可诱发凝血过程，而一旦DIC启动后所产生的凝血酶及其他丝氨酸蛋白酶反过来推动炎症反应的发展，二者相互作用，相互促进，形成恶性循环。感染时蛋白C水平降低且激活受抑，导致抗凝系统活性降低，加剧了DIC的发生。

四、临床特征

DIC的临床表现因原发病不同而差异较大。一般急性DIC的高凝血期以休克及血栓形成引起的脏器功能障碍为主要表现，消耗性低凝血期及继发性纤溶亢进期以出血为主要表现。

1. 出血　特点为自发性、多部位出血（至少3个非相关部位的出血），部位可遍及全身，可表现为皮肤、黏膜大片瘀斑和出血点，鼻衄、牙龈出血，伤口及穿刺或注射部位出血不止；其次为某些内脏出血，如咯血、呕血、尿血、便血及阴道出血，严重者可发生颅内出血导致迅速死亡。

2. 休克或微循环衰竭　DIC诱发休克的特点不能用原发病解释，顽固不易纠正，一过性或持续性血压下降，早期即出现肾、肺、大脑等器官功能不全，表现为肢体湿冷、少尿、呼吸困难、发绀及神志改变等。约有半数患者发生休克，大多在DIC早期，休克程度与出血量不成正比，常规抗休克治疗效果往往不佳。顽固性休克是DIC病情严重、预后不良的征兆。

3. 微血管栓塞　微血管栓塞广泛分布，浅表栓塞多发生于肢端、鼻尖、耳垂及胸背等部位的皮肤，以及口腔、消化道、肛门等部位的黏膜，表现为皮肤发绀、疼痛，临床上较少出现局部坏死和溃疡。深部器官微血管栓塞导致的器官衰竭在临床上较常见，可表现为顽固性的休克、呼吸衰竭、意识障碍、颅内高压和肾衰竭等，严重者可导致多器官功能衰竭。

4. 微血管病性溶血　较少发生，表现为进行性贫血，贫血程度与出血量不成比例，偶见皮肤、巩膜黄染。

5. 分型和分期　如下所述。

（1）分型：①根据起病缓急可分为：急性型（数小时至2天内发病）、亚急性型（数日至数周内发病）和慢性型（病程数月至数年）。急性DIC表现为皮肤、黏膜和（或）大血管内微血栓形成，导致多器官功能障碍。亚急性和慢性DIC出血症状和器官功能障碍相对少见。②国际血栓与止血学会（ISTH）/科学标准化学会（SSC）根据DIC的进展将其分为两种类型：即主要表现为止血功能障碍失代偿阶段的显性DIC和止血功能障碍代偿阶段的非显性DIC。显性DIC即临床典型DIC，包含了既往分类、命名的急性DIC与失代偿性DIC；非显性DIC即pre-DIC，包含了慢性DIC与代偿性DIC。

（2）分期：根据血液凝固性、出血和纤溶状况，可分为pre-DIC期、高凝血期、消耗性低凝血期和继发性纤溶亢进期。pre-DIC期是指在DIC基础疾病存在的前提下，体内与凝血及纤溶过程有关的各系统或血液流变学发生一系列的病理变化，但尚未出现典型的DIC症状或尚未达到DIC确诊的亚临床状态。在这一阶段，凝血因子的消耗仍可由肝脏合成补充，因此又被称为代偿期DIC。

五、辅助检查

DIC的辅助检查包括两方面：一是反映凝血因子消耗的证据，包括凝血酶原时间（PT）、活化的部分凝血活酶时间（APTT）、纤维蛋白原浓度及血小板计数；二是反映纤溶系统活化的证据，包括纤维蛋白降解产物（FDP）、D-二聚体、3P试验。

1. PT或APTT　在病程中50%~60%的DIC病例是延长的，这主要归之于凝血因子的消耗和合成受损,后者由于肝功能损害、维生素 K 的缺乏或大量出血造成凝血蛋白缺失。近半数 DIC 患者的 PT 和 APTT 正常甚至缩短,其原因是 DIC 患者循环中存在活化的凝血因子,如凝血酶或因子 X a,后者可加速凝血酶的生成。因此,PT 和 APTT 正常并不能排除凝血系统的活化,需反复检测,尤其应强调:检测的是 PT 而非国际标准化比率(INR),INR 仅用于口服抗凝剂的监测。

2. 纤维蛋白原(Fg) Fg 测定已作为 DIC 诊断的有用方法,但其在许多患者中并非有效。Fg 作为一种急性相反应蛋白,尽管在 DIC 进程中被消耗,但在很长一段时间内,其血浆水平可仍保持在正常范围内。统计显示:Fg 水平降低在诊断 DIC 中的灵敏度仅为 28%,超过 57% 患者 Fg 水平正常,连续测定 Fg 对 DIC 的诊断更为有用。

3. 血小板计数 血小板计数减少或明显的下降趋向是反映 DIC 的敏感征象。98% 的 DIC 病例具有血小板减少的征象,将近 50% 的病例血小板计数 $<50 \times 10^9/L$。低血小板数与凝血酶生成的标记呈强相关,因为凝血酶诱导血小板聚集是造成血小板消耗的主要因素。单项血小板计数测定并不是很有帮助,因最初的血小板数可保持在正常范围。正常范围内的血小板数持续下降可提示凝血酶的生成活跃,血小板数稳定则提示凝血酶生成已中止。血小板数减少对 DIC 并非唯一原因,因为许多与 DIC 相关的潜在疾患如急性白血病或血流感染,在无 DIC 的情况下亦可引起血小板数减少。

4. 纤维蛋白降解产物(FDP)和 D-二聚体 DIC 患者除凝血酶生成增加外,纤溶活性也同时增强。纤溶活性的强弱可通过 FDP 测定来反映,但是,FDP 测定并不能区分交连纤维蛋白降解产物和纤维蛋白原降解产物,从而限制了 FDP 检测的特异性。目前,已有检测降解的交连纤维蛋白抗原的方法问世,它主要检测纤溶酶降解的交连纤维蛋白片段,但必须指出,许多非 DIC 疾病,如创伤、近期手术后或静脉血栓栓塞性疾病也可引起 FDP 和 D-二聚体升高。同样,因为 FDP 是通过肝脏代谢及肾脏分泌的,因此,肝肾功能不全可影响 FDP 的水平。据此,FDP 和 D-二聚体不能作为 DIC 诊断的唯一证据。但是,在 DIC 进程中,当 D-二聚体水平升高,并伴有血小板持续下降和凝血试验改变,FDP 是一个有效的提示性指标。此外,FDP 和 D-二聚体也可鉴别 DIC 与伴血小板下降、凝血时间延长的其他疾病,如慢性肝病等。

可溶性纤维蛋白单体(SF)测定在 DIC 具有理论意义,它影响凝血酶作用于纤维蛋白原。因 SF 仅在血管内生成,不影响血管外局部炎症或创伤时纤维蛋白形成。大多数临床研究显示,该试验诊断 DIC 的敏感性为 90%~100%,但其特异性很低。

六、诊断思路

DIC 必须存在基础疾病,结合临床表现和实验室检查才能作出正确诊断。由于 DIC 是一个复杂和动态的病理变化过程,不能仅依靠单一的实验室检测指标及一次检查结果得出结论,需强调综合分析和动态监测。

(一)国内诊断标准

1. 临床表现 具体如下。
(1)存在易引起 DIC 的基础疾病。
(2)有下列一项以上临床表现:①多发性出血倾向;②不易用原发病解释的微循环衰竭或休克;③多发性微血管栓塞的症状、体征,如皮肤黏膜栓塞、灶性缺血坏死、脱落或溃疡形成及早期出现不明原因的肺、肾、脑等脏器功能衰竭。

2. 实验室检查同时有下列 3 项以上异常
(1)血小板计数 $<100 \times 10^9/L$ 或呈进行性下降,肝病、白血病患者血小板计数 $<50 \times 10^9/L$。
(2)血浆纤维蛋白原含量 $<1.5g/L$ 或进行性下降,或 $>4g/L$,白血病及其他恶性肿瘤 $<1.8g/L$,肝病 $<1.0g/L$。
(3)3P 试验阳性或血浆 FDP $>20mg/L$,肝病、白血病 FDP $<60mg/L$,或 D-二聚体水平升高或阳性。
(4)PT 缩短或延长 3s 以上,肝病、白血病延长 5s 或 APTT 缩短或延长 10s 以上。

（二）国际血栓和止血学会（ISTH）标准

该标准使用简单易行的检测项目（包括血小板计数、凝血酶原时间、纤维蛋白原浓度、纤维蛋白相关标记物）对 DIC 进行积分，较为规范和标准。ISTH 的显性 DIC 积分系统见表 5-1；ISTH 的非显性 DIC 积分系统见表 5-2。

表 5-1 ISTH 的显性 DIC 积分系统

指标	状态	分值
1. 风险评估		
原发疾病	有	2
	无	不适用该标准
2. 申请凝血常规检测		
3. 凝血常规检测记分		
血小板计数（×10^9/L）	>100	0
	<100	1
	<50	2
PT（s）	延长 <3s	0
	延长 3~6s	1
	延长 >6s	2
纤维蛋白相关标志物（如 D-二聚体、FDP）	不升高	0
	中度升高	1
	显著升高	2
纤维蛋白原水平（g/L）	>1.0	0
	<1.0	1
4. 计算分值		
5. 判断标准		
分值≥5 分，符合 DIC 诊断；每天计算一次积分值		
分值<5，提示非 DIC；1~2 天内重复计分值		

注：各实验室可根据具体情况和需要选择合适的指标，确定本室的升高程度判断标准或界值。

DIC 是一动态的病理变化过程，当出血症状明显以及实验室检查血小板降低，APTT、PT 与 TT 延长，Fg 降低，FDP 增多，D-二聚体阳性时，就提示 DIC 已发展到中晚期，此时已失去最佳的治疗时机。因此建立非显性 DIC 的概念在临床工作中至关重要。

表 5-2 ISTH 的非显性 DIC 积分系统

指标	状态	分值
1. 风险评估		
原发疾病	有	2
	无	0
2. 主要标准		
血小板计数（×10^9/L）	>100	0
	<100	1
PT（s）	延长 <3s	0
	延长 >6s	1

续 表

指标	状态	分值
纤维蛋白相关标志物（如 D-二聚体、FDP）	正常	0
	升高	1
3. 特殊标准		
抗凝血酶（AT）	正常	-1
	减低	1
蛋白 C（PC）	正常	-1
	减低	1
凝血酶-抗凝血酶复合物（TAT）	正常	-1
	升高	1
其他	正常	-1
	异常	1

4. 计算分值

5. 判断标准

分值≥5 分，符合显性 DIC

分值<5，提示 pre-DIC

（三）鉴别诊断

1. 重症肝炎　DIC 与重症肝炎的鉴别见表 5-3。

表 5-3　DIC 与重症肝炎的鉴别

	DIC	重症肝炎
微循环衰竭	早期发生，多见	出现晚，少见
黄疸	较轻	较重
肾功能损伤	早期发生，多见	出现晚，少见
红细胞破坏	多见	少见
血浆因子Ⅷ：促凝活性	降低	正常
D-二聚体	增加	正常或轻度增加

2. 血栓性血小板减少性紫癜（TTP）　DIC 与 TTP 的鉴别见表 5-4。

表 5-4　DIC 与 TTP 的鉴别

	DIC	TTP
起病及病程	多数急骤，病程短	可急可缓，病程长
微循环衰竭	多见	少见
黄疸	轻，少见	极常见，较重
血浆因子Ⅷ：促凝活性	降低	正常
血管性血友病因子裂解酶	多为正常	多为显著降低
血栓性质	纤维蛋白血栓为主	血小板血栓为主

3. 原发性纤维蛋白溶解亢进症　DIC 与原发性纤溶亢进症的鉴别见表 5-5。

表 5-5　DIC 与原发性纤溶亢进症的鉴别

	DIC	原发性纤溶亢进症
病因或基础疾病	种类繁多	多为手术、产科意外
微循环衰竭	多见	少见
微血栓栓塞	多见	罕见
微血管病性溶血	多见	罕见
血小板计数	降低	正常
血小板活化产物	增高	正常
D-二聚体	增高或阳性	正常或阴性
红细胞形态	破碎或畸形	正常

七、救治方法

1. 治疗基础疾病及去除诱因　原发病的治疗是终止 DIC 病理过程的最为关键和根本的治疗措施。在某些情况下，凡是病因能迅速去除或控制的 DIC 患者，凝血功能紊乱往往能自行纠正。根据基础疾病分别采取控制感染、治疗肿瘤、积极处理病理产科及外伤等措施，是终止 DIC 病理过程的最为关键和根本的治疗措施。

2. 抗凝治疗　DIC 以凝血途径广泛性活化为特征，因此抗凝治疗是必要的。抗凝治疗的目的是阻止凝血过度活化、重建凝血-抗凝平衡、中断 DIC 病理过程、减轻组织器官损伤、重建凝血-抗凝系统平衡的重要措施。一般认为 DIC 的抗凝治疗应在处理基础疾病的前提下，与凝血因子补充同步进行。临床上常用的抗凝药物为肝素，主要包括普通肝素和低分子量肝素。

（1）作用机制：肝素可与 AT-Ⅲ结合，增加 AT-Ⅲ的活性，继而灭活凝血酶及激活的凝血因子 X，中断凝血过程。低分子量肝素是由普通肝素裂解或分离出的低分子碎片，其抗因子 Xa 与抗凝血酶活性之比为 4：1，从而发挥很强的抗血栓形成作用。低分子量肝素去除了部分与血小板结合的部位，较少引起血小板减少及功能障碍，其对 AT-Ⅲ的依靠性较低，且不诱发 AT-Ⅲ下降，与内皮细胞的亲和力弱，引起肝素诱导性血小板减少及血栓形成者较普通肝素少。

（2）适应证：①DIC 早期（高凝期）；②血小板及凝血因子呈进行性下降，微血管栓塞表现明显者；③消耗性低凝期，但病因或诱因短期内不能去除者，需在补充凝血因子后使用；④除外原发病因素，顽固性休克不能纠正者。

（3）禁忌证：①手术后或损伤创面未经良好止血者；②近期有严重的活动性出血；③蛇毒所致 DIC；④严重凝血因子缺乏及明显纤溶亢进者。

（4）使用方法：①普通肝素：一般首剂 5 000U 皮下注射，继以每 6~8 小时皮下注射 2 500U，一般不超过 12 500U/d，使用时监测 APTT，使其延长为正常值的 1.5~2.0 倍时即为合适剂量。急性 DIC 的一般疗程为 3~7 天，当出血基本停止、休克纠正、肾功能损害等改善后，即可开始减量，2~3 天内完全停用。普通肝素过量可用鱼精蛋白中和，鱼精蛋白 1mg 可中和肝素 100U。②低分子量肝素：常规剂量下无需严格血液学监测。剂量为 5 000AXaIU（抗 Xa 因子国际单位），1 次或分 2 次皮下注射，根据病情决定疗程，一般连用 3~5 天。血小板计数 $<50\times10^9$/L 需减少 50% 的药物剂量；血小板计数 $<20\times10^9$/L 需停止使用。

3. 替代治疗　DIC 时由于大量血小板和凝血因子在微血栓形成过程中被消耗，大大增加了出血的风险，因此在病情控制，或使用肝素治疗后，或在恢复期可酌情输入血小板悬液、新鲜冷冻血浆或纤维蛋白原等，以利于凝血、纤溶间恢复新平衡。然而，替代治疗并非单纯建立在实验室监测结果的基础上，而是主要根据临床有无活动性出血的症状来决定，以控制出血风险和临床活动性出血为目的。适用于有明显血小板或凝血因子减少证据且已进行病因及抗凝治疗、DIC 未得到良好控制、有明显出血表现者。

(1) 新鲜冷冻血浆：新鲜冷冻血浆是 DIC 患者理想的凝血因子补充制剂，还有助于纠正休克和微循环障碍。用法为每次 10~15ml/kg 静脉滴注。

(2) 血小板悬液：输注指征为未出血的患者血小板计数 $<20\times10^9$/L，或者存在活动性出血且血小板计数 $<50\times10^9$/L 的 DIC 患者（1 个单位血小板悬液可使血小板数增加 10×10^9/L 左右）。

(3) 冷沉淀或纤维蛋白原：每个单位冷沉淀中含纤维蛋白原 200~300mg，用法为 0.1~0.15U/kg 静脉滴注，每日 1 次。纤维蛋白原水平较低时，可输入纤维蛋白原，首次剂量 2.0~4.0g，静脉滴注，24 小时内给予 8.0~12.0g，维持血浆纤维蛋白原升至 1.0g/L 以上。纤维蛋白原半衰期长，一般可每 3 天用药 1 次，但因其传播肝炎的可能性大，使用时需谨慎。

(4) 人凝血因子Ⅷ及凝血酶原复合物：偶尔在严重肝病合并 DIC 时考虑应用。

4. 溶栓治疗　由于 DIC 存在消耗性的低凝，并常常继发纤溶亢进，因此原则上不使用溶栓药物。

5. 其他治疗　分为下列三种。

(1) 支持对症治疗：防治休克，纠正酸中毒、水电解质平衡紊乱，改善缺氧，保护、恢复单核 - 巨噬细胞系统功能，可预防或阻止 DIC 的发生、发展，促进机体凝血 - 抗凝血、凝血 - 纤溶平衡的恢复。山莨菪碱应用于 DIC 早、中期，有助于改善微循环及纠正休克，用法为每次 10~20mg 静脉滴注，每日 2~3 次。

(2) 纤溶抑制药物治疗：临床上一般不使用，仅适用于已经去除或控制 DIC 的基础病病因及诱发因素，并有明显纤溶亢进的临床及实验证据。继发性纤溶亢进已成为迟发性出血主要或唯一原因的患者。常用药物有：①抗血纤溶芳酸（PAMBA）：每日 400~800mg 静脉滴注；②氨甲环酸：每日 500~1 000mg 静脉滴注；③抑肽酶：每日 8 万~10 万 U 静脉滴注。

(3) 糖皮质激素治疗：不作常规应用，但下列情况可予以考虑：①基础疾病需糖皮质激素治疗者；②感染性休克合并 DIC 经抗感染治疗已经有效者；③并发肾上腺皮质功能不全者。

八、最新进展

(一) 对 DIC 发病机制的新认识

既往将 DIC 的启动机制重点放在"内源性凝血途径"上，近年的研究则认为"外源性凝血途径"主导了凝血系统的激活，而"内源性凝血途径"可能更多地在 DIC 的进展及纤溶激活中发挥作用。人体的各组织、器官（如内皮细胞、白细胞、肺、脑、胎盘等）内广泛存在组织因子（TF），即凝血因子Ⅲ，当各种病因致组织、血管损伤及白细胞激活后释放大量组织因子入血，Ⅲ因子通过激活Ⅶ因子而启动了外源性凝血途径。在灵长类动物的试验中，抗组织因子单克隆抗体和抗因子Ⅶa 可完全抑制败血症或内毒素引起的 DIC 过程，并降低其病死率；另一方面，在动物试验与临床试验中，基因重组的组织因子途径抑制物（TFPI）可减轻败血症 DIC 的病理损伤并降低病死率，它是外凝途径的主要抑制剂。相反，在内毒素血症或给志愿者注入内毒素后没有接触系统的活化，抑制接触因子也不能预防凝血的过程。上述研究表明，DIC 的凝血活化主要是由外源性凝血途径介导的，而接触系统不起主要的作用。虽然 TF 和外源性凝血途径在 DIC 的启动中扮演了重要角色，但凝血酶的持续产生和弥散尚须依赖于其他因素的作用：内源性凝血途径的激活使凝血酶得以持续生成，继而导致了内生性抗凝因子（如抗凝血酶Ⅲ、蛋白 C、蛋白 S、TFPI）的大量消耗，带阴电荷的磷脂表面的暴露增加亦推动了凝血过程的发展。

(二) DIC 的实验室诊断趋向于分子标志物水平的测定

1. 反映血管内皮细胞损伤的标志物　①内皮素 -1（ET-1）由血内皮细胞合成和分泌，是最强的缩血管物质，亦是重要的促凝、抗纤溶因子，用于估计 DIC 的预后。②凝血酶调节蛋白（TM）是存在于血管内皮细胞表面的一种凝血酶受体，其主要功能是通过与凝血酶结合，促使蛋白 C 激活从而调控血液凝固。内皮细胞受损后 TM 释放入血，是内皮细胞受损的特异性分子标志物。

2. 反映血小板激活的标志物　血小板活化也是 DIC 重要的始动机制，血小板被激活后释放和代谢产物增多，主要包括β-血小板球蛋白（β-TG）、血小板第4因子（PF$_4$）、血小板颗粒膜糖蛋白-140（GMP-140）、血小板凝血酶致敏蛋白（TSP）、血栓烷B$_2$（TXB$_2$）。

3. 反映凝血因子激活的标志物　①组织因子（TF）是存在于全身组织脏器的一种跨膜糖蛋白，是外源性凝血途径的启动因子。②凝血酶原片段1+2（F1+2）是Xa蛋白水解凝血酶原形成凝血酶过程中的降解产物，有1/5的肝素抗凝活性、抑制Xa复合物激活凝血酶原作用，反映凝血酶的生成。③纤维蛋白肽A（FPA）是纤维蛋白原在凝血酶作用下转变为纤维蛋白单体过程中最先释放出的肽链片段，反映凝血酶的生成。④纤维蛋白单体（FM）：纤维蛋白原经凝血酶水解释放出FPA和FPB后转变成纤维蛋白单体，其水平的升高提示了凝血途径的激活和凝血酶的产生。⑤可溶性纤维蛋白单体复合物（SFMC）：纤维蛋白在与纤溶酶作用下生成的FDP结合FM形成SFMC，SFMC是凝血酶和纤溶酶同时存在的可靠证据。

4. 反映抗凝系统活化的标志物　①TFPI主要由血管内皮细胞产生，是存在于体内的一种天然抗凝物质，抑制依赖TF的外源性凝血途径。②凝血酶-抗凝血酶Ⅲ复合物（TAT）：当体内凝血系统激活导致凝血酶生成增加时，AT-Ⅲ即与凝血酶以摩尔比1:1相结合成TAT，从而使80%的凝血酶灭活，故TAT水平不仅反映了凝血酶生成的状况，而且可较为准确地反映抗凝系统激活的状况。③蛋白C活化肽（PCP），系蛋白C激活成活化蛋白C（APC）的直接标志，也是凝血酶产生的间接标志。

5. 反映纤溶系统活化的标志物　①FDP：是纤维蛋白或纤维蛋白原经纤溶酶降解的产物，血浆FDP的水平升高仅反映纤溶酶的存在。②D-二聚体：是纤溶酶水解交联的纤维蛋白所形成的特异性降解产物，是直接反映凝血酶和纤溶酶生成的理想指标。③组织型纤溶酶原激活物（t-PA）、纤溶酶原激活物抑制物-1（PAI-1）：对评价DIC预后有价值。④纤溶酶-抗纤溶酶复合物（PIC或PAP）：是直接反映纤溶酶生成的分子标志物。

上述标志物中，SFMC、TAT、F1+2、D-二聚体和PIC对识别pre-DIC最具价值。

（田　雨）

第四节　多脏器功能障碍综合征

一、基本概念

多脏器功能障碍综合征（multiple organ dysfunction syndrome，MODS）是指急性严重感染及非感染因素（如创伤、烧伤、大手术后、病理产科、心肺复苏等）作用于机体，24h之后导致机体两个或两个以上系统器官或脏器功能同时或序贯发生功能障碍的临床综合征。受损器官包括肺、肾、肝、胃肠、心、脑、凝血、周围循环及代谢功能等。其病因复杂、治疗困难、死亡率高，是急诊临床的常见综合征。

对MODS概念上的认识需强调几点：①原发致病因素是急性而继发受损器官，可在远隔原发伤部位；②致病与发生MODS的时间须间隔24小时以上；③机体脏器原有功能良好，功能损害属可逆性，一旦发病机制阻断，脏器功能可望恢复；④一些慢性疾病的终末期以及发病学上相关的脏器疾病，虽也涉及多个脏器，但不属于MODS的范畴。

MODS与多系统器官衰竭（multiple system organ failure，MSOF）的区别：①前者指某些器官功能已不能有效维持内环境稳定的一种病理生理状态，而后者是静态概念，病期已危及生命，不能反映疾病发展过程；②前者强调临床过程的变化，随着病程发展，可早期发现，早期干预，既可加重，也可逆转，而后者则是前者的终末期表现。

MODS在外科急诊手术后的发生率为7%~22%，在腹腔感染败血症中的发生率为30%~50%，在内科系统感染中的发生率为12%。其病死率的高低与脏器衰竭数目有关，有人报道：一个脏器衰竭死亡率约为30%，两个脏器衰竭死亡率约为60%，3个脏器衰竭死亡率约为85%，4个脏器衰竭死亡率几乎为100%。

二、常见病因

(1) 严重感染:常见于血流感染、肺部感染、腹腔内脓肿、重症胰腺炎、重症胆管炎、弥漫性腹膜炎、流行性出血热、重症病毒性肝炎、继发于创伤后的感染等。

(2) 严重创伤:常见于多发性创伤、大面积烧伤、挤压综合征等。

(3) 大手术:常见于肺叶、肝叶、胰十二指肠、腹主动脉瘤切除等巨大复杂的胸腹部手术及颅脑手术等。

(4) 病理产科:常见于妊娠剧吐、流产、异位妊娠、胎膜早破、多胎、羊水异常、前置胎盘、胎盘早剥、妊高征、妊娠并发疾病等。

(5) 缺血缺氧性损害:常见于休克、复苏后综合征、弥散性血管内凝血(DIC)、血栓形成。

(6) 治疗失误:常见于高浓度氧吸入、大量应用去甲肾上腺素等血管收缩药、输液或输血过多、长期大量使用抗生素、大剂量激素的应用等。

(7) 其他:常见于急性中毒、麻醉意外、长时间低氧血症、器官储备功能低下的老年人和免疫能力低下者、营养不良、原有多种慢性疾病者。

三、发病机制

MODS机制尚未完全阐明,目前认为和下列因素有关。

1. 促炎-抗炎失衡 促炎反应介质如白介素-1、白介素-8、肿瘤坏死因子等,介导血小板活化因子,趋化白细胞和循环细胞因子,引起细胞因子黏附于内皮细胞并活化凝集,产生大量继发性介质并参与发热、心动过速、呼吸加快、通气灌注失衡,并引起乳酸性酸中毒等。与此同时,抗炎介质如白介素-2、白介素-4、白介素-6、白介素-10、白介素-13与转化生长因子β等抑制白介素-1、白介素-8、肿瘤坏死因子,以维持炎症反应的平衡。当机体受到创伤、烧伤、感染、休克等影响时,促炎-抗炎平衡失调,促炎因子占优势,导致器官功能损伤。

2. 两次打击与双相预激 机体受到创伤、感染、休克等首次"打击"后,组织器官产生原发性或第一次的损伤,与此同时,这些损伤会激活机体的免疫系统,使组织和细胞对细菌和毒素的"再次打击"敏感性升高,一旦损伤未得到及时修复或继发感染或微循环功能障碍时,机体便会遭到这些继发性病变的第2次"打击",由于首次损伤或打击已经致敏或使免疫预激活,第2次的打击会导致免疫功能爆发性激活,产生并释放大量炎性因子,经级联反应放大,加重炎症损伤,导致MODS。

3. 肠道菌群-内毒素移位 肠道内有大量的正常菌群维持机体的肠内环境平衡,当创伤、感染、休克等原因导致肠道黏膜缺血、损伤后,肠上皮细胞功能受损,一方面引起肠道黏膜屏障功能障碍,肠内细菌移位或直接进入血循环;另一方面,肠内菌群增殖失衡,产生的内毒素增加,大量的内毒素透过异常的肠黏膜屏障被吸收入血循环,导致脓毒症,造成全身各脏器功能受损。内毒素导致MODS的机制主要通过以下3个途径:①直接或间接通过补体系统、激活中性粒细胞和单核-巨噬细胞,促进SIRS发生;②激活凝血、纤溶和激肽系统,并促使白细胞合成和释放组织因子,促进DIC形成;③损伤细胞线粒体,引起能量代谢障碍,造成细胞损伤。

4. 缺血再灌注损伤 当复苏后或休克控制后,血流动力学改善,缺血区域由于较长时间的低灌注状态,当该区域再次开通血流,即再灌注时,常发生再灌注损伤(reperfusion injury),又称"再灌注综合征"。通常表现为重要器官血灌注量再次降低,出现少灌注或无灌注,造成细胞崩解及器官功能衰竭。再灌注损伤与钙离子内流、氧自由基产生有密切关系。再灌注时可促使ATP分解代谢增强,其代谢产物次黄嘌呤堆积,且黄嘌呤脱氧酶转化成为黄嘌呤氧化酶,后者作用于次黄嘌呤使之成为黄嘌呤,同时产生超氧阴离子,此种氧自由基作用于血管内皮细胞,造成内皮细胞的氧化性损害,还可引起远隔器官的损伤。

5. 代谢障碍 MODS突出的临床特点是高动力型循环和高代谢状态。不同原因引起的MODS在临床表现上大体一致,故认为MODS的发生机制主要与代谢障碍有关。由于神经-内分泌因素的影响,肾上腺皮质激素、胰高血糖素等分解激素增多,机体分解代谢亢进,能量消耗增加,无氧代谢增加,糖与脂肪氧化与利用障碍,机体能源缺乏,故转而分解大量肌蛋白,能量供应不足,以及胞浆中 ATP 减少,明显抑制了腺苷酸环化酶,影响环磷酸腺苷(cAMP)的形成,使依赖 cAMP 做信使的许多激素不能发挥调节作用,致 MODS 的发生。

6. 基因多态性　严重损伤后全身性炎症反应失控以及器官损害受体内众多基因的调控,遗传学机制的差异性是许多疾病发生、发展中内因的物质基础。基因多态性是决定个体对应激打击的易感性、耐受性、临床表现多样性及对治疗反应差异性的重要因素。

7. 细胞凋亡　细胞凋亡又称为细胞程序性死亡(PCD),MODS 时机体释放多种细胞因子和炎性介质均能延缓中性粒细胞凋亡,同时,严重创伤时巨噬细胞对凋亡细胞的清除能力下降,促使炎症扩大,引起失控的 SIRS 和 MODS,最终发生器官衰竭。

四、临床特征

主要为原发病和受累脏器功能不全的临床表现。MODS 脏器功能不全发生的先后序列,因原发病不同而异,一般肺是最早受累的器官。MODS 病程一般为 14~21 天,并经历 4 个阶段:休克、复苏、高分解代谢状态和器官衰竭阶段。将 MODS 分为以下 4 期:

1 期:始于原发病 2~7 天后,一般情况正常或轻度烦躁,循环血容量需要轻度增加,心率加快,血压下降;轻度呼吸性碱中毒;少尿,利尿剂反应差;胃肠胀气;肝功能正常或轻度胆汁淤积;分解代谢加强,高血糖,胰岛素需要量增加;意识模糊或神情恍惚;血液系统正常或轻度异常。

2 期:始于原发疾病 7~14 天后,急性病容,烦躁;心功能为高排容量依赖型;呼吸急促,呼碱、低氧血症;肌酐清除率下降,轻度氮质血症;不能耐受食物,高胆红素血症,PT 延长;高分解代谢状态;嗜睡;白细胞增多或减少,血小板减少。

3 期:发生于原发疾病 2 周后,一般情况差;休克,心输出量下降,水肿;严重低氧血症,ARDS;氮质血症,有血液透析指征;肠梗阻,应激性溃疡;黄疸;代谢性酸中毒,高血糖;昏迷;凝血功能异常。

4 期:濒死感;血管活性药物维持血压,水肿、SvO_2 下降;高碳酸血症、气压伤;少尿,血透时循环不稳定;腹泻,缺血性肠炎;转氨酶升高,严重黄疸;骨骼肌萎缩,乳酸酸中毒;昏迷;DIC。此期患者已濒临死亡。

五、辅助检查

根据受累脏器,如外周循环、心、肺、肾、肝、胃肠道、凝血系统、脑、代谢等进行动态的相关辅助检查,以了解各脏器功能受损情况,检查项目如下:

1. 循环系统　收缩压 <90mmHg,持续 1 小时以上,或循环需要药物支持维持稳定。
2. 呼吸系统　急性起病,氧合指数(PaO_2/FiO_2)≤200(已用或未用 PEEP),X 线胸片见双肺浸润,肺动脉楔压(PAWP)≤18mmHg,或无左房压升高的证据。
3. 胃镜　胃十二指肠黏膜多发糜烂,散在多处线样溃疡,可见活动出血或血痂。选择性胃左动脉或腹腔动脉造影,可见活动出血(局部造影剂浓聚)。24 小时出血量 >400ml,或不能耐受食物,或消化道坏死、穿孔。
4. 肾脏　BUN 升高,BUN >8.925mmol/L,每日升高 3.57~8.925mmol/L;Scr 升高,血 Scr >177μmol/L。低比重酸性尿,尿比重 1.010~1.014,镜下可见管型。尿钠增加,尿钠指数 >1。血钾进行性上升。血浆蛋白及血细胞比容下降。血浆肌酐/尿肌酐 <20。伴有少尿或多尿,或需要血液透析。
5. 肝脏　血清总胆红素 >34.2μmol/L,相应酶类(IDH、AKP)升高,血清转氨酶(ALT、AST)升高或不升。或有血 NH_3 升高,血中支链氨基酸/芳香族氨基酸比例下降。
6. 血液　血小板计数 <50×10^9/L 或减少 25%,或出现 DIC。DIC:①皮肤黏膜有广泛出血倾向;②血小板进行性下降,可 <50×10^9/L;③试管法凝血时间:高凝状态 <3 分,低凝状态 >12 分(正常值 5~10 分）；④红细胞形态异常；⑤凝血酶原时间（PT）>15 秒（正常 12 秒）；⑥部分凝血活酶时间（APTT）>60 秒；⑦血浆纤维蛋白原 <2g/L；⑧纤维蛋白降解产物（FDP）>20μg/ml。

7. 神经系统　Glasgow 昏迷评分 <7 分。

8. 代谢　不能为机体提供所需能量，糖耐量降低，需用胰岛素；或出现骨骼肌萎缩、无力。

六、诊断思路

MODS 诊断标准国内外尚未统一。有 Fry 诊断标准、日本望月标准、Knaus 标准、MODS 分级诊断标准、Marshall 标准、庐山会议标准。

较成熟的 MODS 诊断标准是：诱发因素 + 全身炎性反应综合征（SIRS）+ 器官功能不全。即：①存在严重创伤、休克、感染以及大量坏死组织存留或重症胰腺炎、病理产科等诱发 MODS 的病史或病因；②存在持续高代谢、高动力循环和异常耗能等全身过度的炎性反应或脓毒症的表现以及相应的临床症状；③存在 2 个以上器官功能不全，同时要除外直接暴力所致的原发性器官衰竭。

目前国际上对 MODS 的评分标准是 1995 年由 Marshall 提出的，其中涉及最常发生功能障碍的 6 个器官系统，并从中选出一个最具代表性的变量。Marshall 等以 MODS 评分中每一器官系统变量的得分大于或等于 3 分作为该器官系统衰竭的标准。

七、救治方法

1. 控制原发病　控制原发病是治疗 MODS 的关键。应早期去除或控制诱发 MODS 的病因，避免机体遭受再次打击。如控制感染灶，早期、足量、合理地使用抗生素，对感染性 MODS 是治疗关键。

2. 纠正组织缺氧　纠正组织缺氧是 MODS 重要的治疗目标，包括提高氧输送、降低氧需求、改善组织细胞利用氧的能力。

（1）支持动脉氧合：通过氧疗、机械通气完成。对于非急性呼吸窘迫综合征或急性呼衰患者，支持动脉氧合的目标是：将动脉血氧分压维持在 80mmHg 以上，或动脉血氧饱和度维持在 94% 以上。对于急性呼吸窘迫综合征或急性呼衰患者，支持动脉氧合的目标是：将动脉血氧分压维持在 55~60mmHg 以上，或动脉血氧饱和度维持在 90% 以上。有人对 ARDS 的机械通气治疗研究后指出：根据体重预计值计算的 6ml/kg 潮气量的通气治疗同传统潮气量（12ml/kg）比较更有优势，不但可降低患者的病死率，而且不增加治疗费用，不需要额外的镇静或麻醉，从而成为治疗 ARDS 的一种合理的初始通气治疗方法。近年来国内外运用体外膜肺氧和（ECMO）治疗成人 ARDS 取得重大进展，在高呼吸机条件仍不能纠正缺氧的情况下，ECMO 可作为一种有效的治疗手段加以应用。

（2）增加心输出量：严密监测心功能及其前后负荷和有效血容量，确定输液速度，科学分配晶体与胶体、糖水与盐水、等渗与高渗液的比例，合理使用血管活性药物。循环支持的最终目的是：保证足够的氧运送量，以满足机体的耗氧量，避免机体因缺氧而发生乳酸堆积，以及其他代谢和免疫失常。液体复苏是 MODS 患者救治的重要组成部分以及时有效的液体复苏对于最终治疗结果有决定性意义。6 小时内达到以下复苏目标：①中心静脉压（CVP）8~12cmH$_2$O；②平均动脉压 ≥65mmHg；③每小时尿量 ≥0.5ml/kg；④上腔静脉氧饱和度（ScvO$_2$）或 SvO$_2$ ≥70%。这种大容量的液体复苏在最初的 6 小时内常导致贫血的恶化，因此常需要输血治疗，但最近的研究表明，此时输血治疗的意义仍有争议。就补液内容而言，目前的液体评估研究未能证明晶体液或胶体液谁更具有优越性，但有关重症脓毒症的研究结果一致表明：需要 6~10L 晶体或相当容量的胶体来维持正常的血管内压力。因此监测血流动力学对指导补液很有帮助。为维持较高的心输出量，有时需要使用正性肌力药和血管活性药物，如洋地黄、多巴胺、多巴酚丁胺、硝普钠、酚妥拉明等。可酌用白蛋白、新鲜血浆以补充血容量，增加心搏量，维持血液胶体渗透压，防止肺水肿。使用血管扩张剂有利于减轻心脏前、后负荷，增大脉压，促进微循环疏通，可选用硝普钠、酚妥拉明、乌拉地尔（压宁定）等。纳洛酮对各类休克均有效，尤其对感染性休克更适用，使用剂量为 0.8~1.2mg 静脉注射。

（3）支持血液携带氧能力：可输红细胞，使血红蛋白浓度达到 80~100g/L 以上或红细胞比容维持在 30%～35%。

(4) 改善组织细胞氧利用能力：MODS 和休克可导致全身血流分布异常，肠道和肾脏等内脏器官常常处于缺血状态。持续的缺血缺氧，将导致急性肾衰竭和肠功能衰竭，加重 MODS。因此，改善内脏血流灌注是 MODS 治疗的重要方向。心源性休克时，小剂量多巴胺 5～10μg/(kg·min) + 多巴酚丁胺 5～10μg/(kg·min) 可增加肾脏及肠系膜血流、心肌收缩力、心排出量和氧输送。感染性休克时，去甲肾上腺素 2～20μg/min + 多巴酚丁胺 5μg/(kg·mm) 联合应用是最为理想的血管活性药物，可改善异常的血管扩张，增加外周血管阻力；增加肾脏、肠系膜及冠脉血流。去甲肾上腺素是有效治疗感染性休克的血管活性药物，可提高血压、改善组织灌注，当合并心功能障碍时应联合应用多巴酚丁胺。

3. 抗炎性介质　基于炎症反应失控是导致 MODS 的根本原因这一认识，抑制 SIRS 有可能阻断炎症反应发展，最终降低 MODS 病死率。除抗生素应用外，还扩大到一系列对炎性介质的调节和拮抗。免疫调控治疗实际上是 MODS 病因治疗的重要方面。

(1) 血液净化治疗：①改善肾功能；②维持血流动力学稳定；③清除炎症介质、免疫调节作用；④维持内环境稳定；⑤通过清除肺间质水肿，改善局部微循环和实质细胞摄氧能力，促进氧合，提高组织氧利用，起到治疗保护肺功能、肝功能的作用。连续性血液净化（CBP），可通过"削峰调谷"方式发挥治疗作用。高流量血液滤过（HVHF）是一种能够利用多孔高流量滤过膜有效清除大分子炎症介质，如促炎细胞因子、血管活性肽和趋化因子的血液净化技术，它能够清除脓毒症患者血浆中过度产生的损伤性介质，或能改善患者的预后。

(2) 糖皮质激素和非激素抗炎药：糖皮质激素有显著的抗炎、抗毒素、免疫抑制和抗过敏、抗休克等作用，可降低脓毒症、感染性休克的病死率，对 MODS 的治疗有益。在有效抗生素治疗下，可采用短疗程大剂量冲击疗法，每次剂量：地塞米松 10～40mg，或甲泼尼龙 40～160mg，或氢化可的松 100～200mg，每隔 4～6 小时静脉给药 1 次，用药时间一般不超过 3d。现有证据表明：皮质类固醇激素作用是双向的，既有促炎作用，又有抗炎作用。非类固醇类抗炎药，如吲哚美辛、布洛芬等可以阻断环氧化酶通路，从而消除 PGI_2 的有害作用，如减少白介素 -2 的生成等。

(3) 抗氧化剂：基于毒性氧代谢产物在炎性反应和炎症介导的组织损伤中起重要作用的理论，应用抗氧化作用防止炎症介导的组织损伤而不抑制炎症反应，以起到保护宿主免遭损害的作用。抗氧化剂有 3 类：①酶类：包括超氧化物歧化酶、过氧化物酶、谷光苷肽过氧化物酶、硒；②非酶类：包括谷胱甘肽、N - 乙酰半胱氨酸、维生素 E、维生素 C；③血浆：血浆中抗氧化作用的成分主要是铜蓝蛋白和转铁蛋白。

(4) 酶抑制剂：乌司他丁是广谱酶抑制剂，对胰蛋白酶、糜蛋白酶、弹性蛋白酶和透明质酸酶等有明显的抑制作用，能稳定溶酶体膜，抑制多种炎症介质释放，从而减轻组织器官损伤。乌司他丁 20万～30万 U 加入生理盐水 20ml，静脉泵注，每 8～12 小时一次，疗程 7～10 天。

4. 合理的营养支持与代谢调理　目标是进一步加速组织修复，促进患者康复。营养支持疗法是为机体提供适当的营养底物，以维持细胞代谢的需要，而不是供给较多的营养底物以满足机体营养的需要。营养方式（肠内、肠外）及营养成分的组成应根据不同患者、不同病情适当调整，采用个体化原则。代谢调理是营养支持和代谢支持应用于代谢亢进患者的发展。代谢调理的方法：①降低代谢率：应用环氧化酶抑制剂，抑制前列腺素合成，降低分解代谢率，减少蛋白质分解，如布洛芬、吲哚美辛等；②应用重组的人类生长激素和生长因子，但也有学者认为，肠内营养在改善 SIRS 患者营养状况水平方面优于肠外营养，但两者对患者外科中转率、感染并发症、住院天数、病死率的影响无明显差异。

近年来采用人工肝分子吸附再循环系统（MARS）治疗 MOF 报道逐渐增多。MARS 最初是用于治疗肝衰竭的，由于该系统可以清除与蛋白质结合的物质以及水溶性小分子毒素，改善心、肺、肾、肝、神经、免疫等方面的功能以及凝血状态，提高白蛋白结合力，因此，目前在临床上已经成功地用来治疗 MOF。

5. 抗凝治疗　MODS 易于合并凝血功能紊乱，抗凝治疗十分必要。重组人类活化蛋白 C（APC）是一种内源性的抗凝血物质。有研究证明其可以通过减少嗜中性粒细胞释放某些细胞因子而有抗炎作用，并促进纤维蛋白溶解,对抑制血栓形成有一定作用。严重感染导致器官功能衰竭的重要机制之一是炎症反应导致凝血激活和广泛的血管内凝血,因此积极干预凝血系统,有可能逆转严重感染导致的多脏器功能衰竭。此外,肝素或低分子肝素抗凝,尿激酶、链激酶、组织型纤溶酶原激活物(tPA)溶栓,已成为 MODS 的重要治疗措施。重症患者早期应用血浆或血液置换,不仅可清除促凝物质,还可清除大量的炎性介质。一次血浆置换量可达 3 000ml,需应用新鲜血浆。

八、最新进展

(一) 多器官功能障碍综合征诊断标准及评分系统现状

目前,对各个脏器功能障碍的早期诊断标准意见还不一致,主要的分歧在于:诊断标准中应当包括哪些脏器,各个脏器功能障碍的判定指标、病情严重程度等级分值的划分。国内外有多个诊断 MODS 的评分标准及评分系统。

国外常见的 MODS 诊断标准主要有两个,即欧洲危重病学会制定的序贯器官衰竭估计(sequential organ failure assessment,SOFA)、加拿大学者 Marshall 等人在 1995 年建立的 MODS 评分,这两种评分能较好地反映患者在 ICU 住院期间 MODS 的发生和预后情况。SOFA 评分对早期患者更适合,Marshall MODS 评分对循环系统功能的评价准确性更高。SOFA 以尽可能定量客观地评价成组患者甚至单个患者的器官功能障碍/衰竭程度随时间的变化。SOFA 评分包括 6 个系统或器官(呼吸、循环、肝脏、凝血、肾脏和中枢神经系统),根据评分标准将器官功能障碍/衰竭程度评为 0 至 4 分,1 或 2 分为器官功能障碍,≥3 分则为器官功能衰竭。患者入 ICU 后每天进行评分,各个器官评分之和为 SOFA 总分。ICU 停留时间 SOFA 总分的最大值为最大 SOFA 评分(max SOFA),各个器官最差评分的总和即为总的最高 SOFA 评分(total maximum SOFA,TMS),SOFA 评分差值为 TMS 与入 ICU 后第 1 天 SOFA 评分的差值。通过评估器官功能的变化从而描述其多器官功能障碍或衰竭的发生与发展。Marshall 等人建立的 MODS 评分,其中包括肺、心、肾、凝血、脑、肝脏共 6 个器官系统,每个脏器系统的功能好坏各以一个指标判定,根据脏器功能损伤程度将 6 个指标分别赋予不同的分值,以便评价脏器损伤严重程度。其中 0 分代表脏器功能基本正常,而 1~4 分代表器官功能障碍到衰竭,总分共 24 分。该系统操作简单、实用、可操作性强,易于每日对患者进行评估,是目前国内外应用最广泛的评分系统之一,但由于血压调整性心率(PAR)指标需要通过 Swan-Ganz 导管技术测量中心静脉压(CVP),因前者应用受限会妨碍 PAR 测定,因此 Marshall MODS 标准推广在一定程度上受限。此外,还有 1980 年 Fry 提出 MOF 诊断标准、日本望月的 MOF 诊断标准、Knaus 标准等。

国内常见的 MODS 诊断标准是中国 95 庐山会议制定的 MODS 评分标准,此诊断标准共包含 9 个器官系统,分别是:周围循环、心、肺、肾、肝、胃肠、血液、脑、代谢系统。每个器官系统的功能损害情况分别由 2 个或 2 个以上指标判定,功能损害程度分为 3 个等级,即 1、2、3 级,总分为 27 分。此诊断标准主要特点是描述性与定量性指标相结合,覆盖系统多,指标多。但是,该标准和 SOFA 评分都不是通过大样本的研究结论而制订的,有些研究中也应用了其他的诊断标准,如 Angus 等在调查美国重症脓毒症流行病学情况时所参照的判断器官功能障碍与否诊断标准是第 9 版的国际疾病分类编码,其中心血管的指标是低血压。单独应用 MODS 系统进行临床研究的单位很少,通常将 MODS 与其他评分系统相比较进行科学研究。国内有学者将 MODS 系统与 SOFA 等系统进行比较,他们的研究表明,用危重病评分系统评价连续性肾脏替代治疗(CRRT)急性肾损伤患者的预后时发现,无论是 MODS 还是 SOFA 或 APACHE Ⅱ 对这类患者预后的判断价值都较高。在国内张世范等提出了中度高原地区 ARDS/MODS 的诊断标准(H-ARDS/MODS)。H-ARDS/MODS 诊断标准纳入 7 个脏器系统,共 8 个指标,判定方法:从 8 个指标中选取较重的 6 个脏器指标进行评定,功能损害程度根据高原实际参数界值分为 0~4 分,最高分为 24 分。各项指标参数界值是根据临床试验并结合高原实际建立的,与 Marshall-MODS 诊断标准及庐山诊断标准相比,主要改变为:胃肠功能障碍:具有腹胀、非外伤性粪潜血(OB)阳性等评定为 1 或 2 分,有急性胆囊炎、胰腺炎和应激性消化道出血评定为 3 分或 4 分。心血管功能障碍:以脉搏、平均动脉压、使用血管活性药物程度即 PBT 代替血压校正心率(pressure adjusted heart rate，PAHR）；GCS定义：13~14分为1分、10~12分为2分、8~9分为3分、≤7分为4分。近几年临床试验表明：H-ARDS/MODS诊断评分标准在预测高原MODS结局准确性方面要优于其他MODS诊断标准，同时对指导高原MODS早期诊断及早期找到治疗切入点方面，H-ARDS/MODS评分标准更具优势。王士雯等提出老年多器官功能衰竭（multiple organ failure in the elderly，MOFE）的概念。MOFE指老年人（>65岁）在器官老化和患有多种慢性疾病的基础上，由于某种诱因激发，在短时间内2个或2个以上器官序贯或同时发生衰竭。后将老年多器官衰竭（MOFE）修订为老年多器官功能不全综合征（MODSE）。之后他们通过对MOFE的深入研究，在2004年提出了适用于老年人的MODSE诊断标准（试行草案，2003）。此诊断标准涉及8个器官和系统，分别是：心、肺、肾、外周循环、肝脏、胃肠、中枢神经、凝血功能，每个器官和系统有3~6个指标判断器官功能处于衰竭前期还是衰竭期，其中每项异常值超过2条以上即可诊断。北京市科委重大项目"MODS中西医结合诊治/降低病死率的研究"课题组遵循循证医学理论，通过多中心、前瞻性、大样本的临床研究，总结出MODS诊断标准，此诊断标准除包含心血管、呼吸、中枢神经、凝血、肝脏、肾脏系统，还纳入了对转归及MODS发展中有重要意义的胃肠系统。此外，与之前诊断标准相比，MODS诊断标准中各器官和系统都有1~3个诊断指标，且各诊断指标在临床上较易获得、易操作，并与MODS的预后转归密切相关。同时，他们考虑到目前国内应用的绝大多数MODS病情严重度评分系统都是基于发达国家医疗资源和人群条件建立的，并没有符合我国诊断及治疗水平的MODS病情严重度评分系统，所以于2004年建立了多器官功能障碍综合征（MODS）病情严重度评分系统（草案），并于2007年进行重新修订。MODS病情严重度评分由心血管、肺、脑、凝血、肝脏、肾脏、胃肠7个器官和系统组成，与Marshall-MODS系统相同的是，此评分系统每个器官系统也都由一个指标进行评定，分别是收缩压、氧和指数、意识状态、外周血小板计数、血总胆红素浓度、血肌酐浓度及肠鸣音、消化道出血情况。各指标因病情严重程度不同而定为0~4分等级分值，0分代表器官功能正常，1~4分代表器官功能障碍且逐渐加重。各脏器指标分值之和为MODS得分，最高分值24分。与Marshall-MODS评分系统的区别在于中枢神经选择意识障碍作为判别指标，因为相比于GCS，意识状态的判定更易于临床医师把握与操作；心血管系统选择收缩压作为判别指标，省去了计算血压校正心率的步骤；胃肠功能的判断选用肠鸣音及有无便潜血、黑便、呕血等指标。

随着对于MODS诊断标准及评分系统研究的不断深入，终有可能寻找到更切合临床的统一的MODS的诊断标准及评分系统。

（二）关于多脏器功能衰竭的炎症反应治疗进展

随着对MODS发病机制的逐步认识，MODS的救治也取得了显著的进展。对抗感染治疗、液体复苏、机械通气、血液净化、糖皮质激素治疗、免疫调理等。尽管感染、创伤、休克等因素是导致MODS的常见病因，但在MODS的病理生理过程中，最大的威胁来自于失控的炎症反应。通过对炎症因子的控制、阻断或干扰机体过度的炎症反应，已成为MODS诊断和治疗的新途径，有许多学者都希望通过这一途径调节免疫反应，治疗MODS。

1. 阻断内毒素 内毒素为炎症级联反应的始动因子，故可针对性进行治疗。①在抗核心多糖和类脂A的单克隆抗体方面，HA-IA（人单克隆抗体）和E5（鼠单克隆抗体）为针对大肠杆菌内毒素脂多糖（LPS）中脂质A部分的抗体，动物实验证实用于治疗大肠杆菌败血症有效，但临床疗效尚不肯定。②细菌通透性增强蛋白（BPI）具有强大的杀灭G-细菌及中和LPS活性的作用。动物实验发现，BPI治疗可显著提高大肠杆菌败血症大鼠生存率，但由于其血浆半衰期较短，用量较大，成本高，难于在临床推广应用。

2. 阻断炎症级联效应 ①肿瘤坏死因子（TNF）-α和白介素（IL）-1被认为是SIRS中最重要的关键因子，因此，抗TNF-α和IL-1治疗具有潜在的临床应用价值。②IL-6升高提示促炎反应占优势，需要进行抗感染治疗。以IL-6>1 000ng/L为阈值，使用TNF-α单克隆抗体阿非莫单抗1mg/（kg·8h）治疗脓毒症患者3天，结果使28天相对死亡率下降10%，另外，由于IL-8可诱导中性粒细胞及淋巴细胞的趋化，也可应用IL-8单克隆抗体。③一些药物可抑制或减少炎性介质的合成与释放：如己酮可可碱、氨力农、某些β-受体阻滞剂（包括多巴酚丁胺）等，它们均可通过抑制TNF-α

基因转录、翻译阻止 TNF-α 的合成，某些抗炎介质如 PGE_2、IL-4、IL-10、IL-13 均可通过抑制 IL-1、IL-6、IL-8 和 TNF-α 释放，从而缓解过度炎性反应。④由于补体系统活化后可加重对机体的损伤作用，因此也可通过阻断补体激活系统进行治疗，动物实验发现，C5a 单克隆抗体可减轻机体再灌注损伤，对机体有明显的保护作用。⑤NO 在 SIRS 中有十分重要的作用，它可使血管扩张，心肌细胞受抑，引起顽固性低血压。⑥糖皮质激素有抑制中性粒细胞和内皮细胞黏附，减少前炎症细胞因子（即 TNF、IL-1、IL-6 和趋化因子）合成，阻断细胞因子释放，调节体内超强免疫反应的作用；临床研究也证实，糖皮质激素能有效阻止 SIRS 进一步发展，降低 SIRS 发生率，纠正低氧和休克状态。

3. 血液净化治疗　近年来，利用血液净化治疗，直接清除炎性因子的报道逐年增多，包括连续性血浆滤过吸附（CPFA）、连续 V-V 血液滤过术（CVVH）或持续肾脏替代疗法（CRRT）连续血液净化（CBP）技术。MODS 并非直接由外源因子（细菌、毒素）所造成，而大部分宿主自身内源性产生介质，后者包括细胞与细胞互相作用产生的介质，如 IL-1、PGS、氧自由基、促凝血活性物质（P）及肿瘤坏死因子（TNF）。

CBP 对 MODS 的作用：有效清除循环中炎症介质、免疫调节 MODS 患者的细胞因子（主要是 TNF-α、IL-1β、IL-6、IL-8、ICNC/GROα、PAF、IL-10、C5a、ICAM-1 和 P 物质）的释放对其临床表现其重要作用。消除肺间质水肿，改善微循环和实质细胞摄氧能力，从而改善组织氧利用；调整水、电解质和酸碱平衡，清除代谢产物；CBP 可以排出因肠胃外营养而输入体内过多的水分，保证营养支持得以顺利进行，通过在置换液中加入胰岛素可以维持满意的血糖水平。CBP 还可以通过清除炎症介质、降低患者体温，肠胃外营养的实施提供患者所需的营养物质，以控制患者的高分解代谢；改善脓毒血症相关的免疫麻痹作用。

CBP 对血流动力学和氧代谢的作用：感染所致 MODS 时，血流动力学氧代谢发生明显变化。进行 CBP 后，外周血管阻力明显改善，改善了全身血流供应，提高了组织灌流，有利于组织细胞的代谢。其原因可能与下列因素有关：①有效清除循环中心肌抑制因子，使 Staring 曲线恢复正常，从而改善心肌功能；②CBP 可清除某些影响血管舒张功能以及损伤血管内皮细胞的毒素及炎症介质（如 NO、TNF-α 等）；③CBP 可迅速纠正酸碱失衡，从而恢复血管对活性物质的反应性。CBP 后动脉血乳酸含量明显降低，可能与 CBP 对乳酸的直接清除有关。同时研究证实，行 CBP 后，动脉血氧分压明显上升，氧合指数明显改善，氧供明显增加，但氧耗也明显增加，氧摄取率无明显变化，说明 CBP 可改善气体交换，增加全身氧供，但对氧摄取率无明显变化，组织利用和摄取氧的功能障碍没能得到有效纠正，氧债始终存在，呈现病理性氧供依赖关系。CBP 改善氧供可能与血管外肺间质水肿被大量清除有关。

但血液净化治疗有其局限性：各种细胞因子具有不同的清除率、蛋白结合率和带电荷量，筛选系数均不同，无法指令定量清除某种递质；血滤时间和血流量因人因病种而异；滤膜面积和孔径对细胞因子的作用也不明确；机体合成和释放细胞因子处于动态变化中，血液净化如何维持一种平衡状态，都需进一步证实。

4. 核因子（NF）-κB 抑制剂　NF-κB 是近年来发现的具有基因转录调节作用的蛋白质因子，参与许多炎症因子的调控（如 TNF-α、IL-6、IL-8 等），而炎症因子基因的表达又受到 NF-κB 的调控，因此，抑制 NF-κB 的激活，即可减少促炎基因的表达，从而减轻组织损伤和炎症反应，以改善 MODS 患者的预后。抑制 NF-κB 激活的特异性方法包括，抗氧化剂的应用，如：维生素 E 衍生物、吡咯烷二硫氨基甲酸酯、硒蛋白、抗坏血酸、二甲基硫氧化物和 S-丙烯基半胱氨酸等；NF-κB 诱导激酶（NIK）和 κB 抑制蛋白激酶（IKK）信号分子的抑制，如：CHS828、小白菊内酯、CDDO-Me、一些中药提取物如黄酮类化合物、类固醇样化合物等；蛋白小体抑制剂的应用，如：MG101、MG115、MG132、PS-341、lactacystin 以及近来发现的 epoxomicin 等；内毒素耐受性的诱导、免疫抑制剂，如：他克莫司和 Cyclosporin，以及皮质激素的应用等。基于此，虽然目前大多数抗炎症介质治疗处于实验动物阶段，但前景值得关注。

（杜长虹）

参考文献

[1] 刘伟，柴家科. 弥散性血管内凝血研究现状. 中华损伤与修复杂志，2011，6（3）：447-452.
[2] 朱超云. 多器官功能衰竭58例临床分析. 江苏医药，2012，38（13）：1601-1602.
[3] 钱义明，熊旭东. 实用急救医学. 上海：上海科学技术出版社，2013.
[4] 李春盛. 急诊医学高级教程. 北京：中华医学电子音像出版社，2016.
[5] 邢玉华，刘锦声. 急诊医学手册. 武汉：华中科技大学出版社，2014.
[6] 曹小平，曹钰. 急诊医学. 北京：科学出版社，2014.

第六章

危重症患者的感染

一、概述

ICU是重症感染的重要场所，ICU患者其原发病较重，并发症多，受损脏器广泛进入ICU后，监测项目及治疗手段较多，有创操作、治疗的比例相对较多，比如机械通气、血液净化、引流管、气管插管等，故易诱发感染的途径较一般病房也多。随之而来的感染，特别是重症感染比例较大。在ICU领域中，常见的三大严重感染性疾病为脓毒症、院内获得性肺炎和重症腹腔感染。2008年国际拯救脓毒症（SSC）指南指出：严重脓毒症和脓毒症休克是一个重要的威胁健康的问题。全球每年有数百万人发病，每4例中就有1例死亡，且其发病率还在上升。据美国2005年美国胸科学会（ATS）指南指出，院内获得性肺炎（Hospital Acquired Pneumonia, HAP）占所有ICU感染的25%，病死率粗略估计可达30%~70%。另外，黎介寿等指出，严重腹腔感染发生时，由于短时间内大量细菌毒素入血，可迅速引起急性、全身炎性反应综合征（Systemic Inflammatory Response Syndrome, SIRS），以及休克、急性呼吸窘迫综合征（Acute Respiratory Distress Syndrome, ARDS）和急性肾功能衰竭，最终出现多脏器功能衰竭（Multiple Organ Failure, MOF）。

二、重症感染的概念及诊断标准

1. 脓毒症　指由感染引起的全身炎症反应综合征，证实有细菌存在或有高度可疑感染灶，病原体包括细菌、真菌、寄生虫及病毒等。

2. 严重脓毒症　又称全身性严重感染，表现为脓毒症伴有器官功能障碍、组织灌注不良或低血压。低灌注或灌注不良包括乳酸酸中毒、少尿或急性意识状态改变。

3. 脓毒症休克　指严重脓毒症患者在给予足量液体复苏后仍无法纠正的持续性低血压，常伴有低灌流状态（包括乳酸酸中毒、少尿或急性意识状态改变等）或器官功能障碍。其诊断标准为：收缩压<90mmHg（1mmHg=0.133kPa）或收缩压减少>40mmHg；毛细血管再充盈时间>2s。

4. 重症脓毒症　诊断标准：①确定或存在可疑的感染。②两个或两个以上全身炎症反应综合征指标：体温，发热中心体温>38.3℃或低温中心体温<36.0℃；心率>90/min；呼吸频率>30/min或$PaCO_2$<32mmHg；白细胞计数>12 000/mm或<4 000/mm或核左移杆状核细胞>10%。③至少1项组织低灌注表现或脓毒症相关急性器官功能不全：急性意识障碍；收缩压<90mmHg或平均动脉压<70mmHg或成人收缩压降低超过40mmHg；无糖尿病患者血糖>7.78mmol/L；动脉低氧血症（PaO_2/FiO_2<300）；急性无尿，每小时<0.5ml/kg，至少2h；肌酐增加≥44.25μmol/L；凝血异常（国际标准化比值>1.5或活化部分凝血活酶时间>60s）；血小板减少症（血小板计数<100×10^9/L）。④高胆红素血症（总胆红素>70mmol/L）。

第一节　重症肺炎

肺炎是严重危害人类健康的一种疾病，占感染性疾病中病死率之首，在人类总病死率中排第五、第六位。重症肺炎除具有肺炎常见呼吸系统症状外，尚有呼吸衰竭和其他系统明显受累的表现，既可发生于社区获得性肺炎（Community-Acquired Pneumonia，CAP），亦可发生于 HAP。在 HAP 中以重症监护病房（intensive care unit，ICU）内获得的肺炎、呼吸机相关肺炎（Ventilator Associated Pneumonia，VAP）和健康护理（医疗）相关性肺炎（Health Care-Associated Pneumonia，HCAP）更为常见。免疫抑制宿主发生的肺炎亦常包括其中。重症肺炎病死率高，在过去的几十年中已成为一个独立的临床综合征，在流行病学、风险因素和结局方面有其独特的特征，需要一个独特的临床处理路径和初始的抗生素治疗。重症肺炎患者可从 ICU 综合治疗中获益。

一、诊断

CAP 是指在医院外罹患的感染性肺实质（含肺泡壁，即广义上的肺间质）炎症，包括具有明确潜伏期的病原体感染而在入院后平均潜伏期内发病的肺炎。简单地讲，是住院 48h 以内及住院前出现的肺部炎症。CAP 临床诊断依据包括：①新近出现的咳嗽、咳痰，或原有呼吸道疾病症状加重，并出现脓性痰；伴或不伴胸痛。②发热。③肺实变体征和（或）湿性啰音。④WBC > 10×10^9/L 或 < 4×10^9/L，伴或不伴核左移。⑤胸部 X 线检查示片状、斑片状浸润性阴影或间质性改变，伴或不伴胸腔积液。以上①~④项中任何一项加第⑤项，并除外肺结核、肺部肿瘤、非感染性肺间质性疾病、肺水肿、肺不张、肺栓塞、肺嗜酸性粒细胞浸润症、肺血管炎等，可建立临床诊断。

重症肺炎通常被认为是需要收入 ICU 的肺炎。关于重症肺炎尚未有公认的定义。在中华医学会呼吸病学分会公布的 CAP 诊断和治疗指南中将下列症状列为重症肺炎的表现：①意识障碍；②呼吸频率 > 30/min；③PaO_2 < 60mmHg，氧合指数（PaO_2/FiO_2）< 300，需行机械通气治疗；④血压 < 90/60mmHg；⑤胸片显示双侧或多肺叶受累，或入院 48h 内病变扩大 ≥ 50%；⑥少尿：尿量 < 20ml/h，或 < 80ml/4h，或急性肾功能衰竭需要透析治疗。

美国胸科学会（ATS）2001 年对重症肺炎的诊断标准：主要诊断标准如下：①需要机械通气；②入院 48h 内肺部病变扩大 ≥ 50%；③少尿（每日 < 400ml）或非慢性肾衰患者血清肌酐 > 177μmol/L。次要标准：①呼吸频率 > 30/min；②PaO_2/FiO_2 < 250；③病变累及双肺或多肺叶；④收缩压 < 90mmHg；⑤舒张压 < 60mmHg。符合 1 条主要标准或 2 条次要标准，即可诊断为重症肺炎。

2007 年 ATS 和美国感染病学会（IDSA）制订了新的《社区获得性肺炎治疗指南》，对重症社区获得性肺炎的诊断标准进行了新的修正。主要标准：①需要创伤性机械通气；②需要应用升压药物的脓毒性血症休克。次要标准包括：①呼吸频率 > 30/min；②氧合指数（PaO_2/FiO_2）< 250；③多肺叶受累；④意识障碍；⑤尿毒症（BUN > 20mg/dL）；⑥白细胞减少症（白细胞计数 < 4×10^9/L）；⑦血小板减少症（血小板计数 < 100×10^9/L）；⑧体温降低（中心体温 < 36℃）；⑨低血压需要液体复苏。符合 1 条主要标准或至少 3 项次要标准，可诊断。

二、临床表现

重症肺炎可急性起病，部分患者除了发热、咳嗽、咳痰、呼吸困难等呼吸系统症状外，可在短时间内出现意识障碍、休克、肾功能不全、肝功能不全等其他系统表现。少部分患者甚至可没有典型的呼吸系统症状，容易引起误诊。也可起病时较轻，病情逐步恶化，最终达到重症肺炎的标准。

三、辅助检查

（一）病原学

1. **诊断方法**　包括血培养、痰革兰染色和培养、血清学检查、胸腔积液培养、支气管吸出物培养或肺炎链球菌和军团菌抗原的快速诊断技术。此外，可以考虑侵入性检查，包括经皮肺穿刺活检、经过防污染毛刷（PSB）经过支气管镜检查或支气管肺泡灌洗（BAL）。

（1）血培养：一般在发热初期采集，如已用抗菌药物治疗，则在下次用药前采集。采样以无菌法静脉穿刺，防止污染。成人每次 10~20ml，婴儿和儿童 0.5~5ml。血液置于无菌培养瓶中送检。24h 内采血标本 3 次，并在不同部位采集可提高血培养的阳性率。

在大规模的非选择性的因 CAP 住院的患者中，抗生素治疗前的血细菌培养阳性率为 5%~14%，最常见的结果为肺炎球菌。假阳性的结果常为凝固酶阴性的葡萄球菌。

抗生素治疗后血培养的阳性率减半，所以血标本应在抗生素应用前采集。但如果有菌血症高危因素存在时，初始抗生素治疗后血培养的阳性率仍高达 15%。因重症肺炎有菌血症高危因素存在，病原菌极可能是金葡菌、铜绿假单胞菌和其他革兰阴性杆菌，这几种细菌培养的阳性率高，重症肺炎时每一位患者都应行血培养，这对指导抗生素的应用有很高的价值。另外，细菌清除能力低的患者（如脾切除的患者）、慢性肝病的患者、白细胞减少的患者也易于有菌血症，也应积极行血培养。

（2）痰液细菌培养：嘱患者先行漱口，并指导或辅助患者深咳嗽，留取脓性痰送检。约 40% 患者无痰，可经气管吸引术或支气管镜吸引获得标本。标本收集在无菌容器中。痰量的要求，普通细菌 >1ml，真菌和寄生虫 3~5ml，分枝杆菌 5~10ml。标本要尽快送检，≤2h。延迟将减少葡萄球菌、肺炎链球菌以及革兰阴性杆菌的检出率。在培养前，必须先挑出脓性部分涂片作革兰染色，低倍镜下观察，判断标本是否合格。镜检鳞状上皮 >10 个/低倍视野就判断为不合格痰，即标本很可能来自口咽部而非下呼吸道。多核细胞数量对判断痰液标本是否合格意义不大，但是纤毛柱状上皮和肺泡巨噬细胞的出现提示来自下呼吸道的可能性大。

痰液细菌培养的阳性率各异，受各种因素的影响很大。痰液培养阳性时，需排除污染和细菌定植。与痰涂片细菌是否一致、定量培养和多次培养有一定价值。在气管插管后立即采取的标本不考虑细菌定植。痰液培养结果阴性也并不意味着无意义：合格的痰标本分离不出金葡菌或革兰阴性杆菌就是排除这些病原菌感染的强有力的证据。革兰氏染色阴性和培养阴性应停止针对金葡菌感染的治疗。

（3）痰涂片染色：痰液涂片革兰氏染色可有助于初始的经验性抗生素治疗，其最大优点是可以在短时间内得到结果并根据染色的结果选用针对革兰阳性细菌或阴性细菌的抗生素；涂片细菌阳性时，常常预示着痰培养阳性；涂片细菌与培养出的细菌一致时，可证实随后的痰培养出的细菌为致病菌。结核感染时，抗酸染色阳性。真菌感染时，痰涂片可多次查到霉菌或菌丝。痰液涂片在油镜检查时，见到典型的肺炎链球菌或流感嗜血杆菌有诊断价值。

（4）其他：在军团菌的流行地区或有近期 2 周旅行的患者，除了常规的培养外，需要用缓冲碳酵母浸膏作军团菌的培养。尿抗原检查可用肺炎球菌和军团菌的检测。对于成人肺炎球菌肺炎的研究表明敏感性 50%~80%，特异性 90%，不受抗生素使用的影响。对军团菌的检测，在发病的第一天就可阳性，并持续数周，但血清型 1 以外的血清型引起的感染常被漏诊。快速流感病毒抗原检测阳性可考虑抗病毒治疗。肺活检组织细菌培养、病理及特殊染色是诊断肺炎的金标准。

2. 细菌学监测结果（通常细菌、非典型病原体）诊断意义　如下所述。

（1）确定

1）血或胸液培养到病原菌；

2）经纤维支气管镜或人工气道吸引的标本培养到病原菌浓度 $\geq 10^5$ CFU/ml（半定量培养 ++）、支气管肺泡灌洗液（BALF）标本 $\geq 10^4$ CFU/ml（半定量培养 +~++）、防污染毛刷样本（PSB）或防污染 BAL 标本 10^3 CFU/ml（半定量培养 +）；

3）呼吸道标本培养到肺炎支原体或血清抗体滴度呈 4 倍以上提高；

4）血清肺炎衣原体抗体滴度呈 4 倍或 4 倍以上提高；

5）血清中军团菌直接荧光抗体阳性且抗体滴度 4 倍升高，或尿中抗原检测为阳性可诊断军团菌。

6）从诱生痰液或支气管肺泡灌洗液中发现卡氏肺孢子虫；

7）血清或尿的肺炎链球菌抗原测定阳性；

8）痰中分离出结核分枝杆菌。

（2）有意义

1）合格痰标本培养优势菌中度以上生长（≥+++）；

2) 合格痰标本少量生长，但与涂片镜检结果一致（肺炎链球菌、流感杆菌、卡他莫拉菌）；
3) 入院 3 天内多次培养到相同细菌；
4) 血清肺炎衣原体抗体滴度≥1 : 32；
5) 血清中嗜肺军团菌试管凝聚试验抗体滴度一次高达 1 : 320 或间接荧光试验≥1 : 320 或 4 倍增高达 1 : 128。

(3) 无意义
1) 痰培养有上呼吸道正常菌群的细菌（如草绿色链球菌、表皮葡萄球菌、非致病奈瑟菌、类白喉杆菌等）；
2) 痰培养为多种病原菌少量生长。

（二）影像学检查

影像学检查是诊断肺炎的重要指标，也是判断重症肺炎的重要指标之一。肺炎的影像学表现：片状、斑片状浸润性阴影或间质性改变，伴或不伴胸腔积液。影像学出现多叶或双肺改变，或入院 48h 内病变扩大≥50%，提示为重症肺炎。由于表现具有多样性，特异性较差。但影像改变仍对相关病原菌具有一定的提示意义。

（三）血常规和痰液检查

细菌性肺炎血白细胞计数多增高，中性粒细胞多在 80% 以上，并有核左移；年老体弱及免疫力低下者的白细胞计数常不增高，但中性粒细胞的比率仍高。痰呈黄色、黄绿色或黄褐色脓性混浊痰，痰中白细胞显著增多，常成堆存在，多为脓细胞。病毒性肺炎白细胞计数一般正常，也可稍高或偏低。继发细菌感染时白细胞总数和中性粒细胞可增高。痰涂片所见的白细胞以单核细胞为主；痰培养常无致病菌生长；如痰白细胞核内出现包涵体，则提示病毒感染。在重症肺炎时可因骨髓抑制出现白细胞减少症（白细胞计数 $<4×10^9/L$）或血小板减少症（血小板计数 $<100×10^9/L$）。二者均提示预后不良，是诊断重症肺炎的 2 个次要标准。在感染控制、病程好转后可恢复。

（四）血气分析

肺炎时，由于发热、胸痛或患者焦虑可出现呼吸次数加快，患者可出现呼吸性碱中毒，$PaCO_2$ 降低。重症肺炎时，由于通气-血流比例失调、肺内分流增加、弥散功能异常等可出现严重的低氧血症，$PaO_2 <60mmHg$，出现 I 型呼吸衰竭。痰液过多致气道堵塞、呼吸浅慢或停止、以往有 COPD 时可表现为 II 型呼吸衰竭，PaO_2 降低，$<60mmHg$，并伴有 $PaCO_2 >50mmHg$。

（五）其他检查

可有红细胞沉降率增快、C-反应蛋白升高、血清碱性磷酸酶积分改变等提示细菌感染的变化。肾功能不全时，可有尿改变及血清尿素氮、肌酐升高，尿量 $<20ml/h$，或 $<80ml/4h$，血清肌酐 $>177\mu mol/L$，$BUN >1.11mmol/L$ 可提示为重症肺炎。另外也可有肝功能异常；由于患者进食差、消耗增加，常可有低蛋白血症存在。心肌损害可有心肌酶的增高及心电图的改变。

四、治疗

判断病情对治疗极为重要。判断病情的轻重有不同的方法，比较简便有效的是 CURB-65 评分。由意识障碍（confusion）、尿素氮升高、呼吸频率加快（respiratory rate >30/min）、低血压（收缩压 <90mmHg，舒张压 <60mmHg），和年龄大于 65 岁 5 条组成，每条评 1 分。评分为 0 分，1 分，2 分时，30d 的病死率分别为 0.7%，2.1%，9.2%。当评分为 3 分、4 分、5 分时，30d 病死率分别为 14.5%，40%，57%。临床符合重症肺炎的标准，也提示病情重，需在 ICU 病房监护下治疗。一些研究表明，在住院后 24~48h 才转到 ICU 的 CAP 患者病死率和致残率高于那些直接收住 ICU 的 CAP 患者。相反地，不能从 ICU 治疗中直接获益的患者被收入 ICU，资源也常可被不适当地占用。判断 CAP 的严重程度，确定哪些患者需要入住 ICU 仍旧是一个问题。但强调应动态评估病情：急性肺炎是病情发展变化

较快的疾病，特别是起病的初期和应用抗生素治疗后。应分别在入院时、入院前24h内、在疾病过程中（24h后）对病情进行评估。

重症肺炎的治疗包括抗菌药物治疗、呼吸支持、营养支持、加强痰液引流以及免疫调节、防治多器官系统功能衰竭等。重症肺炎易出现多器官系统功能衰竭，有效的抗生素初始治疗是治疗的核心，可预防出现多器官系统功能衰竭。

（一）抗生素的治疗

1. 社区获得性肺炎的抗生素治疗　第一次抗生素应在急诊科留取细菌培养标本后尽早给予。制定早期经验性抗生素治疗方案必须根据总的流行病学类型来制定，即基本的抗生素的初始方案应该根据具体患者的风险因素来进行调整，然后再根据微生物学调查结果调整：

（1）在肺炎链球菌的耐药率低的地区，常规抗生素治疗应包括以下联合治疗：二代头孢菌素（如头孢呋辛）或氨基青霉素加β-内酰胺酶抑制剂加红霉素，或者选用三代头孢菌素（如头孢噻肟或头孢三嗪）。

（2）当在特殊合并情况时，这种抗生素的基本方案应做相应调整

1）对于存在肺脏并发症，如COPD或支气管扩张的患者，治疗中应包括GNEB或铜绿假单胞菌。四代头孢菌素如头孢吡肟和头孢匹罗可以覆盖这些病原体，也能覆盖青霉素耐药性肺炎链球菌，而且，联合用红霉素时，是这种情况下的合理选择。如果高度怀疑铜绿假单胞菌感染，应考虑给予抗假单胞菌的联合治疗，如β-内酰胺类（头孢他啶、头孢吡肟、亚胺培南）和加氨基糖苷类（最好是妥布霉素或阿米卡星）加红霉素或用一种β-内酰胺类加环丙沙星（或曲伐沙星）。

2）对于长期卧床患者，存在吸入性肺炎的风险，尤其是那些神经系统病变的患者，抗生素治疗应覆盖金黄色葡萄球菌和厌氧菌。此时不应选用二代头孢菌素，而应选择氨基青霉素加β-内酰胺酶抑制剂或克林霉素。另外，亚胺培南也有效。

（3）2007年，ATS建议需ICU住院的CAP患者的治疗

1）一种β-内酰胺类（头孢噻肟，头孢曲松，或氨苄西林/舒巴坦）加阿奇霉素或一种氟喹诺酮。对青霉素过敏的患者，推荐呼吸喹诺酮类和氨曲南。

2）对假单胞菌感染，用一种抗球菌、抗假单胞菌β-内酰胺类（哌拉西林/他唑巴坦，头孢吡肟，亚胺培南或美罗培南）加环丙沙星或左氧氟沙星（750mg/d）或以上的β-内酰胺类加氨基糖苷类和阿奇霉素，或以上的β-内酰胺类加一种氨基糖苷类和抗肺炎球菌的氟喹诺酮类（对青霉素过敏的患者，可用氨曲南替换以上的β-内酰胺类）。

3）如果考虑CA-MRSA加万古霉素或利奈唑烷。

2. 医院获得性肺炎的抗生素治疗　初始治疗选择抗生素要根据HAP患者的分组，一组为住院后早发的、没有MDR病原体感染危险因素者，其可能的病原体包括肺炎链球菌、流感嗜血杆菌、甲氧西林敏感金黄色葡萄球菌（MSSA）、敏感的肠杆菌科阴性杆菌（大肠埃希菌、肺炎克雷伯菌、变形杆菌和沙雷杆菌），可分别选用头孢曲松、左氧沙星（或莫西沙星、环丙沙星）、氨苄西林/舒巴坦、艾他培南治疗；另一组则为晚发的、有MDR感染的危险因素者，其可能病原体包括PA、超广谱β-内酰胺酶（ESBLs）的肺炎克雷伯杆菌、不动杆菌属、MRSA、军团菌，怀疑为前三者，可选用具有抗绿脓活性的头孢菌素（头孢吡肟、头孢他啶），或具有抗绿脓活性的碳青霉烯类（亚胺培南或美洛培南），或β-内酰胺类/β-内酰胺酶抑制剂（哌拉西林/他唑巴坦）+具有抗绿脓活性的氟喹诺酮类（环丙沙星或左氧沙星）或氨基糖苷类（丁胺卡那、庆大霉素、妥布霉素）联合治疗，后两者可分别选用利奈唑烷或万古霉素、大环内酯类或氟喹诺酮类治疗。重度HAP常见病原体包括铜绿假单胞菌、不动杆菌、肺炎克雷伯杆菌、肠杆菌科细菌和MRSA。怀疑这些病原体感染者，在初始治疗时，应联合用药，具体使用哪一种抗生素，应依据当地或本单位的抗生素敏感性情况、药物的不良反应、患者过去两周内用药情况等因素综合考虑，尽量不选择已经使用过的抗生素。治疗中，要尽可能增加对不同病原体的覆盖，联合应用碳青霉烯类、阿米卡星和万古霉素是覆盖面最广的用药方案。如果要覆盖ICU内引起VAP最常见的两种病原体PA和MRSA，需联合应用万古霉素、一种碳青霉烯类和一种氟喹诺酮类，这种方案可覆

盖90%以上的病原体。如果患者是在应用抗生素治疗其他部位感染期间发生了HAP，经验性选药应选择另一种不同类型的抗生素。

3. 对抗生素疗效的评估和处理　如果微生物培养结果证实为耐药菌或是没有预计到的病原体感染，并且患者对治疗没有反应，则应对已选择的抗生素进行调整。如果培养结果与预计的MDR病原体不符，也不是铜绿假单胞菌感染，或细菌对更窄谱抗生素敏感，则应降阶梯或选用窄谱抗生素治疗。初始治疗有效时，通常在治疗48~72h后临床有改善，不应调整用药。如治疗没有反应，且病情恶化较快，则要调整抗生素，增加对病原体的覆盖面，等待培养结果和其他诊断数据。治疗3d后临床情况没有改善，可认为治疗无效，应对病情重新评估：对病原体的估计是否错误，是否系耐药病原体，诊断是否有误，是否为非感染因素所致，有无肺外感染的证据（肺不张、肺栓塞、ARDS、肺出血症、基础疾病、肿瘤），是否出现了并发症（肺脓肿、机会菌感染、药物热等）。影像学检查有助于发现治疗失败的原因，侧卧位X线胸片、超声、肺CT能发现可能的胸腔积液，除外肺脓肿等。对于低血压、需液体复苏的重症CAP患者需要警惕隐性肾上腺功能不全。

（二）其他治疗

1. 机械通气　机械通气用于治疗严重低氧血症通过吸氧不能改善者。在需要机械通气的重症肺炎中，严重低氧血症的主要病理生理机制是存在肺内分流和通气-血流比例失调，通气-血流比值降低。轻到中度肺炎的患者分流量达到心输出量的10%以上，低通气-血流比值的区域达到血流量的10%以上。需要机械通气的患者，肺内分流量和低通气-血流比值的区域都达到心输出量的50%。死腔增加到肺泡通气量的60%。平均肺动脉压可能轻到中度增高（到35mmHg）。这些气体交换障碍，部分原因是精氨酸等舒血管性代谢产物的释放，部分地抵消了缺氧性肺血管的收缩。对不需要立即插管的低氧血症或呼吸窘迫患者，可试用NIV（无创通气）。在COPD患者可减少25%的插管需要。咳痰无力、痰多限制了NIV的应用。在最初的1~2h内，呼吸次数、氧合未改善，$PaCO_2$未下降，需及时改用有创通气。对需要插管的患者，延长NIV时间会增加不良结局。NIV对ARDS没有益处，而双肺肺泡浸润的CAP患者与ARDS几乎不能鉴别。对于有严重低氧血症的患者（$PaO_2/FiO_2<150$）也不适合NIV。因此，对$PaO_2/FiO_2<150$、双肺肺泡浸润患者，应及时插管，行有创通气。对双侧弥漫性肺炎和ARDS应低潮气量通气（6ml/kg理想体重）。经供氧和机械通气仍难以缓解的严重或难治的低氧血症，临床上对于单侧肺炎，调整患者体位到"健侧肺向下"，通过使通气好的区域增加血流量，可以使PaO_2平均增加10~15mmHg。同样的道理，对于病变主要位于双肺背部的患者可进行俯卧位通气。

2. 抗炎药物　给予抗炎药物，环氧合酶抑制剂，如阿司匹林和消炎痛，可以逆转对缺氧性肺血管收缩的部分抵消作用。接受消炎痛治疗的患者，有50%的患者的PaO_2明显改善，但也有研究显示阿司匹林可以轻度改善肺内分流，而动脉氧合作用没有明显变化。因此，这类抗炎药物改善低氧血症的作用仍无定论。

3. 前列腺素雾化吸入　低剂量的前列腺素雾化吸入，可以允许肺内通气-血流比值正常的肺泡区的血管舒张，表明可以减少肺内分流和肺动脉高压，而不会引起心输出量的变化，因此，可以使PaO_2平均增加20mmHg。

4. 氧化亚氮（NO）　主要在成人呼吸窘迫的患者中研究了吸入少量NO的作用。吸入少量NO可引起选择性的肺动脉血管扩张，以及通过减少肺内分流，可改善动脉氧合作用。在一项对单侧重症肺炎的初步研究中，NO表现出良好效果，使PaO_2平均增加20mmHg。但不论是雾化前列腺素还是雾化NO，都需要研究更多的例数、远期效应和这种方法对重症肺炎的结局的影响。

附：病例讨论

一、病史特点

患者男，35岁，主诉"反复发热4天"入院。

现病史：患者于4天前桑拿浴后出现发热，体温最高可达38.5℃，并伴有寒战，第二天又出现头痛、浑身肌肉酸痛等症状，无腹泻、呕吐等表现，在当地某诊所就诊，给予抗病毒、抗感染治疗（具体药物不详），无明显好转。病程中患者精神及食欲较差，伴全身乏力，无腹泻，小便正常，睡眠一般。

既往史：平素身体健康状况良好，无疾病史，无传染病史，预防接种史不详，无外伤手术史，无输血及药物过敏史。

个人史：既往有吸烟史20年左右，5～10支/日，已戒烟；无酗酒等其他不良嗜好。

婚姻史：结婚年龄22岁，配偶健康状况：体健。

家族史：否认与患者类似疾病，无家族遗传倾向疾病。

二、入院时查体

体温39.2℃，脉搏98次/分，呼吸21次/分，血压120/70mmHg。神志清楚，精神稍疲倦，营养一般。全身皮肤黏膜无黄染及出血点，浅表淋巴结未及肿大。巩膜无黄染，双侧瞳孔等大等圆，直径2.5mm，光反射敏感，口腔黏膜无破溃，牙龈无红肿，咽充血，双侧扁桃体1°肿大，无明显分泌物。唇无绀，胸廓对称，双肺呼吸音增粗，未闻及干湿性啰音，语颤正常，未及胸膜摩擦感，心律齐，HR98次/分，无早搏，各瓣膜听诊区未闻及杂音，未闻及心包摩擦音。腹部软，无压痛及反跳痛，肝脾肋下未触及，双下肢无明显浮肿，四肢肌力及肌张力正常，活动自如，无畸形，无下肢浮肿。双侧腹壁浅反射对称引出，克氏征（－）布氏征（－）巴氏征（－）。

三、辅助检查

1. 血常规　白细胞：9.9×10^9/L，中性粒细胞：77%。
2. 尿常规　蛋白2+，红细胞3～6个/高倍视野。
3. 肝肾功能、电解质　总蛋白：57.3g/L，白蛋白：30.6g/L，谷丙转氨酶：63U/L，谷草转氨酶：155U/L，总胆红素：14.5μmol/L，直接胆红素：12μmol/L，间接胆红素：2.5μmol/L，尿素氮：8.4mmol/L，肌酐：160μmol/L，葡萄糖：5.97mmol/L，钾：3.47mmol/L，钠：140.5mmol/L，氯：102.7mmol/L，钙：1.84mmol/L，镁：0.87mmol/L。
4. 心肌酶指标　肌酸激酶（CK）达940U/L，肌酸激酶-心肌同工酶（CK－MB）68U/L，LDH达562U/L。
5. 痰培养　未培养出致病菌。口咽拭子CDC检测出乙型流感病毒。
6. CT　发病第3日患者全胸片可见右下肺有少量斑片状阴影，余肺纹理粗乱；发病第5日患者胸部CT显示肺部病变明显进展，可见双下见密度增高影，双胸稍许积液影。发病第8日患者双侧肺部病变进一步加重，呈现双中下肺实变阴影，可见支气管充气征，胸腔积液亦较前片增多。

四、治疗及转归

入院后予患者使用飞利浦-伟康呼吸机无创通气，S/T模式，吸气压力支持16cmH$_2$O，呼气正压5cmH$_2$O。应用拜复乐0.4g Q12h，丙种球蛋白20g 5天，金刚烷胺0.1g每日2次。同时给予液体复苏、抗休克，维持内环境稳定，保护重要脏器及营养支持等综合处理措施，患者病情逐渐好转。

转归：最高体温：第一天：39.6℃；第二天：38.4℃；第三天：37.2℃。

复查胸部CT：肺部病变明显吸收、好转，肺部实变阴影基本消失。

五、最后诊断

重症肺炎（B型流感病毒），Ⅰ型呼吸衰竭，肺炎旁积液、心包积液，多脏器功能障碍综合征，感染性休克。

六、述评

该病例颇具特点：

（1）患者年轻，前驱有感冒病史，病程短，持续发热，体温达 37.2~39.6℃，病变进展迅速。

（2）影像学表现显示肺部病变变化明显，呈逐渐加重趋势：发病第 3 日患者全胸片可见右下肺有少量斑片状阴影，余肺纹理粗乱；发病第 5 日患者胸部 CT 显示肺部病变明显进展，可见双下见密度增高影，双胸稍许积液影。发病第 8 日患者双侧肺部病变进一步加重，呈现双中下肺实变阴影，可见支气管充气征，胸腔积液亦较前片增多。

结合临床特点，首先考虑病毒性肺炎，最后的病原学诊断结果，支持 B 型流感病毒肺炎。流感病毒肺炎（influenza virus pneumonia）在流感流行季节多发，多见于重症流感病例。其临床表现往往在流感症状基础上出现肺炎的证据。在 CAP 病原学中的地位：在流感流行季节，肺炎患者中的流感病毒感染不容忽视，可能被严重低估。流感病毒肺炎临床特征包括：①起病急、高热不退，流感样症状突出；②呼吸道症状显著，听诊闻及湿性啰音；③可伴有肺外症状，如呕吐、腹泻、心肌损害、中枢神经系统损害、肝脏损害、肌肉损害等；④血常规：白细胞一般正常甚至明显减低；⑤胸片可见斑片状影甚至大片状实变。鉴别要点：流感流行季节，流感样症状基础上出现肺炎表现，可有肺外损害的表现。胸片可见斑片状影甚至大片状实变。鼻咽部分泌物或深部气道分泌物核酸检测可确诊。

流感季节性显著，我国北方冬季高发，南方春季高发，中部地区呈双峰周期，即每年 1~2 月份与 6~8 月份高发。因此，流感病毒肺炎主要发生在流行季节。对于确诊病例或疑似流感病例 48 小时内服用奥司他韦可明显减轻症状并缩短病程，因此，可显著减少严重并发症及肺炎的发生率。危重病例亦可以应用静脉用制剂帕拉米韦，一般用量 0.3g，每日一次，最大量可用至 0.6~0.9g，每日一次。由于耐药率不断增高，不提倡单独使用金刚烷胺或金刚乙胺。

（杨 琳）

第二节 严重的腹腔感染

严重腹腔感染，是指并发脓毒症与脓毒症休克的腹腔感染。严重腹腔感染多发生于消化道穿孔、破裂和肠吻合口破裂并发的继发性腹膜炎，也可出现在原发性腹膜炎与继发性腹膜炎治疗失败后的复发性腹膜炎或持续性腹膜炎，即第三型腹膜炎。

一、抗菌药物治疗时机

一旦怀疑或者诊断腹腔感染应开始抗菌药物治疗，对发生感染休克的患者应该在液体复苏治疗后尽早开始；为维持满意的药物浓度，在进行感染源控制操作（手术或介入）前需要追加使用 1 次抗菌药物。

二、抗菌药物治疗疗程

除非难以达到充分的感染源控制，针对确定感染的抗菌药物治疗应该限于 4~7d，更长时间的治疗并不会带来更好的结果；对于急性的胃与近端空肠穿孔，在缺乏抑酸治疗或非恶性肿瘤以及在 24h 内实现感染源控制的情况下，针对革兰阳性需氧球菌进行 24h 的预防性抗感染治疗即可；12h 内修复的穿通性、钝性或医源性小创伤，以及任何其他术中肠道内容物导致的术野污染，抗生素治疗均应该不超过 24h；不推荐对感染诊断明确之前的严重坏死性胰腺炎患者预防性使用抗生素。

三、成人患者抗菌药物治疗方案的选择

1. 成人轻至中度社区获得性感染的抗菌药物选择 针对成人轻至中度社区获得性感染的经验用药方案，应同时针对肠道革兰阴性需氧相兼性杆菌，以及肠道革兰阳性球菌。对于源于远端小肠、阑尾或

结肠的感染以及伴有肠梗阻或肠麻痹的近端消化道穿孔导致的感染,需要覆盖厌氧杆菌。不建议经验性使用覆盖肠球菌和抗真菌的药物。

成人轻至中度社区获得性感染的抗菌药物治疗方案单药推荐:替卡西林/克托维酸、头孢西丁、厄他培南、莫西沙星或替加环素。联合用药推荐:头孢唑啉或头孢呋辛或头孢曲松或头孢噻肟联合甲硝唑,或者左氧氟沙星或环丙沙星联合甲硝唑。不推荐氨苄西林/舒巴坦单药方案,原因在于社区获得性感染中的大肠埃希菌对其有较高的耐药发生率。

2. 成人重度社区获得性感染的抗菌药物选择　针对成人重度社区获得性感染的经验用药应该使用覆盖革兰阴性细菌的广谱抗菌药物,并且应该对肠球菌有效。单药推荐:美罗培南、亚胺培南/西司他丁、多利培南、哌拉西林/他唑巴坦。联合用药推荐:头孢他啶或头孢吡肟联合甲硝唑,或者左氧氟沙星或环丙沙星联合甲硝唑。临床实践中需要注意:由于对喹诺酮类药物耐药的大肠埃希菌逐渐增加,除非医院调查显示大肠埃希菌对喹诺酮类药物的敏感性超过90%才建议使用喹诺酮;对于高危患者应该根据细菌培养及药敏试验结果及时调整抗菌药物的种类,以保证对主要感染微生物的作用活性。不推荐头孢曲松、头孢噻肟、头孢唑肟等三代头孢联合甲硝唑的治疗方案,原因在于大量临床研究显示头孢曲松等对超广谱β-内酰胺酶(ESBL)的大肠杆菌/肺炎克雷伯菌无效。

3. 成人院内感染的抗菌药物选择　针对院内感染相关腹腔感染的经验性抗菌药物治疗,应该根据当地微生物学调查结果来确定。为了实现对可能病原体的经验性覆盖,需要使用包含广谱抗革兰阴性需氧和兼性菌药物的多药治疗方案,这些药物包括美罗培南、亚胺培南/西司他丁、多利培南、哌拉西林/他唑巴坦单药,或者头孢他啶或头孢吡肟分别联合甲硝唑治疗。可能需要使用氨基糖苷类或者黏菌素药物。如果源自腹腔内的细菌培养发现念珠菌生长,需要使用抗真菌药物治疗,氟康唑是分离出白色念珠菌时最合适的治疗选择。

4. 急性胆囊炎和胆管炎的治疗策略　怀疑急性胆囊炎或胆管炎的患者首选超声检查,应该接受抗菌药物治疗。除非存在胆肠吻合,否则不需要针对厌氧菌的治疗。除非有证据表明胆囊壁外存在感染,因急性胆囊炎接受胆囊切除术的患者应该在24h内停止抗菌药物治疗。

(杨　琳)

第三节　导管相关性感染

一、导管相关性血流感染

美国每年ICU的中心静脉置管日(在指定时间内特定人群中所有患者暴露于中心静脉插管的总天数)总计1 500万日。关于导管相关性血流感染(catheter related blood stream infection, CRBSI)有很多不同的研究。感染可直接导致住院费用的增加和住院时间的延长,但未见明显的病死率增加。ICU中每年发生的CRBSI约为8万例,而在整个医院范围内,预计每年发生的病例数可高达25万。多项分析显示由于CRBSI可导致发病率的升高和医疗费用的增长,其花费非常惊人。

(一)诊断

1. 血管内导管培养　如下所述。

(1) 当怀疑CRBSI而移除导管时应进行导管培养;对于CVC应作导管尖端培养,而非皮下节段培养。导管尖端5cm节段半定量培养细菌计数>15CFU/平皿,或导管尖端肉汤定量培养细菌计数>10CFU/平皿可除外定植;

(2) 当怀疑导管相关感染,并且导管出口处有渗液者,应用拭子擦拭渗出物作培养和革兰染色;

(3) 对可疑肺动脉导管感染的患者,应作导丝顶端培养;

(4) 导管插入部位和导管中央培养出相同细菌的半定量细菌培养菌落计数<15CFU/平皿,高度提示导管不是血流感染的来源;

(5) 如因怀疑CRBSI移除皮下埋置式静脉输液港(venous access subcutaneous port),将该输液港内容物及导管尖端做定量培养。

2. 血培养 如下所述。

（1）在开始抗生素治疗前留取血标本作培养。可疑 CRBSI，应留取 2 份血标本，1 份留自导管，1 份留自外周静脉。在开始抗菌药物治疗前留取血标本，而且培养瓶上需标注采血部位。如果不能自外周静脉抽血，推荐自不同的导管内腔留取至少 2 份血标本。

（2）诊断 CRBSI 应符合自外周静脉血和导管尖端培养出相同病原体；或双份血标本（分别留自导管中心部和外周静脉）分离出相同病原体，并符合 CRBSI 的血培养定量标准或血培养报告阳性时间差异（DTP）。另外，2 份导管内腔血标本定量培养，首个内腔内的菌落数至少 3 倍于第 2 内腔，应考虑为 CRBSI 可能。

（3）对于定量血培养，从导管接口部位留取血标本培养，菌落数需至少 3 倍于外周静脉血培养，可诊断为 CRBSI。

（4）依据 DTP，留自导管接口部位的血标本培养较外周静脉血标本提前至少 2h 检测到细菌，可诊断为 CRBSI。

（5）血标本定量和（或）DTP 应该在应用抗生素之前进行，各培养瓶中血量相同。

（二）导管相关感染处理一般原则

（1）抗菌药物的疗程，血培养获阴性结果时为第一天。

（2）MRSA 高发医疗机构，经验治疗建议应用万古霉素，但不推荐利奈唑胺用于疑似或确诊 CRBSI 的经验治疗。

（3）根据当地抗菌药物敏感性和疾病严重程度，决定经验治疗是否覆盖革兰阴性杆菌。中性粒细胞缺乏患者/重症患者伴发脓毒症或多重耐药菌（MDR）定植患者疑为 CRBSI 时，经验治疗应联合用药以覆盖 MDR 革兰阴性菌，而后根据培养及药敏结果实施降阶梯治疗。

（4）股静脉留置导管的重症患者，疑为 CRBSI 时，经验治疗除覆盖革兰阳性菌外，尚需覆盖革兰阴性杆菌和念珠菌属。

（5）有下列危险因素的患者，导管相关感染经验治疗应覆盖念珠菌：全胃肠外营养、长期使用广谱抗菌药物、恶性血液病、骨髓移植或器官移植受者、股静脉导管或多部位念珠菌定植。

（6）疑似导管相关念珠菌血症患者，经验治疗选用棘白菌素类，但部分患者可选用氟康唑。氟康唑可用于过去 3 个月内无吡咯类药物应用史，并且克柔念珠菌或光滑念珠菌感染危险性较低的患者。

（7）导管内放置抗菌药物（antibiotic lock therapy）可用于补救导管。然而，如不能应用导管内放置抗菌药物，可通过细菌定植的导管全身应用抗菌药物。

（8）导管移除 72h 后持续真菌血症、菌血症、感染性心内膜炎、化脓性血栓性静脉炎及骨髓炎患儿，抗生素疗程为 4~6 周。骨髓炎成人患者，疗程 6~8 周。

（9）长程导管 CRBSI，有下列情况应移除导管：严重脓毒症、化脓性血栓性静脉炎、心内膜炎、抗生素治疗 >72h 血流感染持续，或为金葡菌、铜绿假单胞菌、真菌、分枝杆菌感染。短程导管 CRBSI 患者如为革兰阴性杆菌、金葡菌、肠球菌属、真菌或分枝杆菌感染应移除导管。

（10）CRBSI 患者尝试保留导管时，应加做血培养。如果血培养在恰当抗生素治疗 72h 后仍为阳性，应移除导管。

（11）由低毒但难以清除的微生物（例如枯草杆菌、微球菌、丙酸杆菌）所致的长程和短程 CRBSI，在多次血培养（至少 1 份血标本留自外周静脉）阳性并除外污染后，通常应移除导管。对部分累及长程导管的非复杂性 CRBSI 除金葡菌、铜绿假单胞菌、杆菌属、微球菌属、分枝杆菌、丙酸杆菌和真菌等所致者外，多数患者由于可以放置导管的部位有限，需要长期保留导管以维持生命者（例如血液透析、短肠综合征患者），应尝试不移除导管，使用抗生素全身治疗和导管内放置抗生素治疗。

（12）如果留置导管患者单次血培养凝固酶阴性葡萄球菌阳性，应在开始抗生素治疗或（和）移除导管前，自怀疑感染的导管和外周静脉再次取血培养，以证实患者存在血流感染，并且导管很可能为感染灶。

(三)注意事项

(1) 念珠菌属或金葡菌所致 CRBSI,治疗时应及时移除导管。

(2) 敏感病原菌所致 CRBSI,进行有效抗菌或抗真菌治疗后,菌血症或真菌血症仍持续 72h 以上者,应移除导管。

(3) 导管移除后并进行恰当抗生素治疗者,金葡菌菌血症 >72h 的患者,疗程至少为 4 周。

(4) 对于成年无透析导管的 CRBSI 患者,应送检双份血标本,1 份为外周血,1 份留自导管。

(5) 非 β-内酰胺类抗生素过敏患者,治疗 MSSA 所致 CRBSI 首选 β-内酰胺类抗生素,而非万古霉素。

二、导管相关性尿路感染

导(尿)管相关(catheter-associated,CA)菌尿症,在全球范围内为最常见卫生保健相关感染,系医院和长期护理院广泛使用导尿管所致,其中多数为不合理使用。医疗机构花费大量的时间及其他费用以降低 CA 感染的发生率,尤其是有症状或体征的 CA 尿路感染(CA urinary tract infection,CA-UTI)。绝大部分医院获得性尿路感染与留置导尿管相关,且绝大部分患者无尿路感染相应的症状或体征。CA-菌尿症是全球范围内最常见的卫生保健相关感染,约占美国每年医院感染的 40%。住院患者中,CA-菌尿症为医院血流感染的最常见原因之一,约 15% 医院血流感染源于尿路。有研究显示菌尿症与病死率增加有关。

(一)治疗前作尿培养并拔除导尿管

疑为 CA-UTI 的患者,开始抗菌药物治疗前应留取尿标本作培养,因为潜在病原菌很多,且细菌耐药性不断增强。如果 CA-UTI 起病时导尿管留置已超过 2 周,但患者仍有指征留置,应更换导尿管以加速症状改善,并降低发生 CA-菌尿症和 CA-UTI 的风险。应在开始抗菌药治疗前,自新留置的导尿管留取标本作尿培养以指导治疗。如果导尿管已拔除,应在开始抗菌药治疗前,留取清洁中段尿作培养以指导治疗。

(二)疗程

CA-UTI 患者经抗菌药治疗后症状迅速缓解者疗程为 7d,而治疗反应延迟者疗程为 10～14d,无论患者是否留置导尿管。左氧氟沙星 5d 疗法可用于非重症 CA-UTI。尚无足够数据推荐其他氟喹诺酮类抗菌药疗程为 5d。年龄 ≤65 岁的 CA-UTI 女性患者,如无上 UTI 症状并已拔除导尿管,可考虑 3d 疗法。

(董俊婵)

第四节 侵袭性真菌感染

一、概述

侵袭性真菌感染(invasive fungal infections,IFI)系指真菌侵入人体组织、血液,并在其中生长繁殖引致组织损害、器官功能障碍、炎症反应的病理改变及病理生理过程。对于重症患者 IFI 的定义目前尚无统一定论,危险(宿主)因素、临床特征、微生物检查构成了此定义的基础。

ICU 患者是 IFI 的高发人群,且 IFI 正成为导致 ICU 患者死亡的重要病因之一。在过去的几十年中,ICU 患者 IFI 的发病率不断升高,占医院获得性感染的 8%～15%。以念珠菌为主的酵母样真菌和以曲霉为主的丝状真菌是 IFI 最常见的病原菌,分别占 91.4% 和 5.9%。ICU 患者 IFI 的病原菌主要包括念珠菌和曲霉。ICU 患者 IFI 仍以念珠菌为主,其中白念珠菌是最常见的病原菌(占 40%～60%)。但近年来非白念珠菌(如光滑念珠菌、热带念珠菌、近平滑念珠菌等)感染的比例在逐渐增加。ICU 患者 IFI 的病死率很高,仅次于血液系统肿瘤患者。尽管 ICU 患者侵袭性曲霉感染发生率低,但其病死率高,是免疫功能抑制患者死亡的主要原因。

在ICU中，IFI除了可发生于存在免疫抑制基础疾病或接受免疫抑制治疗的患者外，更多的则是发生于之前无免疫抑制基础疾病的重症患者，这与疾病本身或治疗等因素导致的免疫麻痹/免疫功能紊乱有关。

与其他科室的患者相比，ICU患者最突出的特点是其解剖生理屏障完整性的破坏。ICU患者往往带有多种体腔和血管内的插管，且消化道难以正常利用，较其他患者具有更多的皮肤、黏膜等解剖生理屏障损害，故使得正常定植于体表皮肤和体腔黏膜表面的条件致病真菌以及环境中的真菌易于侵入原本无菌的深部组织与血液。

ICU患者IFI的高危因素主要包括：①ICU患者病情危重且复杂；②侵入性监测与治疗手段的广泛应用；③应用广谱抗菌药物；④常并发糖尿病、慢性阻塞性肺疾病、肿瘤等基础疾病；⑤糖皮质激素与免疫抑制剂在临床上的广泛应用；⑥器官移植的广泛开展；⑦肿瘤化疗/放疗、HIV感染等导致患者免疫功能低下；⑧随着ICU诊治水平的不断提高，使重症患者生存时间与住ICU的时间延长。

二、诊断

重症患者IFI的诊断分3个级别：确诊、临床诊断、拟诊。

IFI的诊断一般由危险（宿主）因素、临床特征、微生物学检查、组织病理学4部分组成。组织病理学仍是诊断的金标准。

（一）确诊

1. 深部组织感染　正常本应无菌的深部组织经活检或尸检证实有真菌侵入性感染的组织学证据；或除泌尿系、呼吸道、副鼻窦外正常无菌的封闭体腔/器官中发现真菌感染的微生物学证据（培养或特殊染色）。

2. 真菌血症　血液真菌培养阳性，并排除污染，同时存在符合相关致病菌感染的临床症状与体征。

3. 导管相关性真菌血症　对于深静脉留置的导管行体外培养，当导管尖（长度5cm）半定量培养菌落计数>15CFU/ml，或定量培养菌落计数>10CFU/ml，且与外周血培养为同一致病菌，并除外其他部位的感染可确诊。若为隧道式或抗感染导管，有其特殊的定义，可参见相应的导管相关性感染指南。

（二）临床诊断

至少具有1项危险（宿主）因素，具有可能感染部位的1项主要临床特征或2项次要临床特征，并同时具备至少1项微生物学检查结果阳性。

（三）拟诊

至少具有1项危险（宿主）因素，具备1项微生物学检查结果阳性，或者具有可能感染部位的1项主要临床特征或2项次要临床特征。

（四）诊断IFI的参照标准

1. 危险（宿主）因素　如下所述。

（1）无免疫功能抑制的患者，经抗生素治疗72~96h仍有发热等感染征象，并满足下列条件之一的为高危人群。

1）患者因素

Ⅰ．老年（年龄>65岁）、营养不良、肝硬化、胰腺炎、糖尿病、慢性阻塞性肺疾病等肺部疾病、肾功能不全、严重烧伤/创伤伴皮肤缺损、肠功能减退或肠麻痹等。

Ⅱ．存在念珠菌定植，尤其是多部位定植（指同时在2个或2个以上部位分离出真菌，即使菌株不同）或某一部位持续定植（指每周至少有2次非连续部位的培养呈阳性）。

若有条件，高危患者每周2次筛查包括胃液、气道分泌物、尿、口咽拭子、直肠拭子5个部位的标本进行定量培养，计算阳性标本所占的比例。当定植指数（CI）>10.4或校正定植指数（CCI）>0.5时有意义。CI的诊断阈值：口咽拭子/直肠拭子标本培养CI≥1CFU/ml，胃液/尿CI≥10CFU/ml，痰

CI≥10CFU/ml；CCI 的诊断阈值：口咽拭子/直肠拭子标本培养 CCI≥10CFU/ml，胃液/痰 CCI≥10CFU/ml。

2）治疗相关性因素

Ⅰ．各种侵入性操作：机械通气 >48h、留置血管内导管、留置尿管、气管插管/气管切开、包括腹膜透析在内的血液净化治疗等。

Ⅱ．药物治疗：长时间使用 3 种或 3 种以上抗菌药物（尤其是广谱抗生素）、多成分输血、全胃肠外营养、任何剂量的糖皮质激素治疗等。

Ⅲ．高危腹部外科手术：消化道穿孔 >24h、反复穿孔、存在消化道瘘、腹壁切口裂开、有可能导致肠壁完整性发生破坏的手术及急诊再次腹腔手术等。

（2）存在免疫功能抑制的患者（如血液系统恶性肿瘤、HIV 感染、骨髓移植/异基因造血干细胞移植、存在移植物抗宿主病等），当出现体温 >38℃ 或 <36℃，满足下述条件之一的为高危人群。

1）存在免疫功能抑制的证据，具备下述情况之一

Ⅰ．中性粒细胞缺乏（<0.5×10^9/L）且持续 10d 以上；

Ⅱ．之前 60d 内出现过中性粒细胞缺乏并超过 10d；

Ⅲ．之前 30d 内接受过或正在接受免疫抑制治疗或放疗（口服免疫抑制剂 >2 周或静脉化疗 >2 个疗程）；

Ⅳ．长期应用糖皮质激素［静脉或口服相当于泼尼松 0.5mg/（kg·d）>2 周］。

2）高危的实体器官移植受者

Ⅰ．肝移植伴有下列危险因素：再次移植、术中大量输血、移植后早期（3d 内）出现真菌定植、较长的手术时间、肾功能不全、移植后继发细菌感染等。

Ⅱ．心脏移植伴有下列危险因素：再次手术、巨细胞病毒（CMV）感染、移植后需要透析、病区在 2 个月内曾有其他患者发生侵袭性曲霉感染等。

Ⅲ．肾移植伴有下列危险因素：年龄 >40 岁、糖尿病、CMV 感染、移植后伴细菌感染、术后出现中性粒细胞减少症等。

Ⅳ．肺移植伴有下列危险因素：术前曲霉支气管定植、并发呼吸道细菌感染、CMV 感染、糖皮质激素治疗等。

3）满足上述无免疫功能抑制的患者中所述的任意一条危险因素。

2．临床特征　如下所述。

（1）主要特征：存在相应部位感染的特殊影像学改变的证据。

如侵袭性肺曲霉感染的影像学特征包括：早期胸膜下密度增高的结节实变影；光晕征（halo sign）；新月形空气征（air-crescent sign）；实变区域内出现空腔等。是否出现上述典型影像学特征，取决于基础疾病的种类、病程所处的阶段、机体的免疫状态，ICU 中大部分无免疫功能抑制的患者可无上述典型的影像学表现。

（2）次要特征：满足下述可疑感染部位的相应症状、体征、至少 1 项支持感染的实验室证据（常规或生化检查）3 项中的 2 项。

1）呼吸系统：近期有呼吸道感染症状或体征加重的表现（咳嗽、咳痰、胸痛、咯血、呼吸困难、听诊闻及肺内湿啰音等）；呼吸道分泌物检查提示有感染或影像学出现新的、非上述典型的肺部浸润影。

2）腹腔：具有弥散性/局灶性腹膜炎的症状或体征（如腹痛、腹胀、腹泻、肌紧张、肠功能异常等），可有或无全身感染表现；腹腔引流管、腹膜透析管或腹腔穿刺液标本生化或常规检查异常。

3）泌尿系统：具有尿频、尿急或尿痛等尿路刺激症状；下腹触痛或肾区叩击痛等体征，可有或无全身感染表现；尿液生化检查及尿沉渣细胞数异常（男性 WBC >5 个/HP，女性 >10 个/HP）；对于留置尿管 >7d 的患者，当有上述症状或体征并发现尿液中有絮状团块样物漂浮或沉于尿袋时，亦应考虑。

4）中枢神经系统：具有中枢神经系统局灶性症状或体征（如精神异常、癫痫、偏瘫、脑膜刺激征

等）；脑脊液检查示生化或细胞数异常，未见病原体及恶性细胞。

5）血源性：当出现眼底异常、心脏超声提示瓣膜赘生物、皮下结节等表现而血培养阴性时，临床能除外其他的感染部位，亦要高度怀疑存在血源性真菌感染。

3. 微生物学检查　所有标本应为新鲜、合格标本。其检测手段包括传统的真菌涂片、培养技术以及新近的基于非培养的诊断技术。包括：①血液、胸腹腔积液等无菌体液隐球菌抗原阳性；②血液、胸腹腔积液等无菌体液直接镜检或细胞学检查发现除隐球菌外的其他真菌（镜检发现隐球菌可确诊）；③在未留置尿管的情况下，连续2份尿样培养呈酵母菌阳性或尿检见念珠菌管型；④直接导尿术获得的尿样培养呈酵母菌阳性（尿念珠菌>10CFU/ml）；⑤更换尿管前后的2份尿样培养呈酵母菌阳性（尿念珠菌>10CFU/ml）；⑥气道分泌物［包括经口、气管插管、支气管肺泡灌洗、保护性标本刷（PSB）等手段获取的标本］直接镜检/细胞学检查发现菌丝/孢子或真菌培养阳性；⑦经胸、腹、盆腔引流管/腹膜透析管等留取的引流液直接镜检/细胞学检查发现菌丝/孢子或真菌培养阳性；⑧经脑室引流管留取的标本直接镜检/细胞学检查发现菌丝/孢子或培养阳性；⑨血液标本半乳甘露聚糖抗原（GM）或β-1,3-D-葡聚糖（G试验）检测连续2次阳性。

三、治疗

（一）抗真菌治疗原则

由于真菌感染的复杂性，目前多提倡分层治疗，包括预防性治疗、经验性治疗、抢先治疗及目标性治疗。

1. 经验性治疗　针对的是拟诊IFI的患者，在未获得病原学结果之前，可考虑进行经验性治疗。药物的选择应综合考虑可能的感染部位、病原真菌、患者预防用药的种类及药物的广谱、有效、安全性和效价比等因素。关于经验性治疗的研究目前主要集中在持续发热的中性粒细胞减少症患者。对于这类患者应用唑类、棘白菌素类及多烯类药物，临床症状改善明显。

2. 抢先治疗　针对的是临床诊断IFI的患者。对有高危因素的患者开展连续监测，包括每周2次胸部摄片、CT扫描、真菌培养及真菌抗原检测等。如发现阳性结果，立即开始抗真菌治疗，即抢先治疗。其重要意义在于尽可能降低不恰当的经验性治疗所致的抗真菌药物的不必要使用，降低真菌耐药及医疗花费增加的可能性。现有的关于抢先治疗与经验性治疗比较的研究显示，患者存活率无差异，经验性治疗的花费与应用的抗真菌药物相对更多。抢先治疗有赖于临床医生的警觉性及实验室诊断技术的进步。新的血清学诊断方法，包括半乳甘露聚糖检测、β-D-葡聚糖检测以及对于真菌特异DNA的PCR技术，与临床征象、微生物培养，尤其是CT扫描一起，为开始抢先治疗、监测疾病病程、评价治疗反应提供了更多有参考价值的资料。抢先治疗的药物选择应依据检测到的真菌种类而定。治疗应足量、足疗程，以免复发。

3. 目标治疗　针对的是确诊IFI的患者。针对真菌种类进行特异性抗真菌治疗。以获得致病菌的药敏结果为依据，采用有针对性的治疗，也可适当依据经验治疗的疗效结合药敏结果来调整用药。药物选择要参考药物抗菌谱、药理学特点、真菌种类、临床病情和患者耐受性等因素后选定。对微生物学证实的侵袭性念珠菌感染，主要应结合药敏结果进行用药。白念珠菌、热带念珠菌、近平滑念珠菌对氟康唑敏感，同时也可选择其他唑类、棘白菌素类等药物；光滑念珠菌、克柔念珠菌因对氟康唑有不同程度的耐药，治疗时，不应首选氟康唑，而应选择伊曲康唑、伏立康唑、卡泊芬净、两性霉素B及其含脂质体等。大部分侵袭性曲霉感染的患者多为拟诊或临床诊断，少数患者能确诊。由于其诊断困难，易出现治疗不足或治疗过度。

（二）器官功能障碍与抗真菌治疗

ICU患者是IFI的高危人群，且往往均存在多器官功能障碍或衰竭，而临床常用的抗真菌药几乎均有肝肾毒性及其他不良反应。在抗真菌治疗过程中，如何正确选择与合理使用抗真菌药物，尽可能避免或减少器官损害，是ICU医生必须面对的难题。

1. 常用抗真菌药物对器官功能的影响　两性霉素 B 脱氧胆酸盐抗菌谱广，临床应用广泛，但不良反应多。使用过程中常出现高热、寒战、呕吐、静脉炎、低钾血症及肝肾功能损害等毒性反应。

与两性霉素 B 脱氧胆酸盐相比，两性霉素 B 含脂制剂注射相关并发症少，肾毒性明显降低，肝毒性无明显差异。其中两性霉素 B 脂质体的肾毒性及注射相关并发症最少，但两性霉素 B 胆固醇复合体的肾毒性发生率较高，寒战、发热等注射相关并发症的发生率也高于两性霉素 B 脂质体。

几乎所有的唑类抗真菌药均有肝脏毒性，但目前尚缺乏 ICU 患者使用唑类药物发生肝功能损害的大规模临床调查。氟康唑对肝肾功能的影响相对较小，是目前临床最常用的抗真菌药。伊曲康唑对肝肾等器官的功能有一定影响，但肾毒性明显低于两性霉素 B 脱氧胆酸盐，其引起肝损害多表现为胆汁淤积。对充血性心力衰竭或在伊曲康唑治疗中出现心力衰竭或症状加重的患者，应重新评价使用该药的必要性。与两性霉素 B 脱氧胆酸盐相比，伏立康唑的肝肾毒性明显减少，其肝毒性具有剂量依赖性。另外，应用伏立康唑可出现短暂视觉障碍与幻觉，一般停药后多可恢复。

以卡泊芬净、米卡芬净为代表的棘白菌素类药物主要在肝脏代谢，可引起肝功能异常，但肾毒性明显低于两性霉素 B 脱氧胆酸盐。米卡芬净的不良反应与卡泊芬净类似，可导致血胆红素增高，但几乎不影响肾功能。

2. 肝肾功能损害时抗真菌药物的选择　如下所述。

（1）肝功能不全时药物的选择与剂量调整：肝功能不全患者应用唑类药物应密切监测肝功能。转氨酶轻度升高但无明显肝功能不全的临床表现时，可在密切监测肝功能的基础上继续用药；转氨酶升高达正常 5 倍以上并出现肝功能不全的临床表现时，应考虑停药，并密切监测肝功能。

伊曲康唑用于肝硬化患者时，其清除半衰期会延长，应考虑调整剂量。对转氨酶明显升高、有活动性肝病或出现过药物性肝损伤的患者应慎用伊曲康唑。

在轻度或中度肝功能不全患者中，可在密切监测肝功能的情况下使用伏立康唑，第一天负荷量不变，之后维持剂量减半。目前尚无伏立康唑应用于严重肝功能障碍患者的研究。

卡泊芬净在轻度肝功能障碍（Child - Push 评分 5~6）时不需减量，中度肝功能障碍（Child - Pugh 评分 7~9）时需减量至 35mg/d。目前尚无重度肝功能障碍（Child - Pugh 评分 >9 分）患者的用药研究，若存在重度肝功能障碍，应考虑进一步减量或停药。

（2）肾功能障碍或衰竭时药物的选择与剂量调整：氟康唑 80% 由原型经肾脏排出，肌酐清除率 >50ml/min 时无需调整用药剂量，肌酐清除率 <50ml/min 时，剂量减半。

伊曲康唑其赋形剂羟丙基 - β - 环糊精从肾脏代谢，故肌酐清除率 <30ml/min 时，不推荐静脉给药。口服液的生物利用度较胶囊有所提高，达 53% 以上，若患者肠道吸收功能尚可时可考虑改为口服用药，空腹服用可提高生物利用度。

伏立康唑其赋形剂磺丁 - β - 环糊精钠从肾脏代谢，故肌酐清除率 <50ml/min 时，不推荐静脉给药。口服制剂生物利用度达 95% 以上，若患者肠道吸收功能尚可，可考虑改为口服用药。

卡泊芬净主要在肝脏代谢，肾功能障碍患者无需调整药量。

3. 器官功能障碍时两性霉素 B 的使用　延长两性霉素 B 的输注时间可减少其肾毒性与相关的寒战、高热等毒性反应。研究证实，24h 持续静脉注射或延长两性霉素 B 脱氧胆酸盐的输注时间，可增加患者对其耐受性，减少低钾、低镁血症的发生，并降低肾毒性。另外，两性霉素 B 脱氧胆酸盐价格便宜，故 24h 持续静脉注射两性霉素 B 脱氧胆酸盐仍可作为治疗 IFI 的手段。

应用两性霉素 B 时，应尽量避免合并应用有肝肾毒性的药物。类固醇抗炎药、氨基糖苷类抗生素、造影剂、环孢素 A、他克莫司等具有明显的肾毒性，与其合用时，可增加肾损害的危险性。另外，应尽量避免两性霉素 B 与可能影响肝功能的药物同时使用，以免增加肝细胞膜的通透性，出现肝脏损害。

在使用两性霉素 B 脱氧胆酸盐的过程中，如出现肾脏基础疾病恶化或血肌酐进行性升高、使用糖皮质激素及抗组胺等药物仍出现难以耐受的注射相关不良反应、使用药物总量 >500mg 仍无效时，应考虑换药。使用两性霉素 B 出现的肾功能损害，在停药后数日至数月后可逐渐恢复，永久性的肾衰竭少见。两性霉素 B 的肾毒性与药量呈正相关。肾功能损害大多发生于使用大剂量两性霉素 B 后（总剂量 >4g）。多项研究显示，应用不同剂量的两性霉素 B 脂质体治疗 IFI，疗效并无显著差异，但两性霉素 B 脂质体剂量越大，肾功能损害及低钾血症的发生率越高。一般认为，两性霉素 B 脂质体 3~5mg/（kg·d）较为适宜，不宜进一步增加用药剂量。

4. **血液透析与血液滤过时抗真菌药物剂量的调整** 血液透析与血液滤过对药代动力学的影响因素复杂多样，主要影响因素有药物分子量、分布容积、血浆蛋白结合率、筛过系数、室间转运速率常数、药物代谢途径（经肾脏清除的比例）、超滤率等。药物分子量越小、血浆蛋白结合率越低，则血液透析与血液滤过时清除越多；若药物筛过系数低，则血液透析与血液滤过时清除较少。

两性霉素 B 含脂制剂蛋白结合率高，血液滤过时无需调整药量。氟康唑蛋白结合率低，血液透析与血液滤过时能够清除，故于每次透析后常规剂量给药 1 次。伊曲康唑的蛋白结合率为 99%，血液透析不影响静脉或口服的半衰期与清除率，但 β-环糊精可经血液透析清除，故血液透析时，伊曲康唑给药剂量不变，只需在血液透析前给药，以便清除 β-环糊精。伏立康唑主要在肝脏代谢，血液透析与血液滤过时，无需调整药量。卡泊芬净主要在肝脏代谢，血液滤过与血液透析时，亦无需调整药量。

（三）免疫调节治疗

对 IFI 的治疗还包括免疫调节治疗，主要包括胸腺肽 α_1（thymosin）、IL、粒细胞集落刺激因子（G-CSF）、粒-巨噬细胞集落刺激因子（GM-CSF）和巨噬细胞集落刺激因子（M-CSF）、粒细胞输注等。免疫调节治疗的目的是增加中性粒细胞、吞噬细胞的数量，激活中性粒细胞、吞噬细胞和树突状细胞的杀真菌活性，增强细胞免疫，缩短中性粒细胞减少症的持续时间等。有研究表明，免疫治疗可改善中性粒细胞减少症 IFI 患者的预后，但尚缺乏大规模随机对照研究。

（四）外科治疗

有些 IFI 需要行外科手术治疗，如曲霉肿，外科摘除是明确的治疗方法；对鼻窦感染的治疗应联合药物与外科方法，外科清创术与引流在治疗中十分重要；对心内膜炎患者应行心脏瓣膜置换手术，且术后要实施药物治疗。当然，对 IFI 患者需要实施外科治疗的情况还很多，如骨髓炎、心包炎、中枢神经系统感染引起的颅内脓肿等。

（杨 琳）

第五节 ICU 重症感染的综合治疗

一、病因或诱因去除

抗生素治疗中，抗生素只是治疗措施之一。万万不可将抗生素作为抗感染治疗的唯一措施；对于任何疾病的治疗，原发病的治疗是关键点。对于感染的治疗原则，清除感染灶和去除感染的病因或诱因是关键点。比如呼吸机相关肺炎，首先是要使患者脱机，呼吸机相关肺炎的病因才会去除。再比如一般重症肺炎，重要的是痰液引流，如果痰液淤积在肺内，用再好的抗生素也不可能控制好炎症。又如腹腔感染，其腹腔引流是关键点。中心静脉导管感染时，拔出导管是去除病因。在去除病因后，再给予抗生素和对症治疗。

二、免疫调节治疗

重症感染患者炎症反应和免疫抑制在多数情况下是同时存在的，抗炎的同时，免疫调节治疗也非常重要。免疫调节治疗是通过改善患者免疫功能，有效地控制感染。

（一）静脉免疫球蛋白治疗

免疫球蛋白治疗在临床上能显著降低脓毒症病死率。静脉注射用人血丙种球蛋白，主要成分是蛋白质，含有广谱抗病毒、细菌和其他病原体的 1g 抗体，为免疫球蛋白的独特型抗体，可以形成复杂的免疫网络，能够起免疫替代和免疫调节的双重作用。

（二）胸腺肽 α_1

胸腺肽 α_1 作为免疫调节剂在调节患者自身免疫的前提下促进促炎细胞因子下降，使抗炎细胞因子上升，从而减轻了炎症介质所致的损伤反应。

（三）乌司他丁

乌司他丁是广谱蛋白水解酶抑制剂的一种，具有抗炎、减少细胞与组织损伤，改善微循环与组织灌注等作用。乌司他丁可以通过阻止细胞炎症因子与白细胞之间的相互作用，防止白细胞过度激活，并能抑制中性粒细胞弹力蛋白酶的活性及其抗氧化作用。

（四）谷氨酰胺

添加谷氨酰胺可以改善重症感染患者的预后。在感染、应激状态下，血浆中谷氨酰胺水平降低到正常值 50%～60%。补充谷氨酰胺可改善重症感染患者的免疫功能和肠道屏障功能，降低感染的发生率。

三、糖皮质激素的应用

严重感染和感染性休克患者往往存在相对肾上腺皮质功能不足，导致机体对肾上腺皮质激素释放激素反应性改变，并失去对血管活性药物敏感性，只要机体对血管活性药物反应不佳，建议考虑应用小剂量糖皮质激素，一般宜选择氢化可的松，每日补充量不超过 300mg，分 3～4 次或持续输注。疗程一般为 5～7d。

四、连续性血液净化

对于严重感染并发多脏器功能不全的患者，连续性血液净化治疗能清除炎症介质，持续改善免疫细胞功能，改善脏器功能，调节水电解质酸碱平衡，维持内环境稳定，而对血流动力学无不良影响。

五、控制血糖

患者平均血糖水平与病死率，多发性神经病变，急性肾功能衰竭，院内获得性菌血症发生密切相关。目前普遍认为提出降低患者病死率的血糖阈值介于 145～180mg/dl。高血糖患者，推荐使用静脉胰岛素治疗控制血糖。

六、营养支持治疗

重症感染患者处于高代谢状态，且代谢途径异常，对蛋白质的消耗大，短时间之内容易出现营养不良。非蛋白氮热量与蛋白质补充应参照重症患者营养支持原则。补充支链氨基酸可以促进蛋白质合成，改善氮平衡，降低患者病死率。

（杨　琳）

参考文献

[1] 王敬东，李长江. 急危重症医学诊疗. 上海：同济大学出版社，2014.
[2] 王印华，王宝华，唐明贵，刘建新，柴海霞，浦践一. 胸腺肽 α_1 在慢性阻塞性肺疾病合并侵袭性肺曲霉菌病中的疗效观察. 华中科技大学学报（医学版），2014，43（3）：348-350.
[3] 阎锡新，蔡志刚，宋宁，张肖鹏. 呼吸内科急症与重症诊疗学. 北京：科学技术文献出版社，2013.

[4] 张美齐,郭丰,洪玉才. 实用急危重症处理流程. 杭州:浙江大学出版社,2017.
[5] 黄志俭. 呼吸与各系统疾病相关急危重症诊治通要. 厦门:厦门大学出版社,2014.
[6] 李春盛. 急诊医学高级教程. 北京:中华医学电子音像出版社,2016.

第七章

重症营养与代谢

第一节 重症患者营养评估

营养评估是正确制定营养支持方案的先决条件。全面的营养评估包括营养状况、营养不良风险、营养风险及营养获益评估，然而，对于应激状态下的重症患者，营养评估缺乏理想的方法，各项营养评估的特异性、准确性及临床意义仍在争议中。

近年来，一些研究对营养状态传统评估（nutrition assessment）、营养主观整体评估（subjective global assessment，SGA）、营养风险筛查（nutritional risk screening，NRS）、营养不良风险评估（malnutrition risk assessment）与营养获益评估（nutrition risk in the critically ill，NUTRIC Score）在重症患者的意义及应用价值进行了探讨。

一、重症患者营养状态评估

营养状态评估即评估患者有无营养不良以及营养不良的程度及类型。《2009年美国肠外肠内营养协会（ASPEN）重症患者营养指南》指出，重症患者如果存在营养不良且无法进行肠内营养，肠外营养应在入院充分复苏后尽快开始；重症患者如果不存在营养不良，肠外营养应在入院7天后开始，由此可见，准确的营养状态评估是决定重症患者肠外营养指征及时机的关键。然而，如何准确评估重症患者的营养状态仍存在困难，迄今为止，重症患者营养状态主要的评估工具仍然为营养状态传统指标评估或SGA。

1. 营养状态传统指标评估 对于重症患者，通过传统身体组分测量及实验室营养相关指标的方法来评估营养状态误差较大。传统的营养状态评估包括病史与诊断、实验室营养相关指标、体格检查、人体测量学指标、食物/营养摄入情况及功能学评估等6大方面。对于非重症患者，这种传统的营养状态评估准确度高且具有重要的临床意义。但是，重症患者机体处于严重应激状态导致机体第三间隙水分增多、器官组织水肿、低蛋白血症、免疫紊乱，传统营养状态评估的身体组分测量及实验室营养相关参数发生显著改变，不再能准确反映营养状态。例如，一些重症患者应激期体重增加，多是由于毛细血管通透性增加使第三间隙水分潴留所致，而非营养状态的改善；体重下降或因为高分解代谢，而非单纯摄食减少所致。上臂围、上臂肌围、肱三头肌皮褶厚度以及皮下脂肪等测量可能因组织细胞水肿出现误差。应激期人血白蛋白及前白蛋白水平下降更多地表明患者应激状态的严重度，而人血白蛋白浓度改变还受液体复苏时外源性输注白蛋白的影响，不能代表机体蛋白合成与储存状况。这些营养状态评估的指标在此时更主要是反映机体应激状态，而不能代表营养状态的改变。2013年，Simpson等发表在JPENN杂志上的一篇大样本观察性研究评估体格检查和人体测量学指标在重症患者营养状态评估的价值，该研究纳入31个ICU共1 363名重症患者，结果显示，身体质量指数（BMI）和肱三头肌皮褶厚度与重症患者营养状态无相关性。总之，应激状态下病情的特殊性限制了传统营养状态评估指标在重症患者中的应用，重症患者营养状态的判断需结合病情进行综合判断。

2. SGA用于重症患者营养状态评估 SGA是一种依据患者病史及体检结果进行综合评估的半定量

营养状态评定方法。SGA 由 5 项病史指标（体重改变、进食变化、胃肠道症状、活动能力改变及疾病导致的营养需求改变）及 3 项体检指标（肌肉消耗、皮下脂肪消耗及水肿）组成。由医生按照 SGA 原则作出主观整体判断，将营养状态评定分为 3 个等级：①A：营养良好；②B：轻、中度营养不良；③C：严重营养不良。

目前不少研究证实 SGA 仍是用于重症患者营养状态评估相对准确的方法，且 SGA 评估与重症患者预后相关性良好。对于重症患者，按照 SGA 评定原则，医生可以根据病情进行主观整体判断，甄别体重、皮下水肿、血清蛋白浓度等指标的改变是疾病因素还是营养因素所致，从而对营养状态作出较为准确的判断。而且，在 SGA 评定标准中，可能因为体重改变、进食变化、肌肉消耗及皮下脂肪消耗对患者预后具有较大的影响，SGA 评估被证实与重症患者预后具有良好的相关性。2014 年 Fontes 等发表在 Clin Nutr 上的研究比较 SGA 与常规的人体测量学方法及实验室检测手段对患者的营养状态及预后的预测价值。该研究纳入 185 例重症患者，根据 SGA 诊断为营养不良的患者，其再入 ICU 率（OR 2.27；CI 1.08 ~ 4.80）和死亡率（OR 8.12；CI 2.94 ~ 22.42）明显增高，该研究表明，对于重症患者而言，SGA 是一种简单、相对可靠的营养状态评估工具，而且一定程度上与重症患者预后相关。

二、重症患者营养风险筛查

NRS 2002 是目前使用最为广泛的住院患者营养风险筛查工具。NRS 由欧洲肠内肠外营养协会（ESPEN）于 2002 年提出，筛查现存或潜在的因素导致患者出现营养相关不良临床结局或并发症的风险（如住院时间延长、感染、伤口不愈、吻合口瘘等），并以此 NRS 风险指数作为患者是否需要营养干预的依据。NRS 2002 营养风险筛查源于 128 项随机对照临床循证研究，通过营养状况受损的 3 个方面（体重指数、近期体重丢失及摄食量变化）和反映病情严重程度的 3 个等级（慢性疾病、大手术和重症疾病状态）共 6 项指标对患者的营养风险进行筛查，总分大于或等于 3 分被认为有营养风险，具有营养风险的患者需要进行肠内或肠外营养干预。ESPEN 推荐将 NRS 2002 用于所有住院患者入院营养风险筛查，并由此决定患者是否需要早期人工营养干预。

对于重症患者，NRS 2002 标准过低。在普通住院患者，NRS 2002 营养风险筛查的信度和效度已得到充分验证，但是在重症患者中，NRS 2002 的意义存在争议。源于 5 项以创伤和烧伤 ICU 患者为研究人群的 RCT 研究，NRS 2002 筛查标准将 APACHE Ⅱ 评分 >10 的 ICU 患者营养风险筛查定为 3 分，根据此标准，所有重症患者（APACHE Ⅱ 评分 >10）均存在营养风险，需要进行肠内或肠外营养支持，因此，NRS 2002 营养风险筛查对于重症患者相应失去了筛选功能。2011 年 Casaer 等发表在《新英格兰医学杂志》上的研究，收集没有营养不良但 NRS≥3 分具有营养风险的 4 640 例 ICU 患者，对其实施早期肠外营养（入 ICU 48 小时内开始）或延迟肠外营养（入 ICU 第 8 天开始），比较不同营养开始时机对重症患者预后的影响。研究得到的结论为，早期肠外营养对重症患者预后有不利影响。该研究发表后引起很大的争议，主要争议在于：该研究收集 NRS 2002≥3 分 ICU 患者，82% 的入选人群 NRS 3 ~ 4 分，心脏外科患者占 60%，全部入选患者最后平均 ICU 停留时间仅为 3 ~ 4 天，经过综合评估，这些患者并无实施肠外营养支持的必要。2014 年 Kondrup 等发表在 Curr Opin Clin Nutr Metab Care 上的系统综述分析也认为，ICU 停留时间对重症患者营养风险的影响可能更为重要，NRS 2002 应用于重症患者时将 APACHE Ⅱ 评分 >10，ICU 停留时间至少一周或许更合理。此外，或许将 NRS 2002 评分≥3 分的患者按照风险筛查评分的高低，分为高度营养风险组、中度营养风险组和轻度营养风险组，并据此实施不同的营养支持策略，更能体现 NRS 2002 在重症患者高风险筛查中的意义。然而，目前尚无循证医学证据对这一设想进行验证，NRS 2002 在重症患者中的应用有待更多临床实践予以探索。

三、重症患者营养不良风险评估

营养不良风险评估即评估患者出现营养不良或营养恶化的风险。对于当前无营养不良但有可能发展成营养不良的人群，营养不良风险评估有助于对营养不良的发生做出预警，从而早期进行营养支持干预，减少营养不良发生。营养不良风险评估是营养状态评估的补充，但是迄今为止缺乏公认的营养不良风险评估工具。2015 年，Coltman 等发表在 JPEN 杂志上的研究采用类似于英国肠外肠内营养协会营养不良风险评估（malnutrition universal screening tool，MUST）的方法，通过 4 方面指标评估营养不良发生风险：①近期非计划性体重丢失（1 个月内丢失 5%，6 个月内丢失 10%）；②BMI < 18.5 或 > 40；③入院前存在吞咽困难或不足够的饮食摄入；④既往需要肠内或肠外营养支持。满足 4 项中任意 1 项即认为有营养不良发生风险。上述 4 项指标对营养不良风险进行评估具有操作简单，可行性强，准确度较高的特点。

对于重症患者，早期进行营养不良风险评估显得尤为重要。重症患者因为病情、治疗或营养的影响，往往有多种导致营养不良风险增加的因素合并存在，即使入院时营养状态良好，在 ICU 停留一段时间后营养不良逐渐发生或加重，营养状态最终影响病情及预后。早期评估有助于营养干预的早期介入，以减少或减轻营养不良的发生。根据上述 Coltman 的研究，共收集 294 例 ICU 患者，通过 MUST，29.6% 的 ICU 患者存在营养不良风险，对于这部分重症患者，早期营养干预或能让患者获益。

四、重症患者营养获益评估

NUTRIC Score 是用于判断重症患者营养支持是否获益的一种评估。NUTRIC Score 由加拿大医生 Heyland 等于 2011 年提出，目的在于筛选出最可能从积极的营养支持治疗中获益的重症患者。该模型基于 3 个三甲医院内科和外科 ICU 的 597 名重症患者，将可能影响患者营养状态及预后的关键指标进行多元回归分析，将存在统计学差异的指标整合进入 NUTRIC Score 概念模型。最终，该模型由饥饿（经口摄入减少和体重减少）、营养状态（微量元素水平、免疫指标及肌肉重量）和炎症水平（包括急性期炎症指标：IL-6、CRP、PCT 和慢性指标：并发症）3 部分构成，包含年龄、APACHE Ⅱ 评分、SOFA 评分、并发症数量、入 ICU 前住院时间及血浆 IL-6 水平 6 个项目，每个项目根据其损伤水平赋予 0~2 分的分值。在 Heyland 研究观察的 597 例重症患者中，应用 NUTRIC Score 营养评估模型进行营养评估，分值越高者其营养风险越大，越有可能从积极的营养支持中获益。NUTRIC Score 营养评估模型首次考虑将炎症水平对营养状态的影响考虑其中，模型一经推出备受瞩目。

NUTRIC Score 的应用价值有待进一步证实。2014 年 Heyland 进行了另一项多中心、前瞻性、观察性研究，观察医源性喂养不足的发生率和喂养不足对患者预后的影响，这是一个来自 26 个国家，201 个 ICU 的研究，该研究以满足机械通气超过 7 天、BMI < 25 或 ≥ 35 且 NUTRIC Score ≥ 5 为条件共筛选出 3 390 例接受机械通气且人工喂养至少 96 小时的重症患者。结果分析显示，NUTRIC Score 分值与临床结局无明显相关，NUTRIC Score 营养评估的价值也因此受到质疑。2014 年 Kondrup 等在 Curr Opin Clin Nutr Metab Care 上发表关于重症患者营养评估的系统综述，对 NUTRIC Score 的评估效度也提出 3 点质疑：第一，NUTRIC Score 营养评估模型包含的是疾病的严重程度相关变量，而非经典的反映营养状态的指标。这些变量多与预后相关，但预测预后显然不同于预测营养支持所带来的预后，NUTRIC Score 的有效性需要在随机、对照临床研究中得以检验，即需要进一步的随机对照研究来证实 NUTRIC Score 分值高的患者随机接受营养支持后获得更好的临床结局。第二，按照 NUTRIC Score 评分标准对重症患者进行营养获益评估，相同分值的患者可能存在完全不同的病情和代谢状态，在 NUTRIC Score 中，6 项指标的每一项分别赋予 0~2 分的分值，存在 729 种不同的排列组合方式。NUTRIC Score 分值为 6 分时可以是一种情况，即年龄 ≥ 75 岁、APACHE Ⅱ 评分 ≥ 28 及 SOFA 评分在 6~9 之间，也可能是另一种情况，即 NUTRIC Score 评估标准的每个项目均获得 1 分。针对这两种疾病状况完全不同的患者，营养支持产生相同的临床益处肯定不同。第三，使用 NUTRIC Score 对重症患者营养支持获益进行评估时，未考虑时间因素对重症患者营养支持效果的影响。对处于高代谢、严重营养不良的重症患者，营养支持作用的发挥往往需要一段较长的时间才能充分体现。因此，仅仅根据 NUTRIC Score 分值的不同判断营养风险及从营养支持中获益的程度是否恰当仍值得商榷。

五、SGA、营养不良风险评估与 NUTRIC Score

不同营养评估工具在重症患者营养评估中有其不同的地位，而非单纯的孰优孰劣。2015 年，Coltman 等发表在 JPEN 杂志上的研究比较了营养不良风险评估、SGA 和 NUTRIC 与重症患者预后的相关性。研究共入选 294 例 ICU 患者，根据传统的营养不良风险评估方法，30%（87/294）的重症患者存在营养不良风险；根据 SGA 营养不良判断标准，38%（111/294）的重症患者存在营养不良；根据 NUTRIC Score 判断标准，12% 的患者（36/294）可从营养支持获益；有趣的是，294 例患者中仅 9 例患者（3%）同时满足上述 3 种不同营养评估工具的标准，说明这 3 个标准的重合度相对较小。该研究结果显示，同时满足 3 项营养评估标准的患者具有最高的死亡率和最长的 ICU 停留时间和住院时间。由 SGA 诊断为营养不良的患者，再次转入 ICU 比例最高，这可能是因为 SGA 评分标准将功能学评估纳入评分标准，从而能够更加全面地评估患者的总体营养状态。由 NUTRIC Score 筛选的患者，死亡率较高，ICU 停留时间和住院时间较长，这可能是由于 NUTRIC Score 将重症病情（APACHE Ⅱ 评分和 SOFA 评分）纳入营养风险评分标准的特点所决定。由传统营养不良风险评估筛选出的营养不良风险的患者，ICU 停留时间和住院时间最短，这可能是由于传统营养不良风险评估不包含病情严重度信息。

综上所述，重症患者的营养评估非常重要，完整的营养评估应包括营养状态、营养风险筛查、营养不良风险评估及营养获益评估，各项评估有不同价值。但因受病情及治疗影响，仍缺乏理想的评估手段与方法，各项评估均有一定局限性，有待进一步研究完善与证实。

（徐正芹）

第二节 重症急性骨骼肌萎缩评估

重症患者应激状态下高分解代谢导致肌肉与内脏蛋白丢失增加，脂肪动员加速及糖代谢障碍，由此直接导致人体组成的变化，其中骨骼肌体积减小在急性危重疾病时非常突出，并伴随着肌肉功能受损。其病理基础在于肌肉蛋白合成异常与分解增加，临床表现为迅速出现的肌肉萎缩并伴随全身性肌无力与功能障碍。研究显示，这一改变与危重疾病发展及预后相关，直接关系到危重症治疗与恢复质量。这一改变被称为重症"急性骨骼肌萎缩"，由此对于危重疾病阶段肌肉体积与功能改变的临床评估也日益受到关注。

一、人体测量方法评价骨骼肌体积

测量人体成分最经济、简单、快捷的方法，是通过"上臂三头肌中点皮肤皱褶厚度与中点周径测量"方法计算出肌肉与脂肪储存量。这一方法虽然简便，但是存在的问题是：①不同测试者在捏起皮褶的力度与卡尺测量时压力的不同，导致测量结果的差异；②上臂肌肉体积不一定能够准确一致地反映不同患者的骨骼肌含量，因此临床应用中受到限制。

二、生物电阻抗法评价骨骼肌含量

人体组成成分为脂肪组织（FM）和无脂组织（free fat mass, FFM）。FFM 又可再分为体细胞群（body cell mass, BCM）和细胞外群（extracellular mass, ECM）。BCM 是参与有氧代谢活动的组织，包括骨骼肌细胞、内脏细胞等；ECM 是支持细胞功能与活动的组织，包括骨骼和细胞外液等。

生物电阻抗（bioelectrical impedance analysis, BIA）的原理是人体作为单一的液态导体，当微弱的高频电流通过人体时，身体脂肪、皮肤比肌肉、血液的导电性差、阻抗高，人体脂肪组织越多阻抗值就越大，液体成分阻抗最小。因其无创、安全、简便、快捷等特点，越来越多应用于体脂检测，但是进食、出汗、水肿等多种因素可影响 BIA 测量的结果。国内文献报道多用于不同年龄正常人的人体组成分析，少有测定疾病状态下体脂改变，尤其是重症患者；国外文献报道 BIA 方法检测重症患者与正常人虽然有较好的线性相关，但是仍有 37% 患者因水肿导致测定的 FFM 升高。

由于骨骼肌只是机体无脂组织的一个主要的组成成分，而 BIA 测定的是无脂组织群整体，所反映的不仅仅是机体内骨骼肌含量；此外还会受到水肿等多种因素影响；检测技术上也需要特殊检测设备，这些因素使其临床应用受到限制。目前已很少有报道应用 BIA 评估重症患者人体组成与骨骼肌含量的研究结果。

三、超声对肌肉形态学与功能的评估

超声检测已作为一种连续性的、安全无创的方法越来越广泛地应用于临床，在胸腹部、血管、心肾、肝胆胃肠等器官组织病变与功能检测方面，作为动态评估手段，越来越多地用于 ICU 重症患者的床旁检测手段。近年来，随着对危重症急性肌肉萎缩的重视，应用超声检测进行重症患者肌肉状态评价的方法也日益引起关注。以往的研究发现，B 超能够很好评价肌肉形态与功能的变化，其高回声影的多少与骨骼肌萎缩程度相关。通常选取股四头肌、肱二头肌等表浅肌群、易于辨认，并可排除骨骼－组织交界面影响声波的部位。肌肉在无纤维化、无脂肪时，显示为低幅度声波；单位截面积内脂肪或纤维组织增加，超声测量则显示为较高幅度声波。因此，临床上可通过测量超声声波的变化，判断肌肉萎缩的程度。除了测量位置，超声测量时还要求保持受检者肢体弯曲 18°，因此时肌肉长度约缩短 2%，可排除因等长收缩导致的肌肉单位横截面的声波改变及由此对测量的影响。

近期发表的一项超声评价疾病状态下肌肉形态、功能改变的荟萃分析研究中，有学者检索了 1990—2012 年 144 篇相关的中英文文献，文献纳入标准为：①应用 B 型超声进行肌肉形态测量的研究；②应用 B 型超声进行病理状态下肌肉评估的研究；③应用 B 型超声进行手术介入和预后判断的研究。研究结果显示，可通过超声技术检测肌肉厚度、肌肉横截面积、肌纤维长度及羽状角等参数，由此动态评价肌肉的形态学及其功能变化；并指导功能康复训练的效果评价。有学者也指出，超声评价技术应用中也会受到探头方向、操作者及关节角度等多种因素影响，但超声检测的可重复性特点希望能够弥补一些技术上的问题。

尽管超声检测方法能够做到床旁实时、动态的评估，但是超声测量技术上的专业性及测量的准确性在一定程度上限制了它的推广。近期加拿大进行的一项多中心研究试图通过实施超声检测技术的标准化来解决上述问题。该研究招募了 78 例健康志愿者，分别来自于加拿大、美国、比利时、法国 7 个研究中心，统一培训营养师、护士、物理治疗师等未接受过任何超声技术专业培训的人员，标准化超声测量指导下（即固定测量部位：选取双下肢髂前上棘至髌骨上缘连线中下 1/3、1/2 处各两个位点测量，取 4 次的平均值），测定股四头肌厚度，结果显示，受训者组内与组间一致性较好，有助于进一步将此技术应用于评估 ICU 患者瘦体组织状态，评价营养支持效果以及评价急性肌肉萎缩的干预治疗的效果。

2013 年报道的一项通过 ICU 床旁动态测量重症患者肌肉横截面积来评价急性肌肉萎缩的研究，针对 63 例平均 APACHE Ⅱ 评分 23.5（95% CI，21.9～25.2），并接受机械通气 48 小时以上、留住 ICU＞7 天患者，分别在入选后第 1、3、7、10 天超声测量腹直肌横截面积，同时进行相关的组织学与生化检测。结果显示，患者于第 7、10 天腹直肌横截面积明显缩小，分别减少 12.5%、17.7%；同时发生多器官功能障碍患者肌肉萎缩程度较单一器官损害者更为明显。研究表明，重症患者 1 周内即可发生急性肌肉萎缩，而存在多器官功能障碍的患者则发生更早与更迅速。

四、肌肉功能的评价

以往研究表明，禁食后肌肉功能早在肌肉质量发生变化前就开始降低，随着肌肉质量减少，功能进一步下降，包括肌肉力量减弱、耐久性降低等功能性参数，营养支持配合功能锻炼后可逐渐恢复。因此连续性测量对于评价营养支持效果可能更有意义。目前床旁评估危重症肌肉功能障碍的方法非常有限，很大程度依赖操作者的主观判断和患者的临床表现，常用的方法有手握力测力法、直接肌肉刺激及呼吸肌力评估等。

1. 握力计测量简便易行，动态评价更有意义　肌电图可记录肌肉活动时的动作电位，通过测定运动单位电位的时限与波幅以及肌肉收缩的波形与波幅，评价肌肉的收缩功能。一项关于 ICU 获得性肌无力的研究报道，16 例接受机械通气 ICU 患者伴有不同程度的四肢迟缓性无力并肌肉萎缩，针极肌电图检查发现运动神经复合肌肉动作电位（CMAP）波幅下降，腓肠肌活检可见肌肉萎缩、坏死。直接肌肉刺激是通过对肌肉进行电刺激后直接测量肌肉收缩、舒张幅度与力量，可作为肌电图的辅助测试，鉴别危重病多发神经病与危重病肌病。但是此种电刺激技术，检查过程中有一定痛苦及损伤，要求患者很好地配合，按要求完全放松肌肉或不同程度的用力。重症患者在沟通和主动配合上往往存在一定的困难，加之不自主的肌肉收缩、ICU 环境的电讯号干扰等都使得难以获得可靠的客观数据，不适用于 ICU 重症患者床旁的连续动态监测。

2. 呼吸功能评价　体内蛋白质消耗超过 20% 即可影响呼吸肌的结构与功能，重症患者主要表现为呼吸肌无力与困难脱机。测量 1 秒钟用力呼气量（FEV_1）、最大呼气量的峰流量均可反映呼吸肌力量，并随着营养状况改变及康复训练而变化。

膈肌是重要的呼吸肌，收缩做功占呼吸肌做功的 75%~80%，因此膈肌功能评估对重症患者困难撤机的预测有着重要的意义。评估膈肌功能的方法主要有呼吸负荷试验、呼吸力学监测（最大吸气压、$P_{0.1}$、跨膈压）、膈肌电信号（颤动跨膈压、经食管膈肌电位）等参数，受机械通气压力支持水平、呼吸系统顺应性、不同疾病基础等多种因素影响，所获数据标准不统一，且部分操作侵入性，操作困难、患者状况及其耐受程度对此检测造成一定的限制，目前未能纳入临床常规检测项目。

近年床旁超声技术凭借其动态、实时、可重复的特点，逐渐用于膈肌功能评价。已有研究报道证实，通过 M 超声模式监测膈肌运动情况可较好地评估困难脱机。一项前瞻性观察研究显示，88 例拟脱机的 ICU 患者（机械通气时间 >48 小时），床旁 B 超测定仰卧位时膈肌运动状态，发现 29% 的患者发生膈肌功能障碍（运动幅度 <10mm 或者反常运动），膈肌功能障碍组与膈肌功能无障碍组比较，总的机械通气时间、脱机时间明显延长，脱机失败率明显升高；ROC 曲线提示超声监测膈肌运动幅度预测脱机失败的最佳临界点为左侧 12mm、右侧 14mm。虽然这项监测技术有诸多优势，仍有较多因素影响其结果的判读。2013 年一篇综述较全面阐述了超声评估 ICU 患者膈肌功能的技术与临床应用，对于有创或无创机械通气患者，可通过超声检测方法动态评价膈肌厚度与运动幅度变化，在评估吸气努力、诊断术后膈肌功能障碍、成功脱机的预测等方面有着较好的应用前景。超声测量结果的影响因素有：①机械通气压力支持水平、潮气量与呼吸系统顺应性影响，可通过膈肌厚度变化比率［thickening fraction，TF，计算方法：TF =（膈肌厚度$_{吸气末}$ - 膈肌厚度$_{呼气末}$）/膈肌厚度$_{呼气末}$］降低上述因素影响；②呼气末正压，增加功能残气量，膈移动幅度减小；③体位，尤其是肥胖、腹腔高压患者，一定程度限制了临床应用的范围，存在上述因素的患者判读超声结果时更需谨慎。

综上所述，由于严重打击后的炎症反应、营养代谢改变、制动与肌肉失用等，导致危重症早期（第 1 周）出现"急性骨骼肌萎缩"，同时伴随肌肉功能下降或丧失，蛋白质合成与分解的平衡改变是肌肉萎缩的病理基础，临床上表现为肌无力与呼吸功能降低。这一改变在 MODS 患者较单一器官功能障碍的患者更为严重，并且直接影响呼吸机的撤离、危重疾病病程、预后及康复。因此，在其发生机制以及早期临床评估方法等方面受到危重病医学界重视，早期稳态的人体测量及实验室检测的手段，虽能够反映患者肌肉储存与蛋白质代谢情况，但鉴于方法学的局限，以及结果的单一性与准确性等限制（如肌肉的测量、人体阻抗、实验室骨骼肌蛋白代谢产物测定等），特别是缺乏功能性参数，导致临床上很难实现早期、动态的评价骨骼肌结构与功能的改变。近年来超声检测技术在重症医学领域日益受到重视与普及，在评价多器官、多部位、多组织的结构与功能方面，超声检测技术均显示更好的应用前景，应用超声检测方法评价骨骼肌结构与功能就是其中一项值得深入探讨的课题。其优势在于能够较好地体现实时、可重复性及动态评估的特点，既能更深入的评价肌肉的结构改变，也能够反映一定的肌肉功能；在此基础上，如能配合骨骼肌蛋白代谢状态的检测，将有助于深入探讨危重症急性骨骼肌萎缩的发生机制与病理改变过程、推进危重症多器官组织功能评价的深度，以此奠定进一步研究与临床应用的基础。

（徐正芹）

第三节　重症免疫营养

严重打击后产生的全身性炎症反应与免疫抑制是导致器官进一步损伤的基础，围绕其进行的各种探讨是重症医学研究的热点之一。20年来药理营养素在炎症调理与改善免疫功能方面的作用一直受到关注，主要涉及的营养素包括谷氨酰胺（glutamine，Gln）、精氨酸（arginine）、脂肪酸（ω-3/ω-9FA），以及微量元素硒、维生素C、E等。早年的实验研究主要集中揭示这些药理营养素调控炎症与增强免疫的作用机制，并通过临床应用显示对预后的影响。近年来，一些大样本随机前瞻研究目的在于阐述药理营养素（主要是Gln与ω-3FA）对重症患者可能的有益影响以及潜在的危害，结果显示对不同危重状态下临床结局的影响并不相同，获益效果有限，甚至"有害"，相关的研究也成为关注的热点。

一、谷氨酰胺应用于重症免疫营养存在争议

基于早年有关重症患者血浆与骨骼肌内Gln含量降低与静脉补充Gln后明显降低病死率、改善6个月生存率及降低感染发生率等研究结果，2013年Heyland与Wischmeyer等发表在N Engl J Med的一项由北美、欧洲40个中心大样本前瞻性研究（Reducing Deaths due to Oxidative Stress，REDOXS），旨在探讨经静脉与肠道双途径补充大剂量谷氨酰胺二肽与微量元素硒对重症预后的影响。有学者将入选1223例ICU患者随机分为4组：Gln组（仅补充Gln）、Se组（仅补充硒）、Gln+Se组及安慰剂组。通过肠外联合肠内途径补充Gln，肠外补充0.50g/（IBW·d），即谷氨酰胺二肽42.5g/d（0.35g Gln/d），此外肠内补充30g/d；硒补充量为静脉补充500μg/d+肠内300μg/d。结果显示，补充Gln组28天病死率有升高趋势（32.4% vs 27.2%，P=0.05），安慰剂组、Gln组、Se组及Gln+Se组28天病死率分别为25%、32%、29%、33%；Gln组住院病死率与6个月病死率均明显高于安慰剂组；抗氧化剂硒的补充对改善预后无明显影响。这项国际多中心研究不但没有证实早年研究的有益效果，反而显示负面影响。由此有关早期大剂量Gln与抗氧化剂强化治疗增加危重症病死率的原因引起广泛关注，作者对数据进行分层分析，认为并发休克、肾功能障碍及MODS可能是导致大剂量补充Gln后病死率升高的主要原因，这一解释并未得到普遍认可。

随后的大样本meta分析试图从诸项临床研究中阐述Gln补充剂量及适合的对象，依据指南推荐剂量[0.3~0.5g/（kg·d）]，肠外Gln补充获得降低病死率的有益影响，但这一效果却未见于接受肠内营养的重症患者。疾病亚组分析表明，在降低感染性并发症方面不论是内科还是外科重症患者均显示出补充Gln的有益影响，而对于降低病死率方面的影响却仅见于烧伤、创伤等外科ICU重症患者。

近期Arthur R H Van Zanten等发表的一项来自荷兰、德国及比利时14个ICU的多中心双盲对照研究，旨在探讨应用高蛋白免疫增强肠内营养（IMHP）对重症患者医院获得性感染影响（Meta Plus）。研究为期22个月、随访6个月，共纳入接受肠内营养72小时以上并机械通气治疗的内科、外科以及创伤重症患者301例，随机分为高蛋白免疫型肠内营养组（IMHP、Gln、脂肪酸及抗氧化剂；n=152）与高蛋白肠内营养组（HP，n=149），两组接受等热卡等蛋白质的肠内营养，IMHP组每1 500ml肠内营养液含谷氨酰胺总量30g及抗氧化剂（含硒285μg，ω-3脂肪酸7.5g），入室48小时内开始营养支持，最长至ICU 28天。终点指标为新发感染，次终点指标为SOFA评分、机械通气时间、住ICU与住院时间。结果显示，两组新发感染并无差别，IMHP组为53%（95% CI，44%~61%），HP对照组为52%（95% CI，44%~61%），P=0.96；IMHP组内科ICU患者6个月病死率明显高于HP组，54%（IMHP，95% CI，40%~67%）vs 35%（HP，95% CI，22%~49%），P=0.04，其他预后指标无明显差异。该研究结论同样不支持重症患者肠内途径补充免疫增强型营养制剂。

这些与早年研究不一致的结果引发更多的思考与探索。人体细胞质中含有大量Gln，细胞内低Gln水平与低分化相关，大量动物与细胞的实验研究证实补充Gln增加核酸合成，应激状态Gln作为细胞能源优于葡萄糖，尤其是快速生长细胞更依赖之，如肠黏膜、免疫细胞，肠屏障组织学改变、细菌移位与Gln缺乏相关，且补充可逆转之。上述这些都证实了Gln补充的意义。Gln补充目标基于两种不同的情况，补充体内缺乏或提供药理作用，这两种情况的治疗目标不同。前者在于恢复正常生理浓度，而后者意在发挥特定药理作用。基于后一目标，考虑通过增加药理剂量来获得治疗效果，但目前研究很少能够提供这方面数据。而且不论何种目的均需要首先对Gln的血浆目标浓度予以明确并进行监测。有研究表明血清Gln低于420μmol/L为病死率增高的临界值，1/3的ICU患者Gln水平低，与ICU后6个月病死

率相关，但尚并无数据证明高 APACHE II 与高 SOFA 评分的不良预后与 Gln 缺乏相关；与入 ICU 低 Gln 水平相似，此时高 Gln 水平也同样预测不良预后，如急性肝损害时。

如果外源性补充的目的在于使 Gln 缺乏患者获益，目标人群应该是需要营养支持至少 5~7 天以上的 Gln 缺乏患者；如果目的是为了提供药理作用获益，受益人群应该是高死亡风险、并且能够从 Gln 补充中获益，而目前尚无更好的评分系统明确之，进而，有关危重程度与应用时机、应用多长时间才能有效均需要深入研究证实。

哪些患者适宜补充 Gln？研究显示，接受肠外营养的患者应予补充，而肠内营养补充 Gln 的研究以及 meta 分析均未证实能够获益。一些有关免疫强化营养的研究主要在于相关免疫指标的改善，而且肠内多是复合制剂，也不能证实单独补充或联合其他药理营养素对危重症的有益影响。肠内途径补充往往是多种免疫营养素，很难界定 Gln 的独立作用。另外，近期一项回顾性研究也证实感染患者病死率增高与应用大剂量抗氧化元素——硒相关。

关于补充 Gln 的研究，2003 年以前的单中心研究显示补充 Gln 可明显改善 ICU 患者感染发生率与病死率，而以后的多中心研究却未能证实这一效果，包括 meta 分析显示同样的效果来自于单中心、样本量并非很大的研究结果。REDOX 研究第一次显示外源性补充 Gln 与危重症不良预后相关，研究包含高病死率、未接受较好营养支持重症患者；也没有普遍进行血浆 Gln 的测量来界定是否缺乏。无法解释如果内源 Gln 产生 50~80g/d，而外源补充将会产生毒性作用，所以，进一步随机对照研究是很有必要的，亦需要明确 Gln 产生毒性作用的机制及其导致毒性作用的剂量。此外，亦需探讨 Gln 补充途径、危重症内源 Gln 产生与外源补充之间的关系以及是否需要维持 Gln 在正常生理水平。

二、ω-3 脂肪酸免疫调控研究进展

机体对打击产生的炎症反应在许多危重疾病的发生发展中起着重要的作用，组胺、类花生酸及细胞因子是其中的关键元素。由 ω-6 脂肪酸（ω-6 fatty acid，ω-6FA）类花生酸，如白三烯 B_4（leukotriene B_4，LTB_4）介导的白细胞浸润直接参与了 ARDS 的病理生理改变。ω-3 脂肪酸（ω-3FA）通过降低花生酸类产生的脂质炎症代谢产物，进而实现抗炎症反应的作用也为此受到极大的关注。ARDS 是体现全身炎症反应间因果关系的代表性病症，围绕 ALI/ARDS，Sepsis 开展了多项 ω-3FA 强化肠内营养的 RCT 研究，其中 4 项研究显示出明显获益的阳性结果：4 天治疗后白细胞与中性粒细胞肺组织浸润减少，肺泡灌洗液中 LTB_4 含量降低。临床效果表现在：接受高 ω-3FA 肠内营养的 ARDS 患者，氧合与气体交换得到改善、机械通气时间与住 ICU 时间缩短。最近发表的一项大鼠实验研究显示，DHA 代谢产物 resolvin D1 可以逆转 LPS 导致的 ARDS 病变进程。

近年报道的两项研究并未复制出早年的结果，但在研究设计方面也显示有很大不同，Rice 等的研究采用每日两次顿服含 EPA 与 DHA 的高脂配方制剂，脂肪占总能量的 80%，而对照组的脂肪含量占总能量 40%，结果显示在气体交换（PaO_2/FiO_2）等临床预后指标上与对照组（顿服盐水）并无差异。另一项由 Stapleton RD 等报道的研究中，研究组每日给予低脂配方的肠内营养及顿服一次鱼油，与对照组顿服盐水相比，亦未见改善炎症反应与氧合的影响。甚至在另一项多中心临床 RCT 研究中，却显示出增加鱼油等补充对临床结局的不利影响，此项研究应用的是低脂（占总能量 30%）、高糖类（占总能量 54%）的肠内营养配方。这些研究所选用肠内营养制剂除了富含 ω-3FA（鱼油）外，还添加了其他具有生物活性的抗氧化维生素与微量元素（维生素 E/C，Zn，牛磺酸与卡尼汀），而并非单纯的 ω-3FA。

近年几项有关成人 ICU 患者应用鱼油的 meta 分析，均显示外科患者在感染发生率、住 ICU 及住院时间方面明显获益。一篇 meta 分析表明，静脉补充 ω-3FA 后 ICU 病死率有降低的趋势（$P=0.08$）。最近 Carlos A Santacruz 等发表在 JPEN 杂志上的一篇系统综述与 meta 分析，比较了 ALI 或 ARDS 患者，接受肠内药理营养与对照组对预后的影响，共筛选了 7 项研究纳入了 802 例患者，其中 405 例接受药理营养，结果显示，接受药理肠内营养者 ICU 住院时间轻度缩短，但对于机械通气时间与总病死率并无明显影响。在纳入的研究中，肠内营养制剂中脂肪供能比例均较高，占总热卡 55% 左右（研究组富含 ω-3FA），而低脂对照组显示病死率有升高的趋势，因而有人认为，对预后影响可能与肠内营养（EN）

制剂中脂肪含量相关。

静脉补充鱼油仅显示次终点指标得到改善,却未见病死率的影响。感染率方面的有益影响也仅限于外科患者。与预后相关的另一个考虑是有效的药理剂量,很少研究揭示鱼油的有效剂量,从早期 Heller AR 教授的观察性研究结果,推荐全身性感染患者 ω-FA 应用剂量为 0.15~0.2g/(kg·d)。但相关的研究是缺乏的,特别是加大剂量能否改善预后并不明确。由德国 Heller 教授等(University Hospital Carl Gustav Carus)主持的一项增加剂量[至 0.5g/(kg·d)]的研究(FOILED study Clinical – Trials. gov)正在进行之中。因此,有质量的 RCT 研究仍然是需要的,以明确危重症患者静脉补充 ω-FA 的适应证及有效补充剂量。

综上所述,谷氨酰胺与 ω-3 脂肪酸是药理营养素研究领域中关注的热点,很多实验研究对其药理作用及机制进行了阐述,但临床应用目前并不能完全复制实验室结果,这一特点并非仅见于药理营养素的研究,也说明从实验室到临床实践之间需要搭建桥梁,而这一桥梁是能够科学的认识药物、治疗、疾病与患病个体之间的相互关系与影响,更深入地揭示疾病的本质。

(邢 珊)

第四节 重症患者理想的营养途径

营养支持是重症患者治疗的重要组成部分,其途径是营养支持的重要环节。肠内营养被推荐为重症患者首选的支持方式。然而,重症患者肠道功能障碍发生率较高,往往使肠内营养受到限制,无法达到营养目标。肠外营养,尽管可以补充能量需求,却存在各种并发症。早期添加肠外营养是否有益仍然存在争议,不同指南的推荐意见也不同。最新的研究表明,早期常规给予肠内或肠外营养不影响重症患者的病死率及感染等并发症,为重症患者营养支持方式的选择提出了新的理念。

一、营养支持的途径

营养支持包括肠内营养及肠外营养两种支持途径。肠内营养,即通过鼻胃管、鼻肠管等方式将营养物质通过胃肠道给予营养,由于该营养途径与生理状态下的营养基本等同,因此成为营养支持的首选途径。然而,当患者出现各种原因,比如胃肠道功能障碍,不能进行肠内营养时,可以通过肠外营养来补充热卡,避免或改善患者的营养不良状态。

二、肠内营养的优势及存在的问题

肠内营养是最理想的营养供给途径。肠内营养作为符合生理的营养支持方式,可以维护肠道黏膜屏障、促进肠道蠕动与分泌,增加营养因子吸收进入肝脏合成蛋白质,减少细菌和毒素易位,降低肠源性感染和由此产生的"二次打击"。此外,肠内营养可以减轻氧化应激及炎症反应,调节免疫功能。可见,肠内营养治疗已经不仅仅是提供热卡,而是对整个机体以及器官功能都具有保护作用。因此,当患者可以利用肠道实施营养支持时,利用肠道已经成为不争的共识,并且提出重症患者只要可以利用肠道,就需要使用胃肠道实施肠内营养。

然而,胃肠道功能障碍限制了肠内营养的顺利实施。目前研究显示,接近 60% 的重症患者存在胃肠道功能障碍,使得很多重症患者仅能部分耐受甚至完全不能耐受肠内营养。鉴于重症患者的胃肠道功能障碍发生率高,很多学者都提出肠内滋养性营养的理念。肠内营养支持的初期可能导致患者能量供应不足,肠外营养,作为补充热卡的另一营养支持途径,在临床上也被广泛运用。

三、肠外营养时机的争议及近期研究进展

肠外营养的时机存在广泛争议。尽管肠内营养的作用已经被广泛认识且成为首选的营养途径,但很多重症患者都受到肠道功能的限制,需要肠外营养来补充营养需要。而早期是否需要添加肠外营养,长期以来存在争议,大量的研究结果也存在差异。Heyland 和 Braunschweig 的两个荟萃分析均发现早期肠

外营养不改善预后，且增加感染等并发症。然而，Simpson 对采用意向性分析原则的研究进行荟萃分析，发现早期肠外营养尽管会增加感染发生率，但可以降低重症患者的病死率。国际指南的推荐意见也不尽相同。美国营养学会（ASPEN）推荐重症患者入 ICU 后如果不能进行肠内营养，且在发病前无营养不良的情况，则在入 ICU 一周后才开始进行肠外营养。而《欧洲营养学会（ESPEN）指南》则推荐重症患者入 ICU 48 小时后仍不能进行肠内营养，即可以考虑开始肠外营养。

早期肠外营养的并发症可以预防，是安全的营养途径。早期肠外营养增加并发症一直是临床医生担心的问题。Michael 等进行了一个大规模、随机对照研究，共纳入了 4 640 例患者，比较早期肠外营养（入 ICU 48 小时内）和晚期肠外营养（入 ICU 一周后）的作用，研究发现相比晚期肠外营养，早期肠外营养显著延长 ICU 住院时间，增加感染发生率。然而，最新发表在《新英格兰医学杂志》的随机对照研究提出了新的观点。研究共纳入 2 400 例患者，其中 2 388 例被最终纳入分析。纳入患者在入 ICU 后 36 小时内开始予以营养支持（1 191 例进行肠外营养，1 197 例进行肠内营养）并持续至第 5 天，所有患者进行了能量需要评估与严密监测，保证了营养的合理性，同时严格控制患者的血糖，并按照《指南》对患者进行院内感染的预防，主要观察指标为 30 天的全因死亡率。结果显示，两组患者的 30 天病死率无明显差异（肠外营养组 33.1% vs 肠内营养组 34.2%，P = 0.57）、住院时间及各种并发症发生也均无显著性差异。提示早期肠外营养在评估与监测，积极控制血糖，并加强感染防控的情况下是安全的。

四、重症患者营养支持途径的选择

重症患者营养支持途径首先考虑肠内营养。肠内营养作为首选的营养支持途径已经得到公认，即使患者存在肠道功能障碍，也可以尝试利用，以便维护肠道运动、免疫等屏障功能，改善患者免疫状态，减少肠源性感染的发生。《欧洲的营养共识》建议除非胃肠道功能障碍达到急性胃肠道损伤（AGI）IV 期时，才不考虑进行肠内营养。而当肠内营养不能满足能量供应时，添加肠外营养可能获益。

早期存在肠内营养禁忌的患者，肠外营养进行能量补充可以获益。2013 年 Diog 等进行了一个大规模、多中心、随机对照研究。研究总共纳入 1 372 例早期存在肠内营养禁忌的患者，686 例患者纳入早期肠外营养组，另外 686 例患者纳入对照组。研究发现两组患者病死率无明显差异，但相比对照组，早期肠外营养治疗组显著减少机械通气时间，并有减少 ICU 住院时间的趋势。

肠内营养不能满足目标热卡供应的患者，肠外营养补充热卡可以改善患者营养不良状态，并改善患者预后。2013 年 Heidegger 等针对早期肠内营养不能达到目标营养量的患者进行研究。305 例患者入 ICU 后 3 天内肠内营养剂量小于目标量 60% 的重症患者分成两组，从第 4 天开始一组继续进行肠内营养，另外一组增加肠外营养补充热卡。结果显示增加肠外营养组显著降低院内感染发生率，减少机械通气时间。提示针对早期肠内营养不能满足营养需求时，补充肠外营养有利于改善患者预后。

综上，营养支持治疗是重症患者治疗的重要组成部分。肠内营养是重症患者最理想的营养供给途径，在提供热卡的同时保护患者脏器功能。然而，对于早期存在肠内营养禁忌或者早期肠内营养不能满足热卡供应时，适当增加肠外营养可能有利于改善患者预后。

（邢 珊）

第五节 补充维生素的作用

维生素 D 先在肝细胞转变为 25 - 羟维生素 D_3 [25 - $(OH)D_3$]，然后在肾近曲小管上皮细胞进一步羟化为具有体内活性的 1，25 - 二羟维生素 D_3 [1, 25 - $(OH)_2D_3$]，其生物功能多效性包括调节免疫、内皮及黏膜、糖代谢、钙稳态的分布等方面的作用已基本得到证实。近年来的多项研究证明了维生素 D 缺乏与疾病严重程度和死亡危险、重症医学科（ICU）停留时长、感染的发生率、血培养阳性率、器官功能障碍、短期和长期住院死亡率相关。而近两年内的多项补充干预试验，并未得出确定的因果关系，补充维生素 D 对重症患者的有效性还需要进一步的研究来证实。

一、维生素 D 缺乏与重症患者预后的关系

就目前而言，已经能够肯定维生素 D 与感染性疾病的预后存在密切的联系，25-(OH)D 和 iPTH 水平也应作为 ICU 的常规检测项目之一。

Moromizato 等在波士顿 2 个教学医院进行的观察性研究收集 3 386 例 18 岁及以上住院前测定 25-(OH)D 水平患者，Logistic 回归分析后提示住院前 25-(OH)D 缺乏是脓毒症发生的预测因素。多变量分析提示，年龄、性别、种族、内科或外科类型均与 25-(OH)D 不足相关（$P=0.001$）。亚组分析中 444 例脓毒症患者显示住院前 25-(OH)D 缺乏是出现脓毒症的明显预测因素，并且 90 天死亡风险是充足患者 1.6 倍（$P=0.01$）。从而得出院前 25-(OH)D 缺乏是重症患者发生脓毒症的重要预测因素，而且 25-(OH)D 不足增加脓毒症患者死亡风险。

同时国内一篇涉及 236 例脓毒症患者关于 1,25-$(OH)_2$D 水平和降钙素原水平死亡率相关的观察性研究证实，1,25-$(OH)_2$D 缺乏患者具有更高的 APACHE Ⅱ 和 SOFA 评分，且血培养阳性率/甲状旁腺激素增高，28 天死亡率升高。同时维生素 D 缺乏患者离子钙水平低下，需要更长时间的呼吸机辅助呼吸。研究显示纳入初始 1,25-$(OH)_2$D 血浆水平和 PCT 水平呈负相关，回归分析显示 1,25-$(OH)_2$D≤20ng/ml 是 28 天死亡率的独立危险因素。

但部分学者通过将近年来的相关维生素 D 缺乏的研究进行系统评价和 meta 分析，2014 年 3 项研究的结论并未证实其关联。

Ralph 等人的研究并没有发现重症患者维生素 D 水平低下和死亡率增高相关，相反，他们发现重症患者超过生理水平的维生素 D 水平和死亡率及疾病严重性评分增高相关。在关于维生素 D 缺乏和重症患者死亡率关系的研究中，Haan 等人的系统评价和 meta 分析与 Zhang 等人的队列研究 meta 分析，分别纳入了 14 项相关研究 9 715 个患者和 7 篇研究 4 204 个患者。结果均证实重症患者维生素 D 缺乏和住院死亡率相关（$P<0.001$）；Haan 研究提示重症患者感染率上升（$P=0.007$），脓毒症患病率升高（$P<0.001$），30 天死亡率升高（$P=0.05$），但 Zhang 结果显示维生素 D 缺乏和 ICU 死亡率的相关性仍未有统计学意义（$P=0.271$）。

二、补充维生素 D 治疗对患者的作用

维生素 D 通过减低炎症细胞因子水平及增加先天抗感染分子物质对免疫系统功能产生积极效应，并通过上调巨噬细胞、上皮细胞内抑菌肽、防御素-2 发挥抑制炎症作用，从而可能具有类抗生素作用，在感染性疾病中可能作为一种辅助治疗方法。

有关维生素 D 的最佳摄入量和合适的维生素 D 浓度仍未明确。Bouillon 等通过对已发表的随机对照临床研究进行循证医学分析，成人每日摄入 600~800IU（12~18μg）可以有效治疗维生素 D_3 缺乏，而大剂量摄入并未观察到有更多益处。维生素 D_3 的作用还受到钙摄入量水平的影响。有多个关于维生素 D 预防骨折的 Meta 分析得出相似的结论，认为摄入 800IU/d 的维生素 D_3 同时补钙可以减少骨折事件 20%。相关 RCT 研究表明 25-(OH)D 低于 20ng/ml 的人群罹患结肠癌、心血管疾病、代谢病及感染的风险明显增高。而该研究并未涉及重症医学领域。

为了评估补充维生素 D 在重症患者中的潜在获益，临床领域中多项 meta 分析和系统性回顾显示维生素 D 不足或缺乏和非骨疾病的相关性。尽管依赖于大型数据库，并受年龄和环境因素影响的具有差异的受试者，补充维生素 D 和临床结果的可能因果关系未被证实。

奥地利的 Amrein 教授团队从 2008 年开始进行维生素 D 缺乏的相关系列研究，包括 2013 年发表的观察性研究到其后的 VITdAL-ICU（纠正重症患者维生素 D 缺乏随机对照研究）。初步研究收集了 665 个重症患者的维生素 D 缺乏的流行病学资料，以 25-(OH)D 血浆浓度 <20ng/ml 定义为维生素 D 缺乏；并将 25-(OH)D 浓度根据季节特性分为低、中、高浓度组。结果提示，约 60.2% 重症患者维生素 D 缺乏，26.3% 患者维生素 D 不足，且维生素 D 缺乏的流行病学及平均 25-(OH)D 浓度有明显的季节差异（$P<0.001$）。校正后的住院死亡率在低浓度组及中浓度组明显高于高浓度组。而住院日与 25-(OH)D 浓度无统计学意义。

研究发表后有学者质疑 25-（OH）D 浓度能否代表维生素 D 的有效浓度。首先，25-（OH）D 主要与维生素 D 结合蛋白结合成稳定状态，而具有生物学效应是游离及与白蛋白结合 25-（OH）D。此外，在重症患者中应用公式去将维生素 D 浓度转换有效生物浓度的方法是不适应的。作者在回信中也明确表示维生素 D 的生物利用度难以简单测定，但经过其研究中的校正祛除混杂因素后维生素 D 与死亡率的相关性是可以肯定的。

在 2011 年开始的进一步研究中，纳入 492 名维生素 D 缺乏（≤20ng/ml）的成年白种人群重症患者。大剂量维生素 D_3 和安慰剂通过口服或鼻胃管的给药方式一次性给予 540 000IU，随后每月给予维持剂量 90 000IU，持续 5 个月。并在研究数据揭盲和分析之前具体分析预先设定维生素 D 严重缺乏（≤12ng/ml）亚组。结果表明两组患者的中位住院时间无显著差异（20.1 天 vs 19.3 天），院内死亡率（28.3% 和 35.3%）和 6 个月死亡率（35% 和 42.9%）亦无明显差异；而在严重缺乏亚组患者中，维生素 D_3 组院内死亡率显著降低（28.6% vs 46.1%），6 个月死亡率无明显差异（分别为 34.7% 和 50.0%）。研究认为高剂量维生素 D_3 不减少重症患者住院天数、院内死亡以及 6 个月死亡率。虽然在严重缺乏患者中观察到院内死亡率降低，但这一结果基于亚组分析所得，考虑到整体阴性结果，应该被解读为一种假说，需要进一步研究证实。

然而，该系列研究同样存在一定的局限性，主要在于：①单中心的研究，且仅包括白种成年患者，研究结果不具有普遍性；②预先以补充维生素 D 改善病死率及住院时间为前瞻性考虑，忽略了补充后可能在其他方面的影响，例如院内感染等情况；③样本量的缺陷可能导致大剂量补充后对于不良反应的观察不足；④有关维生素 D 检测方法的缺陷。

综上所述，现有的研究资料认为维生素 D 缺乏的补充对于整体人群的效果还未有确切的定论，鉴于目前研究结果的不确定性，需要进一步的开展大规模高质量的随机对照试验，未来关于重症患者补充维生素 D 临床设计研究需探讨其最佳剂量、给药途径和疗程。然而，我们认为现有资料结果的差异可能与维生素 D 在重症患者中的标准尚未确立，以及重症患者在疾病病程、年龄、季节、不同的营养状态等多方面的异质性密切相关，单一盲目地扩大样本量仍有可能难以解惑。

（李　亮）

第六节　体重对重症患者预后的影响

病理性肥胖常伴发内分泌紊乱和（或）代谢障碍性疾病，如糖尿病、高血压、高脂血症、阻塞性睡眠呼吸暂停、通气不足、哮喘、胃肠反流等。既往研究表明，肥胖的重症患者发生导管相关性感染、脓毒症、急性肾损伤的风险明显增加，全因死亡率增加。但是近年的研究表明严重疾病状态下并非体重越大，死亡率就越高。

一、关于肥胖与重症患者死亡风险相关性的研究

体重指数（body mass index, BMI）常用于分析体重对于不同高度人所带来的健康影响。WHO 根据 BMI 将肥胖分为 3 个等级，BMI 30~34.9kg/m^2 为 I 级肥胖，35~39.9kg/m^2 为 II 级肥胖，≥40kg/m^2 为 III 级肥胖（病理性肥胖）。来自荷兰的大样本观察性队列研究收录了自 1999—2010 年 62 个 ICU 共计 154 308 例患者的临床资料，多元 COX 回归模型预测 BMI 与死亡风险呈反"J"型，即 BMI <20kg/m^2 死亡风险显著增加，BMI 42.6kg/m^2 时，死亡风险反而最低。Prescott 研究了 1995—2005 年 1 404 例因严重脓毒症住院治疗老年患者，平均年龄 79 岁，正常体重、超重、肥胖与 III 级肥胖死亡率分别为 62%、53.1%、46%、44.7%；校正年龄、经济状况、APACHE II 评分的差异后，肥胖患者死亡率仍低于非肥胖患者。多项关于接受机械通气肥胖患者的研究显示，虽然 III 级肥胖（BMI≥40kg/m^2）患者机械通气时间、住 ICU 时间明显延长，但多数情况下并不增加死亡率，仅当并发多个器官功能衰竭时，死亡率才明显增高。这种肥胖住院患者病死率不高于甚至低于非肥胖患者的现象称为"肥胖悖论"，可能与充分的脂肪储备避免了机体饥饿状况下大量消耗体内储备的能量与营养有关。

二、BMI 不能客观反映营养状况及预后

BMI 是肥胖分级标准,也是营养风险评估指标之一,以往研究表明存在营养风险的重症患者可从营养支持中获益。加拿大 Heyland 教授 2007 年全球 2 884 例机械通气患者营养支持状况调查中发现,BMI 与机械通气时间、60 天病死率等临床预后指标未呈现线性或 U 型关系,亚组分析能量摄入与 BMI 关系中发现,Ⅱ级肥胖患者(BMI 35 ~ 40kg/m²)与低体重患者(BMI < 20kg/m²)相似,增加能量摄入与降低死亡风险(OR 0.76;95% CI 0.61 ~ 0.95;P = 0.014),机械通气时间的减少(95% CI 1.2 ~ 5.9,P = 0.003)相关。由此可见 BMI 评估营养风险存在很大的局限性,仅反映了整体的重量,并不能客观的判别机体组成成分的差异及其与营养风险的关系,如无脂组织(fat - free mass,FFM,kg/m²)的含量。

2015 年发表的一项单中心观察性研究更揭示了营养状态在 BMI 与 ICU 患者死亡风险中所起的作用。该研究收纳了 2004—2011 年 6 618 例 ICU 患者,根据 BMI、营养评估诊断为非特异性营养不良(56%)、蛋白质 - 能量营养不良(12%)、营养良好(32%),结果显示 60% 肥胖患者存在营养不良;肥胖是 30 天病死率显著预测因素,校正年龄、性别、种族、疾病类型及严重程度后显示,低体重、超重、Ⅰ/Ⅱ级肥胖、Ⅲ级肥胖 30 天死亡风险比值比分别为 1.09、0.93、0.80、0.69;而校正基础营养状况后,比值比分别为 0.74、1.05、0.96、0.81;肥胖患者中(BMI ≥ 30kg/m²,n = 1 799)非特异性营养不良或蛋白质 - 能量营养不良患者,病死率明显高于同等 BMI、营养良好患者,90 天病死率比值比为 1.67(95% CI 1.29 ~ 2.15,P < 0.000 1)。因此,肥胖的重症患者病死率与肥胖程度之间相关性受到营养状态的影响,并发营养不良的肥胖患者较营养状态良好预后更差。上述研究揭示了仅仅 BMI 或体重,并不能很客观地反映其与营养状态及预后的关系,而人体组成,特别是骨骼肌与内脏蛋白含量,才可能是更直接与预后相关的重要指标。

三、机体组成成分较体重更能反映重症患者预后

近年来,危重症伴发的少肌症与 ICU 不良预后、后期生存质量以及病死率等明显相关,越来越多的调查显示,重症患者蛋白质消耗直接影响肌肉结构与功能,尤其是呼吸肌功能、组织修复与免疫功能的维护、糖代谢调节等,也是导致 ICU 感染、机械通气时间延长的重要原因。近期一项来自于欧洲关于高脂组织指数(fat mass index,FMI,kg/m²)、无脂组织指数(fat - free mass index,FFMI,kg/m²)与 BMI 对住院患者住院时间影响的研究(住院患者 1 707 例,志愿者 1 707 例),结果显示,低 FFMI、高 FMI,以及低 FFMI 同时伴有高 FMI 者,均与住院时间(LOS)延长明显相关。另一项研究来自加拿大的 Moisey,探讨创伤患者骨骼肌含量与临床结局关系,149 例 65 岁以上严重创伤患者纳入研究,通过断层 CT 扫描测量分析第 3 腰椎水平肌肉组织分为少肌症组与非少肌症组,结果显示少肌症组有 47% 患者属超重或肥胖,其病死率明显高于非少肌症组(32% vs 14%,P = 0.018),进行年龄、性别、损伤严重程度校正后多元回归分析显示,少肌症组机械通气时间(P = 0.004)、住 ICU 时间(P = 0.002)明显增加,而 BMI、人血白蛋白、脂肪组织总量与预后指标无相关性。高 BMI 的非少肌症患者,ICU 的生存率可能高于低 BMI 与高 BMI 的少肌症患者,提示在体重指标与人体组成成分指标中,后者对预后的影响可能更为重要。

综上所述,体重或 BMI 是营养状态评估时常用的参数,但不能单以体重或 BMI 预测其对重症患者临床结局的影响,更主要的是人体组成的改变,并发营养不良肥胖患者预后更差,可能与肌肉组织减少有关。

(李 亮)

第七节 低 钠 血 症

低钠血症存在于 15% ~ 20% 的急诊入院患者中,它的发生会增加患者的发病率、病死率及住院时间。为了获得对低钠血症更为通用全面的认识,2014 年欧洲重症医学会(ESICM)、欧洲内分泌学会(ESE)和欧洲肾脏学会 - 欧洲透析和移植学会(ERA - EDTA)联合发布了《低钠血症的诊断治疗指南》。

一、低钠血症的诊断

（一）低钠血症的分类

1. 根据血钠浓度分类　轻度：130~135mmol/L；中度：125~129mmol/L；重度：<125mmol/L。
2. 根据发生时间分类　急性低钠血症<48小时；慢性低钠血症≥48小时；当低钠血症快速发生时，大脑通过减少其细胞内渗透活性物质如钾和有机溶质以试图恢复脑容量，此过程需24~48小时。因此，以48小时作为急性和慢性低钠血症的界限。
3. 根据症状分类　中度症状：恶心，意识混乱，头痛；重度症状：呕吐，心脏呼吸窘迫，嗜睡，癫痫样发作，昏迷（Glasgow评分≤8）。重度症状者病死率增高。应避免提及"无症状"低钠血症，患者并非无症状，仅仅是表现为不引人注意如注意力不集中等。
4. 根据血液渗透压分类　《指南》主要涉及低渗性低钠血症，故需首先建立区分高渗与非高渗的临床标准，实际测得的血清渗透压<275mOsm/kg，提示为低渗性低钠血症，因为有效渗透压绝不会高于总或测得的渗透压。如果是通过计算得到的渗透压<275mOsm/kg，则低钠血症可能是低渗、等渗或高渗，这取决于哪些渗透性活性物质的存在和其是否计入公式。
5. 根据血容量分类　低钠血症患者可以分别是处于低容、等容或高容状态。传统诊断程序是首先评估患者的容量状态，但所谓容量状态究竟指细胞外液量、有效循环血量还是体内液体总量，含义不清。为避免混乱，本书将其定义为有效循环血量。

（二）如何证实低钠血症是低渗性并排除非低渗性

（1）推荐通过测定血糖，排除高糖性低钠血症。如果血糖增高，需校正血钠浓度。校正血钠浓度 = 测定的血钠浓度 + [2.4×血糖浓度（mmol/L） - 100]/100（1D）。

（2）测得的渗透压<275mOsm/kg，提示为低渗性低钠血症（未分级）。

（3）若无非低渗性低钠血症的证据，则接受"低渗性低钠血症"（未分级）。

（三）鉴别低渗性低钠血症原因的参数

（1）首先检测并解释尿渗透压（1D）。

（2）如果尿渗透压≤100mOsm/kg，可认为水摄入相对过量是低渗性低钠血症的原因（1D）。

（3）如果尿渗透压>100mOsm/kg，推荐同时在采取血液标本的基础上解释尿钠浓度（1D）。

（4）如果尿钠浓度≤30mmol/L，推荐接受有效循环血量降低为低渗性低钠血症的原因（2D）。

（5）如果尿钠浓度>30mmol/L，建议评估细胞外液状况和利尿剂的应用，以进一步明确低钠血症的可能原因（2D）。

（6）不建议检测加压素用于诊断抗利尿激素分泌异常综合征（syndrome of inappropriate secretion of antidiuretic hormone, SIADH）（2D）。

对于临床实践的建议：①需要同时采取血和尿标本方可对实验室结果做出正确解释；②尿钠浓度和尿渗透压测定最好取自同一标本；③如果临床评价表明，细胞外液量无明显增加，尿钠浓度>30mmol/L，在考虑SIADH之前，排除其他原因低渗性低钠血症。可考虑根据SIADH的诊断标准，寻找SIADH的已知原因；④原发或继发肾上腺皮质功能低下可能是低渗性低钠血症的潜在原因；⑤肾脏疾病使得低钠血症鉴别诊断复杂化。除了导致可能的低钠血症外，肾脏调节尿渗透压和尿钠能力常降低。因而，尿渗透压和尿钠可能不再能够可靠地反映激素对血钠的调节作用，任何低钠血症的诊断程序均应慎用于肾脏病患者；⑥水负荷试验无助于对低渗性低钠血症的鉴别，且存在危险。

为什么要提出鉴别低渗性低钠血症原因的参数？低渗性低钠血症见于许多原因，如非肾性钠丢失，利尿剂，第三腔室，肾上腺皮质功能低下，SIAD，烦渴，心力衰竭，肝硬化和肾病综合征。临床医生以传统方法对低钠血症的低、等和高血容量状态进行评估，失之于精确。

根据尿渗透压和尿钠浓度进行容量评估，以尿渗透压和尿钠对患者容量状态进行评价优于传统容量临床评估方法，故应优先考虑。①尿渗透压：尽管尚无理想评价加压素活性的精确的诊断研究，但是尿渗透压≤100mOsm/kg 几乎总是表明因水摄入过多所导致的最大尿液稀释。由于检测尿液渗透压是一项简便易行地证实过量水摄入的方法，本书推荐将测量尿渗透压作为低钠血症诊断的第一步。②尿钠浓度：如果尿渗透压＞100mOsm/kg，则需应进一步低钠血症为高血容量、等容量还是低血容量。由于临床难以对患者循环血量做出准确评价，本书根据大量循证医学资料，推荐将尿钠浓度≤30mmol/L，作为动脉有效循环血量过低的指标，此标准亦可用于应用利尿剂的患者。这一阈值在区分低循环血量与等容量和高容量上，有高度敏感性和可接受的特异性。低钠血症诊断程序见图7-1。

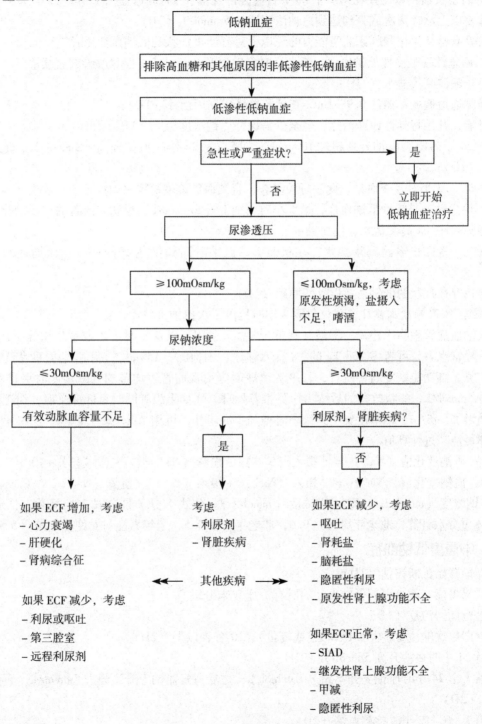

图7-1 低钠血症诊断程序

二、低渗性低钠血症的治疗

(一) 严重低钠血症的治疗

(1) 严重低钠血症患者（慢或急性）第1小时处理：内容如下。

推荐立即静脉输注3%高渗盐水150ml，维持20分钟以上（1D）；

20分钟后检查血钠浓度并在第2个20分钟重复静脉输注3%高渗盐水150ml（2D）；

建议重复以上治疗两次或直到达到血钠浓度增加5mmol/L（2D）；

应该在具有密切生化和临床监测能力的环境下对有严重症状的低钠血症患者进行治疗（未分级）。

(2) 不论急性还是慢性低钠血症，第1小时血钠上升5mmol/L，症状改善的后续治疗。

推荐停止输注高渗盐水（1D）；

保持静脉通道通畅，输注0.9%NaCl直到开始针对病因治疗（1D）；

如果可能，开始特异性诊断治疗，但至少需保持血钠浓度稳定（1D）；

第1个24小时限制血钠升高超过10mmol/L，随后每24小时血钠升高<8mmol/L，直到血钠达到130mmol/L（1D）；

第6小时、12小时复查血钠，此后每天复查，直到血钠浓度稳定（2D）。

(3) 不论急性还是慢性低钠血症，第1小时血钠上升5mmol/L，症状未改善的后续治疗。

继续静脉输注3%高渗盐水，使血钠浓度增加1mmol/L（1D）；

有下列之一者停止输注高渗盐水：症状改善，血钠升高幅度达10mmol/L；血钠达到130mmol/L（1D）；

建议寻找存在症状的低钠血症以外的原因（1D）；

只要继续3%高渗盐水输注，建议每隔4小时检测1次血钠（1D）。

严重低钠血症管理临床建议：①最好制备3%盐水备用，以免不时之需或紧急情况下的配制错误。②对于体重异常患者，可考虑2ml/kg的3%盐水输注，不拘泥于150ml。③不要期望重度低钠血症患者症状立即恢复，脑功能恢复需待时日，且患者镇静剂应用及插管等均影响判断。此时可参考"第1小时血钠上升5mmol/L，症状改善的后续治疗"推荐处理。④如果患者同时有低钾血症，纠正低钾血症则可能使血钠增加。⑤如血钠浓度要达到每小时增加1mmol/L，可用Adrogue－Madias公式计算，但血钠实际的增加可能超过计算值。

公式1：血钠变化值（Na^+）＝［摄入（Na^+）－血清（Na^+）］／（总体重水＋1）

公式2：血钠变化值（Na^+）＝［摄入（Na^+）＋摄入（K^+）－血清（Na^+）］／（总体重水＋1）

Na^+：钠浓度（mmol/L）；K^+：钾浓度（mmol/L）。公式1分子是公式2的简化。估测总体重水（L）通过体重分数计算：非老年男性是0.6，非老年女性0.5，老年男性与女性分别是0.5和0.45。

(二) 中重度低钠血症

(1) 立即开始诊断评估（1D）。

(2) 如果可能，停止引起低钠血症的所有治疗（未分级）。

(3) 进行病因治疗（1D）。

(4) 立即单次输注3%盐水150ml（或等量），20分钟以上（2D）。

(5) 每24小时血钠升高5mmol/L（2D）。

(6) 第1个24小时血钠上升不超过10mmol/L，之后每日血钠上升不超过8mmol/L，直到血钠达到130mmol/L（2D）。

(7) 第1、6、12小时检测血钠（2D）。

(8) 如果血钠上升而症状无改善，应寻找其他原因（2D）。

(三) 无中重度症状的急性低钠血症

(1) 确定与以前的检测方法一致，且无标本错误（未分级）。

(2) 如果可能，停止一切可能导致低钠血症的治疗（未分级）。

(3) 尽早开始诊断评价（1D）。

(4) 针对病因治疗（1D）。

(5) 如果急性血钠降低 >10mmol/L，单次静脉输注3%盐水150ml（2D）。

(6) 4小时后用同样技术检测血钠（1D）。

（四）无中重度症状的慢性低钠血症

1. 一般处理

(1) 去除诱因（未分级）。

(2) 针对病因治疗（1D）。

(3) 轻度低钠血症，不建议将增加血钠作为唯一治疗（2C）。

(4) 中度或重度低钠血症，第1个24小时应避免血钠上升超过10mmol/L，随后每24小时 < 8mmol/L（1D）。

(5) 中重度低钠血症，每6小时检测血钠直至血钠稳定（2D）。

(6) 对未纠正的低钠血症患者，重新考虑诊断程序，必要时专家会诊（未分级）。

2. 高血容量低钠血症

(1) 在高血容量的轻、中度低钠血症不宜单纯以增加血钠为唯一治疗目的（1C）。

(2) 液体限制，防止进一步液体负荷加重（2D）。

(3) 反对应用血管加压素受体拮抗剂（1C）。

(4) 不推荐应用"地美环素"（1D）。

3. SIADH

(1) 一线治疗：限制液体输入（2D）。

(2) 二线治疗：摄入尿素 0.25~0.5g/d 以增加溶质，低剂量袢利尿剂，口服氯化钠（2D）。

(3) 不推荐锂或去甲金霉素（1D）。

(4) 对于中度低钠血症，不推荐加压素受体拮抗剂（1C）。

(5) 对于重度低钠血症，反对使用加压素受体拮抗剂（1C）。

4. 低血容量的低钠血症

(1) 输 0.9% 盐水或晶体平衡液，0.5~1ml/(kg·h)，以恢复细胞外液容量（1B）。

(2) 对血流动力学不稳定患者进行生化和临床监测（未分级）。

(3) 血流动力学不稳定时，快速液体复苏比快速纠正低钠血症更重要（未分级）。

临床建议：①尿量突然增加 >100ml/h，提示血钠有快速增加危险。若低容量患者经治疗血容量恢复，血管加压素活性突然被抑制，游离水排出会突然增加，则使血钠浓度意外升高。②如尿量突然增加，建议每2小时测血钠。③作为增加溶质摄入的措施，推荐每日摄入尿素 0.25~0.5g/kg，添加甜味物质改善口味。药学家可制备如下袋装尿素口服剂：尿素 10g + 碳酸氢钠 2g + 柠檬酸 1.5g + 蔗糖 200mg，溶于 50~100ml 水中。

（五）如果低钠血症纠正过快需注意的问题

(1) 如果第1个24小时血钠增加幅度 >10mmol/L，第2个24小时 >8mmol/L，建议立即采取措施降低血钠（1D）。

(2) 建议停止积极的补钠治疗（1D）。

(3) 建议有关专家会诊以讨论是否可以开始在严密尿量及液体平衡监测下以 >1 小时的时间，10ml/kg 的速度输注不含电解质液体（如葡萄糖溶液）（1D）。

(4) 建议专家会诊，讨论是否可以静注去氨加压素（desmopressin）2μg，间隔时间不低于8小时（1D）。

低渗性低钠血症处理流程见图7-2。

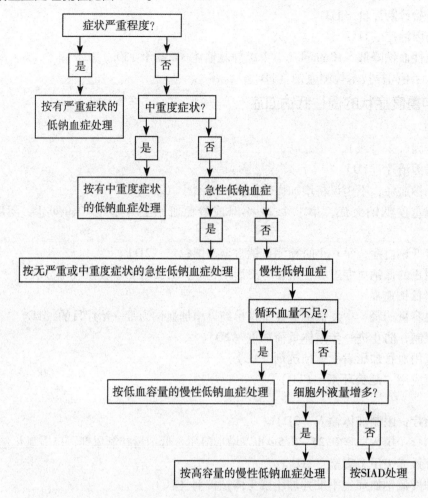

图7-2 低渗性低钠血症处理流程

（王仲众）

第八节 重症烧伤

重度烧伤指烧伤面积占全身体表面积20%以上、伴或不伴有吸入性损伤的患者。与其他疾病谱的重症患者相比，重症烧伤患者表现出更为强烈的氧化应激、炎症反应，以及与烧伤面积及深度正比例相关的高代谢状态。因此，营养治疗在烧伤患者的代谢支持等方面发挥非常重要的作用。为此，2013年欧洲肠内肠外营养学会（ESPEN）制定了《重症烧伤患者的早期营养治疗指南》。本文即对其进行解读。

一、营养治疗的时机及途径

重症烧伤患者的营养治疗首先应关注营养治疗的时机及途径。推荐意见指出，重症烧伤患者的营养治疗应在烧伤发生12小时内及早开始，优先考虑肠内营养（B，强）。

重症烧伤后产生的应激反应导致机体进入高代谢状态；重度烧伤患者往往并发吸入性损伤、创面大量液体与蛋白质丢失、早期肠黏膜缺血以及复苏中大量液体输注等导致胃肠道黏膜水肿和黏膜通透性增高，能量与营养的消耗以及肠黏膜与肠功能的支持在重症烧伤患者都显得更为重要。研究证实，早期肠内营养，可减弱胃肠道局部应激及高代谢状态，促进免疫球蛋白分泌，从而降低应激性溃疡及能量不足发生的风险。因此，《指南》指出，对于决定进行营养支持的烧伤患者，推荐首选肠内营养。

经胃喂养是优先选择的肠内营养途径，推荐对于发生幽门功能障碍的重症烧伤患者，可行经空肠置管或经皮内镜下胃/空肠造口术。当存在肠内营养的禁忌证或不耐受肠内营养时，选择肠外营养为主要的营养供给途径。

二、能量需要及预计公式

Toronto 公式是成人烧伤患者较为准确的能量消耗预计公式，对于烧伤儿童患者，《指南》推荐使用 Schofield 公式（D，弱）。

临床治疗中，重症烧伤患者的能量应适量供给，尽可能避免供给不足或过度喂养。研究表明，烧伤后机体的能量消耗具有一定的变化特征。重症烧伤早期，严重应激与全身性炎症反应使烧伤患者处于高代谢状态，能量消耗和能量需求明显增高，并且与烧伤面积及严重程度呈正相关；这一改变亦随烧伤病程与时间的变化而变化。因此，在重症烧伤整个治疗过程中，能量消耗与补充并非固定不变。采用间接能量测定（代谢车）方法测定实际能量消耗，并依此供给能量，是理想营养支持治疗的保障。因此，《指南》推荐使用间接能量代谢测定法作为烧伤患者能量补充的金标准。

目前在全球范围内实现临床治疗中的能量测定并非普遍，能量消耗预计公式是临床应用最为广泛的烧伤患者能量消耗评估方法，避免营养供给不足是烧伤患者有效营养治疗的保障，而预计公式的准确性便成为关键。依据 25~30kcal/（kg·d）的重症患者营养支持标准进行重症烧伤患者的营养治疗，常常不能满足患者的能量需求。Harris&Benedict 公式、Schofield 公式和 Toronto 公式临床应用较为广泛。Toronto 公式是成人烧伤患者较为准确的能量消耗预计公式，但计算比较复杂。对于烧伤儿童患者，《指南》推荐使用 Schofield 公式（表7-1）（D，弱）。研究表明，按照 Harris&Benedict 公式中基础能量消耗乘以一定的应激系数（烧伤应激系数为2），其计算出的能量补充往往超过机体的代谢能力，易导致过度喂养，增加脂肪肝及感染的风险。

表7-1 烧伤能量计算公式

年龄	类别	公式
成人	Toronto 公式	-4 343 + [10.5×烧伤面积（%）] + (0.23×摄入能量) + (0.84×基础能量消耗) + [114×体温（℃）] - (4.5×烧伤后的天数)
女（3~10岁）	Schofield 公式	[16.97×体重（kg）] + [1.618×身高（cm）] +371.2
男（3~10岁）	Schofield 公式	[19.6×体重（kg）] + [1.033×身高（cm）] +414.9
女（10~18岁）	Schofield 公式	[8.365×体重（kg）] + [4.65×身高（cm）] +200
男（10~18岁）	Schofield 公式	[16.25×体重（kg）] + [1.372×身高（cm）] +515.5

与其他重症患者一样，营养补充过度同样是重症烧伤治疗早期面临的常见问题，除了预测公式的高估外，由于高钠血症的存在及其他治疗需要，患者需输注大量5%葡萄糖溶液，使用脂肪成分的镇静药物丙泊酚等。在进行能量计算时，应考虑到此类非营养治疗时药物中糖类和脂肪所能提供的能量。

三、营养素及其供给量

1. **蛋白质及特殊氨基酸** 《指南》推荐成人烧伤患者每日蛋白质需要量为 1.5~2.0g/（kg·d），烧伤患儿每日蛋白质需要量为 1.5~3.0g/（kg·d）。强烈建议烧伤患者可在营养治疗时考虑补充谷氨酰胺（或鸟氨酸），不推荐补充精氨酸（C，弱）。

氨基酸和蛋白质是促进烧伤创面生长和愈合、增强机体免疫力不可缺少的营养成分。对于重症烧伤患者，推荐蛋白质摄入量为 1.5~2.0g/（kg·d），超过 2.2g/（kg·d）补充对于进一步改善蛋白质合成无益。对于儿童烧伤患者，超过 3g/（kg·d）的蛋白质摄入量亦未见明显益处。

谷氨酰胺在烧伤患者的营养治疗中占有重要地位。谷氨酰胺是淋巴细胞、肠上皮细胞的主要能量来源。既往谷氨酰胺用于烧伤患者的小规模单中心研究中，由于谷氨酰胺的使用剂量、方式、时间等不同，其对感染并发症、住院时间及病死率的影响也不尽相同。目前一项用于大规模烧伤患者的临床研究正在美国进行,相信其结果可以给谷氨酰胺的临床应用带来启示。尽管如此,基于其在重症患者中的作用及应用,根据目前已有的研究,《指南》推荐给予烧伤患者补充0.3g/(kg·d)治疗剂量的谷氨酰胺[谷氨酰胺二肽则剂量为0.5g/(kg·d)]。

另外,鸟氨酸α-酮戊二酸是谷氨酰胺的前体,可成为谷氨酰胺治疗的替代品,在法国已进入临床应用,给药途径为胃肠道。研究显示可促进急性期伤口愈合,每日30g的治疗剂量有助于改善烧伤患者氮平衡。

目前尚无证据表明使用精氨酸可使烧伤患者获益。

2. 糖类及血糖控制　《指南》强烈建议减少糖类的补充(包括营养治疗在内的一切治疗中),推荐糖类提供的能量占目标总能量的60%,无论是成人或儿童烧伤患者,其摄入量不能超过5mg/(kg·min)。另外,强烈建议血糖控制目标为4.5～8.0mmol/L,需要时可使用静脉胰岛素控制血糖(D,强)。

众多临床研究显示,烧伤患者应限制糖类的使用。近期关于成人及儿童烧伤患者的临床研究、综合其意见的综述及《指南》提出,糖类应提供总目标能量60%的能量供给,无论是成人或儿童烧伤患者,糖类单位时间输注量不超过5mg/(kg·min),即对标准成人患者,糖类摄入量为7g/(kg·d)。

血糖控制也是重症烧伤患者营养治疗中应关注的问题。重症烧伤患者在应激等状态下易出现血糖增高,往往需要使用胰岛素控制高血糖。但血糖控制过严格、目标值过低,以及在治疗过程中常因手术、胃肠道功能障碍等因素使营养治疗中断,而胰岛素使用相对过多,则会发生低血糖。目前关于重症烧伤患者血糖控制理想界值尚未明确,《指南》推荐使用重症患者的血糖控制目标,即4.5～8mmol/L。但在同时应密切监测与预防低血糖的发生。

降糖药物也正在研究中。静脉注射胰岛素仍然是目前首选血糖控制的方式,在某些特定情况下,二甲双胍类药物可能是胰岛素的一种替代选择,但因其可导致乳酸酸中毒,其使用的安全性仍然需要进一步研究。另外,在一项儿童烧伤的基础研究中发现,依克那肽作为抑制胰高血糖素分泌的肠促胰岛素,可能可以减少内源性胰岛素的需要。

3. 脂肪用量与种类　烧伤患者在进行营养支持时,应监测脂肪供给总量,其供能不超过总能量的35%(C,弱)。

针对烧伤患者脂肪酸应用的临床研究较少,目前仅有两项研究显示烧伤患者对脂肪负荷量较为敏感。在脂肪提供总能量35%(对照组)与15%(低脂组)的烧伤患者(烧伤面积>20%)比较研究中,两组患者均采用肠内营养,对照组与部分低脂组患者摄入的脂肪包括80%大豆油和20%中链三酰甘油,另有部分低脂组患者摄入的脂肪乳由50%的ω-3脂肪酸、40%大豆油和10%中链三酰甘油组成。研究结果显示,对照组患者住院时间延长、感染发生率增高。因此,《指南》建议,烧伤患者在进行营养支持时,应监测脂肪供给总量,其供能不超过总能量的35%(C,弱)。同时,需注意同时限制含脂肪制品的非营养类药物的使用,如丙泊酚,成人每日可用15～30g,应将其计入总能量中。

ω-3多不饱和脂肪酸、其他单不饱和与多不饱和脂肪酸用于烧伤患者是否有优势尚不明确,仍在研究中。

4. 微量营养素　无论对于成人或儿童烧伤患者,均强烈建议在营养治疗中加强锌、铜、硒、维生素B_1,维生素C,维生素D和维生素E的补充(C,强)。

同其他营养素一样,由于烧伤患者处于较强氧化应激与高代谢、高分解状态,微量元素的丢失和缺乏突显。研究表明,微量营养素的供给不足导致患者在烧伤后一个月内发生伤口愈合延迟、感染并发症的发生率增高。因此,微量营养素的补充极为重要。

烧伤患者需补充多种维生素。许多关于烧伤患者维生素B、C、E、D补充的临床研究已经开展,结果表明,高于正常成人1.5～3倍的维生素C、E的补充可降低烧伤后氧化应激反应、促进伤口的愈合。维生素D的补充与烧伤患者并发骨质疏松的发生率的研究结果之间的关系尚不清楚。但明确的是,推荐的标准摄入量不能满足烧伤患者的需要:每日400IU维生素D的摄入不能提高骨密度。在烧伤急性期,维生素C的补充可稳定内皮细胞,降低毛细血管渗漏,从而可以减少复苏液体的输注。近些年来的动物及体内研究显示,烧伤后24小时内维生素C的需要量为0.66g/kg,如此大剂量维生素C用量并非临床常规推荐剂量，仅作为复苏治疗的推荐，如何依病程进展调整剂量仍待进一步研究探讨。

其他微量元素对于烧伤创面愈合及免疫功能的维护亦有重要意义。重症烧伤后产生的应激反应导致机体进入高代谢状态、强烈的炎症反应导致严重氧化应激和自由基等的产生增加；另一方面，由于烧伤创面暴露，锌、铜、硒等微营养素持续外渗性丢失，丢失的时间和程度与烧伤面积及创面的暴露时间呈正相关。因此，烧伤早期即应补充微量元素，以降低机体氧化应激反应、提高抗氧化能力、降低感染的发生率、提高免疫力、缩短 ICU 住院时间。然而，微量元素在营养治疗中面临的问题也不容忽视，如铜和锌在肠道吸收时存在金属硫蛋白转运体之间的竞争，会影响治疗效率。同样，对于儿童烧伤患者，应按其体重及烧伤面积进行治疗剂量的调整。

四、代谢调理治疗

无论是成人或儿童烧伤患者，强烈建议给予降低高代谢率及高分解状态的治疗，包括适宜的环境温度，早期手术处理创面，非选择性的 β 受体阻滞剂及氧甲氢龙的使用。对于烧伤面积超过 60% 的患儿，推荐使用重组人生长激素（rhGH）治疗（B，强）。

除营养补充外，鉴于严重应激与代谢紊乱，无论对于成人或儿童烧伤患者，代谢调理在营养支持治疗中也发挥重要作用。如深部创面的早期手术与覆盖、促进蛋白质合成药物的使用、调整环境温度为 28~30℃ 等，都有助于改善患者的高代谢状态。

抑制交感兴奋是代谢调理的重要手段。临床研究表明，非选择性 β 受体阻断剂可改善烧伤患者高代谢及应激状态，儿童烧伤患者较成人患者相比，获益更多。氧甲氢龙同样在临床研究中发现可降低病死率、缩短 ICU 住院时间，但应用期间应关注肝功能情况。关于两种药物联合应用的临床研究正在进行，目前推荐在复苏阶段治疗 1 周后开始应用普萘洛尔治疗，后加用氧甲氢龙。在烧伤后 1 周内即开始的单药或联合应用尚在研究之中。其应用疗程尚不能确定。

重组人生长激素（rhGH）在成人烧伤患者的治疗中不被推荐使用。虽然目前尚未显示生长激素对烧伤患者预后的不利影响，但有研究显示，与氧甲氢龙相比，虽然两者都能够降低烧伤患者氮和体重的丧失、促进创面愈合，但生长激素明显增加患者的高代谢和高血糖，可能对患者产生不利影响，尤其是疾病早期机体处于高代谢状态时。然而，在烧伤儿童患者中，有研究表明 rhGH 的应用有利于促进患儿供皮区的生长、降低高代谢，并有利于防止出现患儿由于生长激素不足引起的生长发育迟缓。因此，目前认为，生长激素在重症烧伤患儿中的使用安全有效。推荐烧伤面积超过 60% 的患儿可予 rhGH 治疗，推荐剂量为 0.05~0.2mg/（kg·d），但其应用疗程尚不明确。

（王仲众）

参考文献

[1] 罗成群，彭浩. 危重烧伤救治. 长沙：中南大学出版社，2011.
[2] 李春盛. 急危重症医学进展. 北京：人民卫生出版社，2016.
[3] 王印华，尤丕聪，唐明贵，王宝华，柴海霞，浦践一. 卡巴胆碱对创伤患者肠屏障功能的保护作用. 中国中西医结合急救杂志，2014，21（7）：254-257.
[4] 王印华，王宝华，唐明贵，白静，浦践一. 创伤后肠屏障功能障碍与免疫失调的相关性研究. 肠外与肠内营养，2014，21（3）：129-131.
[5] 邢玉华，刘锦声. 急诊医学手册. 武汉：华中科技大学出版社，2014.
[6] 孟昭泉，孟靓靓. 新编临床急救手册. 北京：中国中医药出版社，2014.
[7] 北京儿童医院. 急诊与危重症诊疗常规. 北京：人民军医出版社，2016.